ANTICONCEPCIÓN ORAL:

Consideraciones Generales

ÁLVARO MONTERROSA CASTRO. MD,OBG
PROFESOR TITULAR
INVESTIGADOR PRINCIPAL
GRUPO DE INVESTIGACION SALUD DE LA MUJER
FACULTAD DE MEDICINA
UNIVERSIDAD DE CARTAGENA
CARTAGENA – COLOMBIA

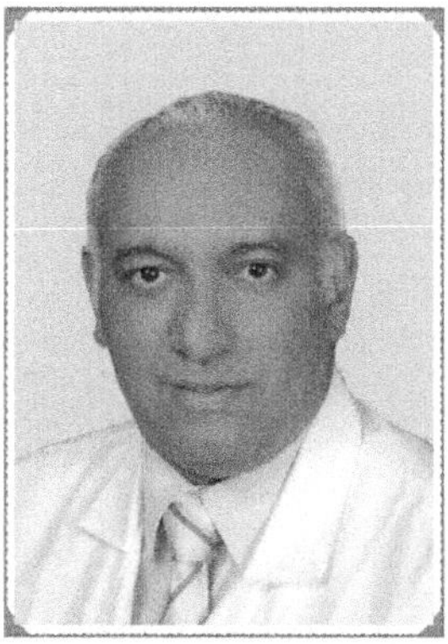

Alvaro Monterrosa Castro
(Cartagena – Colombia - 1957)
Médico Cirujano
Especialista en Ginecología y Obstetricia
Especialista en Docencia Universitaria
Especialista en Dirección de Instituciones Educativas
Estudios en Biomedicina de la Reproducción
Investigador y Par Evaluador Colciencias. Colombia
Par Evaluador CNA - Ministerio Educación. Colombia
Líder. Grupo de Investigación Salud de la Mujer
Miembro de la Academia de Medicina de Cartagena
Miembro de la Sociedad Colombiana de Historia de la Medicina
Miembro de la Sociedad Bolivarense de Obstetricia y Ginecología
Miembro de la Asociación Colombiana de Menopausia
Miembro de la Federación Colombiana de Sociedades de Obstetricia y Ginecología
Miembro de la Sociedad Norteamericana de Menopausia
Miembro de la Sociedad internacional de Menopausia
Profesor Titular de la Facultad de Medicina
Universidad de Cartagena - Colombia

Libros del autor:

Actualización en Anticonceptivos Orales Combinados - Docencia Universitaria: Reflexiones - Todo en salud: Prioridades – Saludables - 10 Reflexiones sobre Menopausia, Climaterio y Terapia Hormonal - Anticoncepción Oral en Perspectiva - En el Remolino de la Fiesta y la Catástrofe - Historia para Conocer y Recordar - Elvira, Mi reina Estudiantil Forever - La Gaceta Médica de la Sociedad de Medicina y Ciencias Naturales de Bolívar (1888-1919).

ANTICONCEPCIÓN ORAL:
CONSIDERACIONES GENERALES.
Primera Edición
ISBN publicación impresa: 9781717942043
Sello: Independently published
Kindle Direct Publishing - Amazon
Agosto del 2018

alvaromonterrosa@gmail.com
Realizado el depósito legal.

Diseño de la portada: Martha Barbosa Basto
Estudio fotográfico del autor: Kromofoto - Cartagena - Colombia
Revisión de textos: Teresa Beltrán Barrios
Digitalización, retoque, edición fotográfica y diagramación: Martha Barbosa Basto

Este libro es producto de la investigación bibliográfica, histórica y documental, que se realizó por medio de la plataforma virtual y las bases de datos virtuales de la Biblioteca de la Universidad de Cartagena. Se construyó dentro del programa de formación investigativa que el autor adelanta con estudiantes de Medicina que integran el grupo de investigación Salud de la Mujer, avalado por la Universidad de Cartagena y Categorizado por Colciencias, Colombia. Los siguientes integrantes del grupo de investigación cumplieron labor como auxiliares de investigación: Benavides-Nieves Jaime, Buelvas-de-la-Rosa Camila, Dávila-Ruiz Raúl, Hernández-Pinillla Katya, Mercado-Lara María Fernanda, Ordosgoitia-Parra Estefana, Quintana-Guardo Freddy y Ramírez-García Andrea.

Parte de la investigación fue realizada con recursos de la vicerrectoría de investigación de la Universidad de Cartagena. Convocatorias internas para fortalecimiento y sostenibilidad de grupos. Resolución 03707-2015, acta 070-2015 y Resolución 00961-2017, acta 126-2017.

Dedicado:

A Dios: mi continua guía espiritual
A Ana Amelia: mi señora madre
A Fermín Victoriano: ausente, pero dejó marcado el sendero
A Carmen Angélica: mi queridísima esposa
A Heidy Lucía y Angélica Margarita: mis hijas del alma

CONTENIDO

INTRODUCCIÓN

> *El quinto de los ocho objetivos de desarrollo del milenio es mejorar la salud materna. En el 2013, fallecieron 289.000 mujeres durante el embarazo o el parto, descenso del 45% respecto a 1990. La mayoría muere porque no se dispone de suficiente personal competente en la prestación de atención de rutina o de emergencia. Se debe promocionar inversiones en salud materna destacando los beneficios sociales y económicos, subrayando que la mortalidad materna es cuestión de derechos humanos y equidad. Coordinar investigaciones que tengan aplicación a gran escala y se centren en la mejoría de la salud materna, antes y durante el embarazo, así como después del parto. Es meta 5-B: lograr el acceso universal a la salud reproductiva.*
>
> *Organización Mundial de la Salud*
> *http://www.who.int/topics/millennium_development_goals/maternal_health/es/*
> *2000*

A los apreciados lectores:

La píldora anticonceptiva va a entrar en la sexta década de existencia. La anticoncepción oral combinada hace parte de la medicina preventiva que debe ofrecerse a la humanidad, crece a diario como propuesta de intervención por la búsqueda permanente de mayor seguridad, menos efectos adversos y por tanto, mayor tolerancia y ajuste a las necesidades de la mujer.

Los anticonceptivos orales combinados aportan la misma eficacia contraceptiva que han ofrecido desde sus inicios, pero ahora las dosis de estrógeno son sumamente bajas. Existen píldoras de diferentes concentraciones estrogénicas, lo que le permite al profesional de la salud manejar dicho aporte para alcanzar mayor aceptabilidad, realizar mejor control del ciclo y evitar efectos indeseados. Los estrógenos siguen siendo el potenciador de la progestina en la capacidad de reducir las posibilidades de una gestación no planeada, mientras estabiliza la capa endometrial para favorecer sangrados predecibles que generen comodidad a la usuaria en concordancia con los patrones propios y culturales que se relacionan con el ciclo menstrual. Tres preparados estrogénicos distintos hacen parte de la píldora anticonceptiva de las primeras décadas del siglo XXI.

Más de una docena de progestinas de distintos orígenes químicos están en la píldora anticonceptiva. Uno de los parámetros para diferenciarlas es su capacidad de unión al receptor de andrógenos, por ello son clasificadas en androgénicas, neutras o antiandrogénicas. De acuerdo con ello se pueden esperar beneficios no contraceptivos que son fundamentalmente acciones de la progestina o de la combinación estrógeno más progestina sobre situaciones mórbidas o manifestaciones incómodas. También serán diferentes las posibilidades de potenciales riesgos, especialmente metabólicos, hormonales, cardiovasculares u oncológicos.

La existencia de la píldora abrió camino a otras estrategias de anticoncepción oral. Primero, la píldora libre de estrógeno o minipíldora o de solo progestina circunscritas algunas de ellas a solo lactancia, mientras que la de desogestrel es herramienta para la mujer que no puede o no desea recibir estrógenos, sin importar el estado de amamantamiento. Segundo, la anticoncepción de emergencia que se ha abierto paso entre los conflictos que la sociedad impone —y sin ser método regular de planificación— como una opción válida o plan B para ofrecer control natal y prevenir el embarazo no planeado.

La anticoncepción oral permitió el desarrollo hormonal con fines contraceptivos. El conocimiento adquirido facilitó el desarrollo de otras vías diferente a la oral para realizar control de la natalidad. Inyectables, implantes, parches, anillos vaginales y endoceptivos permiten aportar estrógeno más progestinas o solo progestinas, y hacen parte de los anticonceptivos hormonales modernos que están disponibles a nivel mundial.

El profesional que realiza atención en salud sexual y reproductiva, en cualquiera de los distintos niveles de complejidad de la atención en salud, debe poseer detallado, profundo y correcto conocimiento de los métodos de planificación familiar en general y en especial de la anticoncepción hormonal oral, para realizar consejería y adoctrinamiento de calidad. Además debe estar comprometido en transmitir la información sobre anticoncepción oral con visión amplia, científica, racional, libre de mitos, imparcial y acorde con los resultados de las investigaciones de mayor trascendencia.

La generosa acogida y las opiniones favorables con las cuales fueron premiadas la primera, segunda y tercera edición del libro *Actualización en anticonceptivos orales combinados*, así como *Anticoncepción oral en perspectiva*, ambos de mi autoría, me obliga a presentarles el presente texto actualizando la evolución de la anticoncepción oral hasta el año 2018. Participaron en la elaboración, estudiantes de pregrado de Medicina de la Universidad de Cartagena, que hacen parte del Grupo de Investigación Salud de la Mujer. Mientras se construía el contenido, ellos adquirieron habilidades de búsqueda bibliográfica, selección de la información identificada, análisis de texto y prácticas en escritura científica, actividades que les fueron asignadas para cumplir su papel como auxiliares de investigación, requerimiento del programa de formación investigativa que se realiza en el grupo.

Es el objetivo de las siguientes líneas dejar para ustedes y sus usuarias, algunas herramientas, conceptos básicos, orientaciones, aportes y pautas para que se apliquen en el quehacer diario y a la hora de la consejería anticonceptiva. Espero que sea el punto de partida para nuevas búsquedas y la semilla de los frutos venideros.

Cordial saludo,

Álvaro Monterrosa Castro
Líder. Grupo de Investigación Salud del Mujer
alvaromonterrosa@gmail.com
Cartagena - Colombia
2018

CAPÍTULO PRIMERO

ASPECTOS HISTÓRICOS DE LA PLANIFICACIÓN Y LA ANTICONCEPCIÓN ORAL

> *"Uno de los mayores triunfos de la humanidad sería que la procreación pudiese ser un acto voluntario y deliberado"*
>
> *Ludwing Haberlandt*
> *1931*

A lo largo de la historia y a través de diferentes culturas, el hombre ha hecho notorio el deseo de controlar su fertilidad, sin dejar al azar la posibilidad de una gestación. Desde siempre ha buscado una anticoncepción eficaz: con fórmulas mágicas, alternativas del entorno, el recurso de las supersticiones y también con prácticas razonables producto del cúmulo de conocimientos relacionados con la reproducción. La disponibilidad de la anticoncepción lleva implícita una lucha que se desplegó durante años y la transgresión de normatividades para crear y conservar estrategias científicamente válidas de planificación familiar que impactaron positivamente la sociedad [1,2,3,4,5].

LA ANTIGÜEDAD

El documento médico considerado más antiguo es el Papiro de Petri o de Kahum, cuya antigüedad se remonta a 1850 años a. C. y describe tres recetas de aplicación vaginal con el fin de impedir el embarazo, la primera tiene como ingrediente activo el excremento de cocodrilo en un vehículo pastoso; la segunda es una especie de lavativa compuesta por miel y carbonato de calcio; la tercera se refiere a una sustancia gelatinosa. No obstante, el más conocido es el Papiro Ebers que fue redactado alrededor del año 1550 a. C., y es considerado el libro médico más antiguo. Allí se recomienda, con propósitos anticonceptivos, triturar astillas de acacia con miel, luego convertirlas en hilachas y colocarlas en la vagina. A su vez, los Papiros de Berlín, pertenecientes a la XIX dinastía egipcia (1300 años a. C), tienen ocho apartes en los que se enfatiza sobre el reconocimiento de la preñez, la esterilidad y se aconseja realizar fumigaciones vaginales con fórmulas mágicas [6].

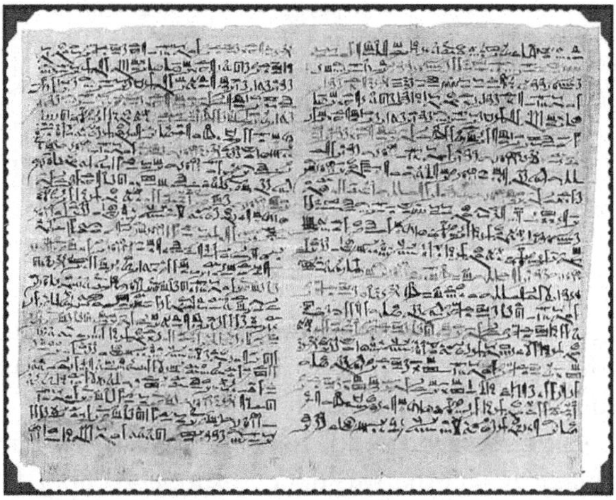

El Papiro Ebers es uno de los documentos médicos más antiguos. Fue elaborado en escritura egipcia hierática y preserva la más voluminosa información sobre la medicina egipcia antigua. El pergamino presenta alrededor de 700 fórmulas mágicas y remedios, muchos encantamientos destinados a destruir a los demonios que causan enfermedades y al mismo tiempo detalla la práctica empírica y la observación. Contiene capítulos sobre anticoncepción, diagnóstico de embarazo y otros asuntos ginecológicos; enfermedades cardíacas, mentales, intestinales y parasitarias, problemas oculares y cutáneos, odontología, así como el tratamiento quirúrgico de los abscesos y tumores, reposición de huesos y quemaduras. El original se conserva en la biblioteca de la Universidad de Leipzig en Alemania.
http://squitel.blogspot.com.co/2014/02/medicina-del-antiguo-egipto.html

En la antigua Grecia varios médicos y escritores se refirieron a los métodos de anticoncepción. Aristóteles, Platón, Hesiodo, entre otros, discutieron aspectos generales sobre el problema de la población. Existe información referente a que la mayoría de las comunidades indígenas, así como en la Edad Media europea, usaban anticonceptivos orales basados en plantas; es posible que los documentos acerca de estas antiguas formas de anticoncepción medicinal hayan desaparecido. Registros arqueológicos señalan lo que posiblemente fue una cultura oral de la anticoncepción, ejemplo de ello es la planta Silphium, que creció en las colinas cerca de la ciudad griega de Cirene (actual Libia) al norte de África, la alta demanda posiblemente acarreó su extinción en los primeros tres siglos a.C. La planta Assafoetida, de la familia de la anterior también ha sido utilizada, lo mismo que el sauce, la artemisa, la mirra y algunas palmeras. Merece especial atención el cordón de la reina Ana [Daucus carota], sobre la cual existen documentos griegos antiguos que especifican sus dosificaciones; recientes estudios han confirmado sus propiedades anticonceptivas con posibilidades como anticoncepción poscoital. El cordón de la reina Ana, desde épocas antiquísimas, es usado por mujeres de la India para el control de la natalidad [4,5].

Sorano de Éfeso, el más grande ginecólogo de la antigüedad (98-130 a. C.) en su texto *Obra ginecológica* dejó un relato sobre las técnicas anticonceptivas de esa época. 300 años d. C. surgió la esponja anticonceptiva como medio para prevenir el embarazo mediante la absorción del semen. Diferentes sustancias fueron utilizadas con ese fin. A su vez, Al-Rasis, uno de los mejores clínicos de la edad media (923 d. C.), consideró a las técnicas y métodos anticonceptivos como un capítulo legítimo de la práctica médica y como tales, dignos de discusión y análisis. En su libro *La quinta esencia de la experiencia*, aparte de fórmulas mágicas, describió veinticuatro prescripciones anticonceptivas distintas, especialmente en supositorios. Igualmente, Avicena, famoso científico del islam y uno de los más importantes médicos de todos los tiempos, reconoció la legitimidad de la práctica anticonceptiva en la medicina. Himes, hace más de 2000 años, aconsejaba la toma de estricnina, mercurio y arsénico como anticonceptivo, medidas a todas luces ineficaces y excesivamente peligrosas [7].

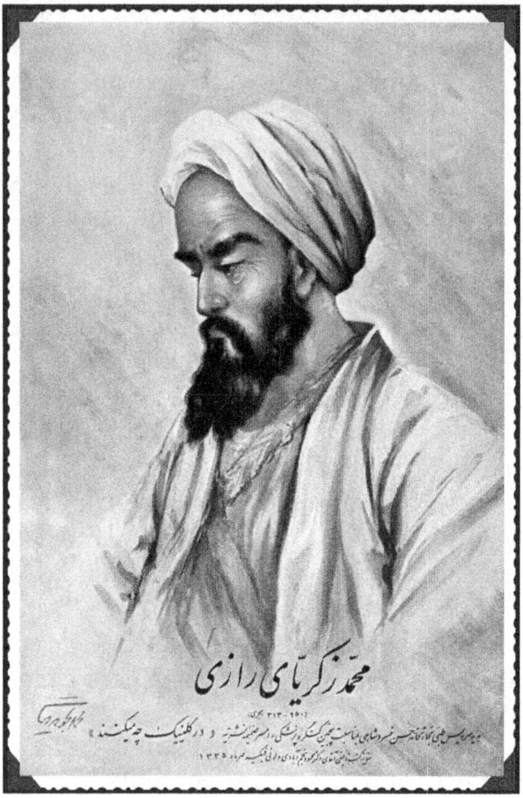

Abū Bakr Muhammad ibn Zakarīyā al-Rāzī, en latín como Al-Rhazes o Al-Rasis. Nació en Rayy, provincia de Teherán (Irán), en el año 865 y murió en la misma ciudad en el año 925. Fue un médico, filósofo y erudito persa que realizó aportes fundamentales y duraderos a la medicina, la química y la física. Escribió más de 180 libros y artículos científicos. Fue el gran clínico del islam. Rechazó la idea de que las enfermedades podían diagnosticarse mirando solo la orina. Descubrió el ácido sulfúrico y el etanol, señalando el proceso de refinamiento de ambos y su potencial uso en medicina. Se le atribuye la invención del alambique y la primera destilación del petróleo para la obtención de queroseno. Su influencia en la medicina y la ciencia europea fue enorme. El moderno Instituto Razi, cerca de Teherán (Irán), fue denominado de esa forma en su honor. En Irán se conmemora el 27 de agosto de cada año, el Día de Razi como el Día de la Farmacopea.

https://upload.wikimedia.org/wikipedia/commons/8/8a/Rhazes_%28al-Razi%29_%28AD_865_-_925%29_Wellcome_S0001954.jpg

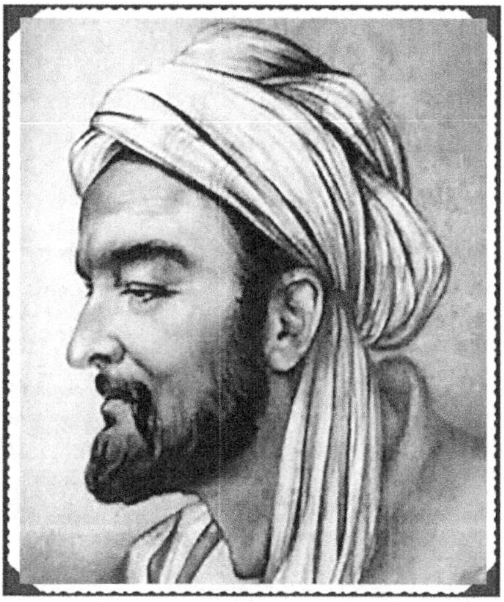

Avicena. Abu'Ali al-Husayn ibn'abd Allah ibn Sina. Nació en Bujara (Irán) en el 980 y murió en Hamadan (Irán) en 1037. Se desempeñó como médico y filósofo. A los diez años había memorizado el Corán y numerosos poemas árabes. Estudió medicina durante su adolescencia y se graduó a los dieciocho años. El "Al-Qanun fi at-tibb" [canon de medicina], el libro de medicina más conocido de su tiempo, es una compilación sistematizada de los conocimientos sobre fisiología adquiridos de médicos de Grecia y Roma, a los que añadió los aportes de antiguos eruditos árabes, en menor medida agregó sus propias innovaciones. https://www.biografiasyvidas.com/biografia/a/avicena.htm

LOS ESTRÓGENOS Y LAS PROGESTINAS

El verdadero punto de partida biológico y científico para el desarrollo de la anticoncepción hormonal fue la comprensión de las sustancias que con los años se identificarían como hormonas femeninas, involucradas en la regulación de la ovulación y el embarazo. Si bien desde el año 1600 el anatomista Holandés Regnier de Graaf había observado los folículos ováricos, fue solo hasta 1850 cuando el vienés Emil Knauer descubrió que algunas sustancias presentes en los ovarios eran las estrictamente responsables de las características sexuales femeninas [8]. Varios años después, en 1897, J. Beard propuso que la supresión de la ovulación durante el embarazo se debía a la acción de sustancias presentes en el cuerpo amarillo. Esa hipótesis fue confirmada más tarde por Pearl y Surface, al observar que la producción de huevos disminuía si a la gallina se le inyectaba extracto del cuerpo amarillo de un mamífero [5,8,9].

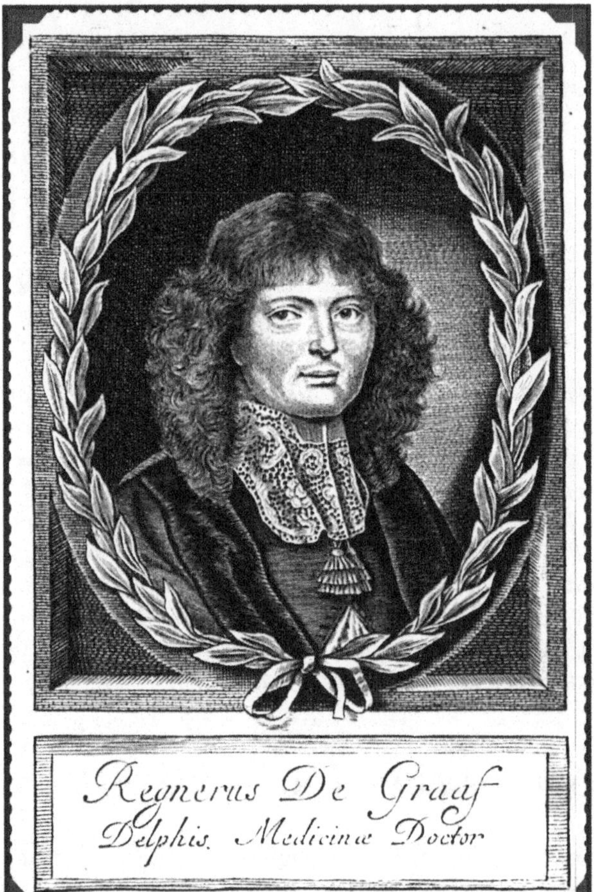

Regnier de Graaf nació en Schoonhoven (Países Bajos) el 30 de julio de 1641 y falleció el 17 de agosto de 1673 en Delft (Países Bajos). Médico y anatomista neerlandés. Realizó descubrimientos claves en la biología reproductiva. El folículo ovárico lleva su nombre en reconocimiento a sus estudios.
http://www.esacademic.com/dic.nsf/eswiki/997924

En las tres primeras décadas del siglo XX, las investigaciones sobre las sustancias presentes en el folículo ovárico y los mecanismos implicados en la reproducción fueron sustanciales y se convirtieron en las bases para la creación de medicaciones que pudieran regular reversiblemente la fertilidad. Con ellas nació la biología de la reproducción, más ampliamente conocida posteriormente como endocrinología de la reproducción. Se popularizó el concepto «hormona», que fue utilizado por primera vez en 1905 por William Bayliss, término que deriva del verbo griego ὁρμάω (poner en movimiento, estimular). Con frecuencia la década de 1930 es referenciada como el decenio de las hormonas sexuales, puesto que durante aquellos años las estructuras moleculares de las hormonas implicadas en la reproducción fueron identificadas, se realizaron diseños químicos para elaborar desde ellas algunas presentaciones medicamentosas y se inició la paulatina introducción en la práctica médica [3,8].

Es así como a comienzos del siglo XX, Ludwing Haberlandt, profesor de fisiología de la Universidad de Innsbruck en Austria, fue el primero en demostrar que la administración de extractos de ovario por vía oral a ratonas causaba limitación en la procreación. En la segunda década de ese siglo logró demostrar que era muy viable la posibilidad de una anticoncepción hormonal con diversos experimentos realizados en conejas. Afirmó que uno de los mayores triunfos de la humanidad sería que la procreación pudiese ser un acto voluntario y deliberado [10]. Fue fuertemente rechazado, criticado y perseguido por sus colegas, quienes lo acusaron de obstaculizar "la vida por nacer", ya que consideraban sus investigaciones contrarias a los principios morales, éticos, religiosos y políticos.

Haberlandt y su familia fueron víctimas del rechazo de sus conciudadanos. Pese a la oposición generalizada, en 1930 empezó los estudios clínicos con un preparado que había desarrollado y denominado Infecundin®, en conjunto con G. Richter Company en Budapest, Hungría. Escribió el libro *Die hormonale sterilisierung des weiblichen organismus (La esterilización hormonal del organismo femenino)* [10]. Su carrera científica se vio truncada por su fallecimiento prematuro. Se desconoce si fue suicidio o muerte cardiovascular. Su nombre, obra y postulados fueron olvidados hasta la década de los setenta de ese mismo siglo cuando varios historiadores y científicos reconocieron su trayectoria. La revista International Reproductive Health Journal (Contraception) de enero de 1970 publicó un extenso artículo de H.H. Simmer titulado *On the history of hormonal contraception. Ludwig Haberlandt (1885–1932) and his concept of hormonal sterilization.* De igual manera, la revista Wien. Klin. Wochenschr. (The Middle European Journal of Medicine), impresa en Austria, publicó dos artículos en el año 2009 que hicieron importante reconocimiento a su corta vida científica. Edda Haberlandt lo consideró pionero en la anticoncepción hormonal [11] y Carl Djerassi lo valoró como el abuelo de la píldora [12].

En el año 1929 el bioquímico Edward A. Doisy, en Estados Unidos, identificó con mayor precisión las sustancias que inicialmente había estudiado Knauer y las llamó estrógenos (oistros = deseos locos; gennein = engendrar). De forma paralela e independiente, Doisy en los Estados Unidos y Adolf Butenandt en Alemania, identificaron la estrona, un derivado estrogénico. Unos años después, en 1932, Doisy aisló otro de los derivados: el estradiol, el cual es el estrógeno más potente y el principal producto de los ovarios, sustancia que rápidamente es inactivada por el hígado mediante oxidación del hidroxilo, por lo cual existen dificultades para su administración por vía oral [9,13].

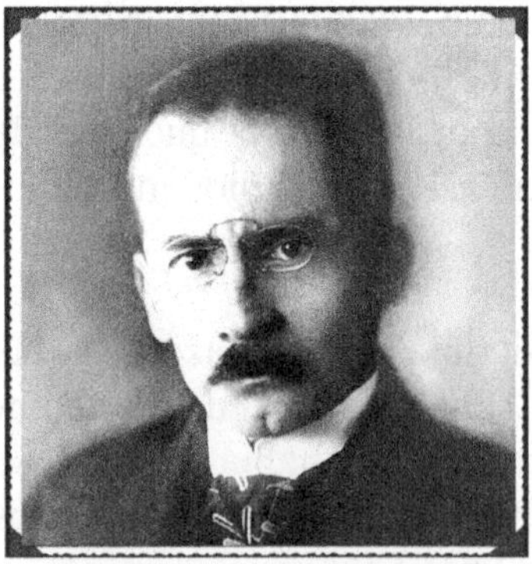

Ludwig Haberlandt nació el 1 de febrero de 1885 y falleció el 22 de julio de 1932. Fisiólogo austríaco. Considerado el abuelo de la contracepción hormonal, por ser el primero que propuso el concepto de anticoncepción hormonal.
https://audiovis.nac.gov.pl/i/PIC/PIC_1-E-710.jpg

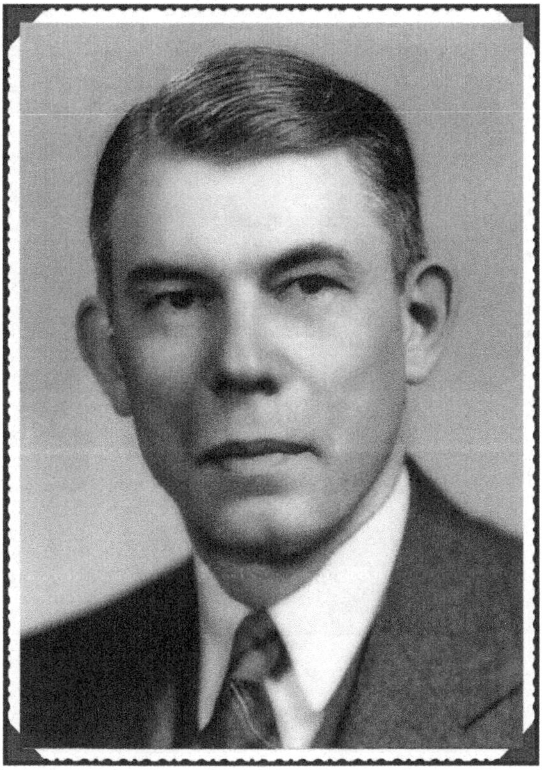

Edward Adelbert Doisy nació en Hume, Illinois (Estados Unidos), el 13 de noviembre de 1893 y murió el 23 de octubre de 1986, a los 92 años en St. Louis, Missouri (Estados Unidos). Bioquímico, estudió en la Universidad de Illinois. Fue asistente de bioquímica en la Escuela de Medicina de Harvard, instructor y profesor asociado en la Escuela de Medicina de la Universidad de Washington, así como profesor de bioquímica y director del departamento de bioquímica de la Escuela de Medicina de la Universidad de St. Louis. Realizó estudios de las hormonas sexuales y la vitamina K. Participó en el refinamiento de la técnica de citología vaginal para evaluar la potencia de las hormonas estrogénicas en ratas ovariectomizadas, así como en el proceso para obtener estradiol de los ovarios de las cerdas y estimó su concentración en el líquido folicular. En 1939 con varios colaboradores publicó el libro titulado Sex and Internal Secretions. En 1943 le fue concedido el Premio Nobel en Fisiología o Medicina por sus trabajos en la vitamina K. La revista J Clin Endocrinol Metab publicó un artículo homenajeando su trayectoria [13].

https://www.brandesautographs.com/en/edward-adelbert-doisy-autograph-6001988.html

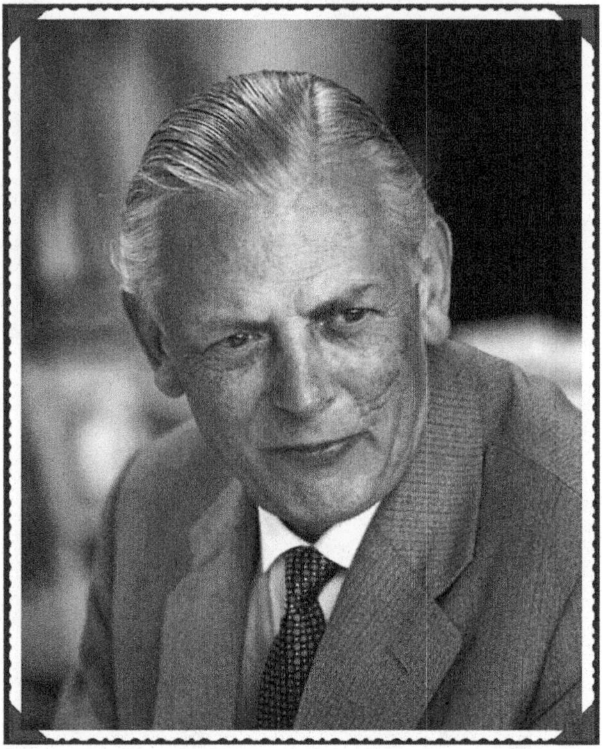

Adolph Butenandt nació el 24 de marzo de 1903 en Bremerhaven (Alemania) y falleció el 18 de enero de 1995 en Múnich (Alemania). Bioquímico. Estudió en la Universidad de Marburgo y en la Universidad de Gotinga, donde se graduó en 1927. Impartió clases en la Universidad de Gotinga y en la Escuela Técnica Superior de Danzig. Sus investigaciones fueron sobre las hormonas sexuales humanas; consiguió aislar en 1929 el estrógeno, la androsterona en 1931 y la progesterona y testosterona en 1934, determinando las relaciones entre ellas y los esteroides. Le otorgaron en 1939 el Premio Nobel de Química por sus trabajos sobre las hormonas sexuales, pero el régimen nacionalsocialista en el poder, le obligó a rechazar tal galardón, que finalmente aceptó en 1949. En 1959 participó en la introducción del concepto de la feromona. Desde 1945 se desempeñó como profesor e investigador en la Universidad de Tubinga y posteriormente como profesor de química fisiológica en la Universidad de Munich.

https://www.unimuseum.uni-tuebingen.de/de/ausstellungen/dauerausstellungen/schlosslabor/die-geschichte-der-biochemie-in-tuebingen/bedeutende-forscher.html

En 1938 Hans Herloff Innhoffe contribuyó al adelanto de la anticoncepción hormonal, al informar que agregando un grupo etinilo en la posición 17 de la molécula estrogénica, se podía cambiar el estradiol por etinilestradiol, novedoso estrógeno sintético, poderoso en su acción, con el atributo de ser activo por vía oral. El etinilestradiol o 17-etinil-13-metil-7,8,9,11,12,13,14,15,16,17-decahidro-6H-ciclopenta[a]fenantrene3,17-diol. Fórmula: C20H24O2. Fue el primer análogo del estrógeno, se sintetizó en Berlín y es uno de los medicamentos más usados en el mundo. Tres décadas después del anuncio de su síntesis y propiedades se convirtió en uno de los de los primeros componentes estrogénicos utilizado dentro de los anticonceptivos orales combinados. Luego de sesenta años de existencia de la píldora sigue estando presente en muchas de ellas.

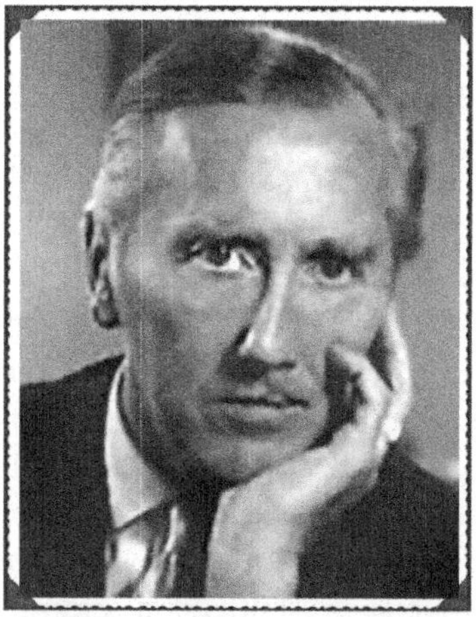

Hans Herloff Inhoffen nació el 9 de marzo de 1906 en Döhren de Hanóver (Alemania) y falleció el 31 de diciembre de 1992 en Konstanz (Alemania). Químico. Estudió en Berlín, Bonn y Londres. Trabajó como asistente de investigación en la Universidad de Göttingen y también en el laboratorio científico de Schering estudiando la estructura y la síntesis de las hormonas sexuales. Sintetizó el etinilestradiol, hasta hoy el estrógeno oral más eficaz. Realizó numerosos trabajos para develar la química de los esteroides.
http://www.chemieforum-erkner.de/chemie-geschichte/personen/inhoffen_h_h.htm

El etinilestradiol se absorbe fácilmente en el intestino delgado, produce un pico en el plasma sanguíneo dos horas más tarde, posteriormente es metabolizado en el hígado en asociación con la enzima citocromo P450 CYP3A4. Tiene vida media de 36 ± 13 horas. Debido a la circulación enterohepática, se produce un segundo pico de concentración sanguínea varias horas después. En la circulación sanguínea, el etinilestradiol circula unido casi completamente a la albúmina y es efectivo en la activación de receptores de estrógeno. Los metabolitos del etinilestradiol se excretan por la bilis en las heces y por la orina como conjugados de glucurónido y sulfatos. Se usa principalmente en los anticonceptivos orales, combinado con una progestina, con el paso del tiempo se ha reducido su concentración por tableta desde 100 µg hasta 15 µg [5,9,14,15,16].

En 1956 fue sintetizado el mestranol o 3-metiléter de etinilestradiol o 17α-Ethynyl-3-(methyloxy) estra-1,3,5(10)-trien-17β-ol. Fórmula: C21H26O2, un estrógeno sintético, profármaco biológicamente inactivo del etinilestradiol, que se desmetila fácilmente en el hígado; 50 µg de mestranol tienen una farmacocinética bioequivalente a 35 µg de etinilestradiol. En combinación con la progestina noretisterona hizo parte del anticonceptivo Enovid®, primera píldora anticonceptiva, la cual fue introducida a nivel mundial por GD Searle & Company. En ese primer anticonceptivo oral combinado, cada píldora contenía 150 µg de mestranol (estrógeno) y 9.85 mg de noretisterona (progestina), ambas hormonas sintéticas y aptas para el uso diario. En el año 1969, el mestranol fue reemplazado por el etinilestradiol en la mayoría de los anticonceptivos orales combinados [7,8,17], y fue por casi cincuenta años el único estrógeno presente en la píldora anticonceptiva [5].

En la primera década del siglo XXI, luego de cuarenta años de investigación se introdujo en la píldora anticonceptiva el valerato de estradiol, un estrógeno sintético diferente. El principal beneficio era su efecto metabólico neutro, es decir, no generar cambios negativos en el perfil de lípidos, coagulación y tolerancia a la glucosa; aporte trascendental en la historia de la anticoncepción oral. Fue bien recibida la píldora anticonceptiva combinada que no contuviese etinilestradiol, sino valerato de estradiol, molécula que se metaboliza liberando estradiol y estrona, los mismos estrógenos que produce naturalmente el ovario durante su ciclo menstrual [18,19]. Su presencia es valiosa dentro de las píldoras disponibles, puesto que permite a los profesionales de la salud tener distintos preparados farmacéuticos para realizar ajustes según las necesidades de la mujer en cuanto al control del ciclo, los riesgos o efectos indeseados referentes a las distintas píldoras [1]. Con el valerato de estradiol se buscó ajustarse a la tendencia global de identificar medicamentos y/o sustancias que actuasen con mejor armonía en el organismo de la mujer moderna. La nueva píldora fue diseñada combinando valerato de estradiol con la progestina dienogest, en esquema secuencial tanto del estrógeno como de la progestina, para administrar por veintiséis días más dos días de placebo [20,21].

Poco tiempo después se anunció otra píldora combinada en la cual el etinilestradiol fue reemplazado por 17-Beta estradiol, para administrar de forma monofásica por veinticuatro días activos más cuatro de placebo, también después de una larga investigación [22]. La combinación de 17-Beta estradiol con la progestina nomegestrol representó una innovación de eficacia comparable con la de otros anticonceptivos orales combinados, con menor número de días de metrorragia, perfil adecuado de seguridad y tolerabilidad [23,24]. En el año 2018 se cumplirá más de medio siglo de planificación familiar exitosa con la píldora de anticonceptivos orales combinados. Tres estrógenos diferentes estaban disponibles y vigentes en la píldora: etinilestradiol, valerato de estradiol y 17-Beta estradiol, sin que en definitiva existiesen los suficientes argumentos científicos que señalaran cuál de ellos era o sería el mejor, y sin vislumbrarse si a corto plazo alguno de ellos dejaría de estar disponible [5,9]. Por otro lado, una píldora que contiene estetrol, un estrógeno sintético idéntico al estrógeno fetal endógeno, se encuentra en investigación [2].

La píldora anticonceptiva combinada requiere además del estrógeno, la presencia de la progestina, definida como la sustancia sintética que cumple acciones progestacionales, o sea, similares o iguales a la progesterona natural. Una vez más las investigaciones de inicios del siglo XX permitieron llegar a las progestinas actuales [25].

En Estados Unidos, George W. Corner y Willard M. Allen, en 1928, identificaron una hormona que favorecía la implantación y el embarazo, a la cual le dieron el nombre de progesterona (pro = en favor de; gestare = dar a luz). Dichos autores propusieron la prueba de Corner-Allen para establecer en conejas la actividad progestacional y la unidad de Corner-Allen como medida de dicha actividad. A los dos investigadores se les acredita el descubrimiento de la progestina, nombre original de la progesterona, sucedido en el año 1930, aunque solo informaron haber realizado el primer aislamiento hasta mayo de 1933 [2,26,27].

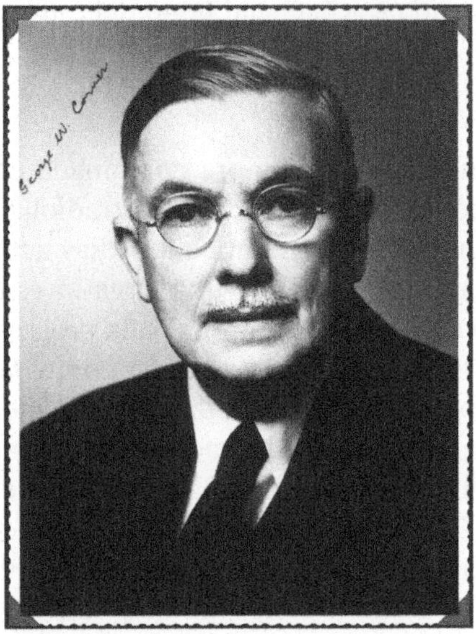

George W. Corner nació en Baltimore (Estados Unidos) el 12 de diciembre de 1889 y falleció a los 91 años de edad en Huntsville, Alabama (Estados Unidos). El periódico New York Times publicó un obituario. Anatomista, embriólogo, biólogo de la reproducción, historiador de la medicina, humanista y médico. Pionero de la píldora anticonceptiva, por su importante participación en el descubrimiento de la progesterona. Trabajó en varias universidades de los Estados Unidos, entre ellas la Universidad de Rochester, en cuyo laboratorio de embriología, realizó trabajos en conjunto con Willard Myron Allen. Escribió varios libros, por ejemplo, Hormones in human reproduction, reimpreso en el año 2005 por Princeton University. Además publicó muchos artículos sobre investigación e historia médica, así como textos para el público general sobre reproducción humana y madurez sexual. Completó diez títulos honorarios de varias universidades.
https://iiif.nlm.nih.gov/nlm:nlmuid-101412636-img/full/full/0/default.jpg

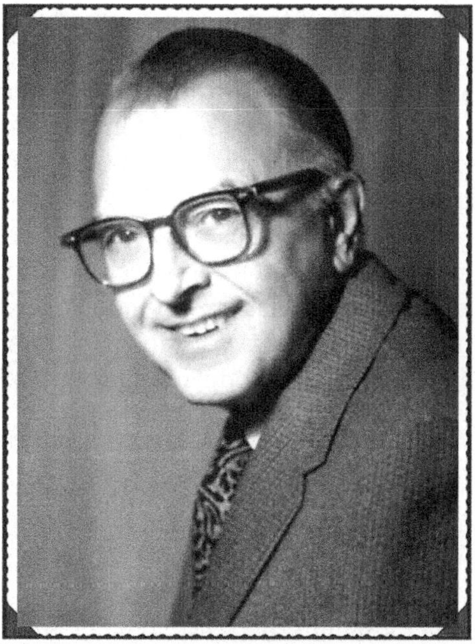

Willard Myron Allen nació en Macedonia, Nueva York (Estados Unidos) el 5 de noviembre de 1904 y falleció en Baltimore (Estados Unidos) el 15 de agosto de 1993. Académico, médico obstetra/ginecólogo, con estudios previos de química orgánica. En la Universidad de Rochester (Estados Unidos) trabajó como asistente en el laboratorio de embriología de George W. Corner. Ambos, desde 1928, venían estudiando extractos del cuerpo lúteo de conejas y aislaron una sustancia que más tarde sería llamada progesterona. Sus hallazgos están descritos en el artículo de su autoría: Fisiología del cuerpo lúteo [26]. Presentó su tesis de maestría el 17 de mayo de 1929 titulada La preparación de una hormona del cuerpo lúteo, que produce la proliferación progestacional. Fue el primero en administrar progesterona a humanos para el tratamiento de la hemorragia uterina disfuncional en 1942. Después de varios años en la Universidad de Rochester, fue profesor por treinta años y presidente del Departamento de Obstetricia y Ginecología en la Facultad de Medicina, Universidad de Washington, St. Louis (Estados Unidos). Realizó investigaciones originales sobre histología y fisiología reproductiva. Las hormonas femeninas fueron el centro de sus investigaciones durante toda su vida. Escribió un artículo autobiográfico titulado Recuerdos de mi vida con la progesterona [27].

http://biografiasmedicasilustradas.blogspot.com.co/2015/08/dr-willard-myron-allen.html

Al mismo tiempo se aclaraba el papel del cerebro en el complejo sistema de información hormonal, que es lo que permite y regula el ciclo menstrual y reproductivo de la mujer. En 1943 Makepace, Weinstein y Friedman sentenciaron que el embarazo no podía ser la única situación que fuese capaz de modificar las señales hormonales que impedían una nueva gestación. En el mismo año Raphael Kurzrok observó que la lactancia afectaba las señales hormonales, simulando la presencia de embarazo. Al respecto, postuló como hipótesis que "utilizando adecuadamente algunas sustancias, se pudiese llegar a modificar el ciclo de la ovulación, y si esas sustancias se pueden elaborar, de seguro serían un buen método anticonceptivo" [2,28].

En 1944 Russell Earl Marker comenzó a producir progesterona sintética a partir de un compuesto llamado diosgenina, identificado en la raíz de una planta o tubérculo que crecía silvestre en territorio mexicano, denominada "cabeza de negro". Sus investigaciones fueron relevantes y permitieron superar obstáculos. En ese momento se necesitaban 2500 ovarios de cerdas preñadas para obtener apenas un miligramo de progesterona. Marker encontró que en la raíz llamada "barbasco" por los nativos del este de México, había diez veces más cantidad de diosgenina, una sapogenina vegetal. Esa fue la llave para llegar a las progestinas. Russell Marker propuso una técnica que venía desarrollando y había denominado: Marker Degradation. Al mismo tiempo, en Alemania, Inhoffer realizó investigaciones con la etisterona, un derivado sintético de la progesterona, también obtenido a partir de algunos vegetales [4,6,7,29,30].

A mediados del siglo XX, Carl Djerassi, Luis Miramontes y George Rosenkranz anunciaron la elaboración de dos progestinas: noretisterona y noretinodrel [29,31]. La noretisterona es una 19-norprogesterona, también denominada noretindrona, diferente de la progesterona, con efecto adecuado luego de la administración oral, más resistente que la hormona natural e incluso capaz de frenar su producción endógena. Inicialmente se atribuyó la síntesis exclusivamente a Djerassi o a Rosenkranz. No obstante, se ha probado que la primera síntesis fue realizada por Miramontes cuando tenía 26 años de edad. Max Ferdinand Perutz, químico británico de origen austríaco, galardonado con el Premio Nobel de Química del año 1962, señaló que: "El 15 de

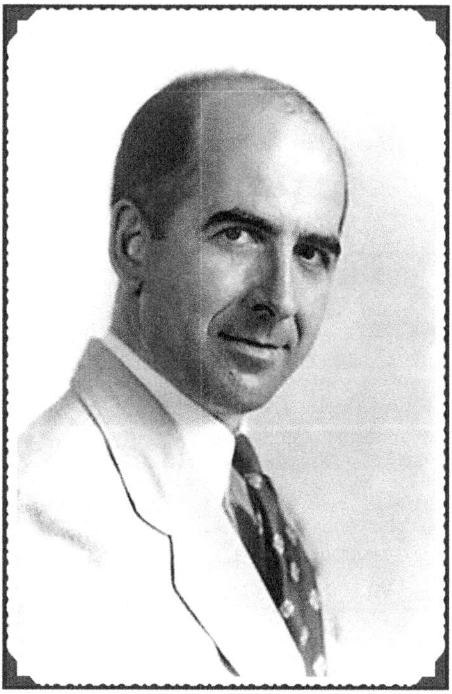

Russell Earl Marker nació el 12 de marzo de 1902 en Hagerstown, Maryland (Estados Unidos) y falleció el 23 de marzo de 1995 en Wernersville, Pensilvania (Estados Unidos). Botánico y químico. Inventó el sistema de octanaje cuando trabajaba en Ethyl Corporation. Se alejó de la industria petrolera y buscó la existencia de fuente de hormonas esteroides en diversas plantas. Entre 1939 y 1943 demostró que los compuestos vegetales llamados sapogeninas podrían ser utilizados como precursores para la síntesis de esteroides. Realizó interesantes trabajos en la química de los esteroides. Fundó varias empresas farmacéuticas, desde las cuales comercializó la progesterona obtenida por sus métodos, una de ellas fue Syntex, que compitió con otras compañías en la búsqueda de un anticonceptivo que fuese eficaz por vía oral.
https://www.acs.org/content/acs/en/education/whatischemistry/landmarks/progesteronesynthesis.html

octubre de 1951, el estudiante de química Luis Miramontes, trabajando bajo la dirección de Djerassi y el director del laboratorio Jorge Rosenkranz, sintetizó el compuesto llamado noretisterona en el laboratorio de investigación de Syntex". El mismo Djerassi corroboró esta versión al afirmar: "De hecho, Miramontes fue quien sintetizó el compuesto por primera vez, la fecha quedó registrada en la página 114 del cuaderno personal de notas del laboratorio de Miramontes" [31]. El artículo científico en el que se reportó la síntesis, fue publicado por el *Journal of the American Chemical Society* y tiene a Miramontes como primer autor [32].

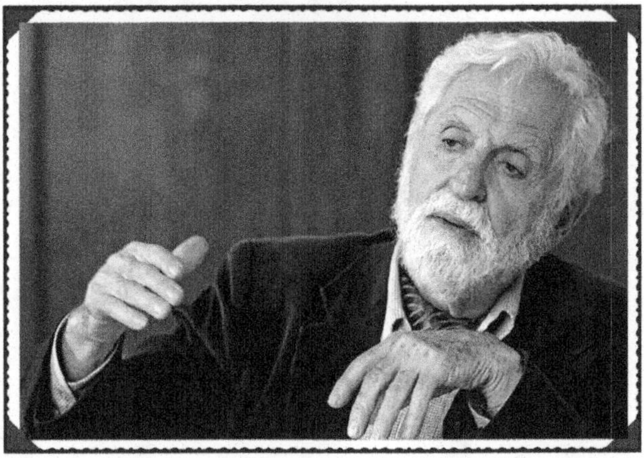

Carl Djerassi nació el 29 de octubre de 1923 en Viena (Austria) y falleció el 31 de enero de 2015 a consecuencia de un cáncer hepático a los 91 años de edad en San Francisco (Estados Unidos). Austriaco de origen judío, químico, novelista, escritor prolífico y dramaturgo. Llegó a Estados Unidos como refugiado durante la Segunda Guerra Mundial. Por más de diez años investigó en México. Participó en el desarrollo de la progestina del primer anticonceptivo oral. Publicó más de 1200 artículos y siete monografías sobre esteroides, alcaloides, antibióticos, lípidos y terpenoides; suya es la patente del primer antihistamínico. Por la síntesis de la noretisterona recibió entre 1970 y 2005 más de una docena de medallas referentes a la ciencia y a la química. Desde 1986 publicó numerosos poemas y relatos cortos en revistas literarias. Varias de sus obras se estrenaron en Broadway, autor de dos autobiografías y de casi una veintena de libros de ciencia ficción. En 1991 el presidente Bush de los Estados Unidos le otorgó la Medalla Nacional de Tecnología e Innovación. Por casi cincuenta años fue profesor universitario y obtuvo más de treinta doctorados honoríficos. En el año 2005 la oficina del correo postal de Austria emitió un sello en su honor. Sus últimas publicaciones científicas datan del 2011, lo que permite señalar que escribió prácticamente hasta el final de su vida.
http://archivo.eluniversal.com.mx/img/2015/02/Cul/carl_pildora-movil.jpg

Del camino que se debía recorrer para hacer realidad una píldora anticonceptiva, el mismo Miramontes dijo: "Laboratorios Syntex no pudo proseguir con los estudios necesarios de la patente lograda, por carecer de investigación en el área médico-biológica y por no tener organización para la posterior comercialización internacional. Fueron científicos y médicos investigadores norteamericanos los que hicieron los estudios toxicológicos y clínicos en la Fundación Worcester, a fin de desarrollar una píldora anticonceptiva. Margaret Sanger y Catherine McCormick fueron a ver al doctor Gregory Pincus y pusieron sobre la mesa 180 000 dólares para ayudar a la fundación Worcester en Boston a realizar la investigación. El Dr. Pincus tuvo la fortuna de que tanto nosotros en Syntex como en Searle estábamos investigando progesteronas sintéticas, se le proporcionaron las sustancias para sus pruebas farmacológicas, que adelantó en conjunto con Min Chueh Chang en animales. Después, John Rock dirigió la investigación toxicológica y clínica, primero en Puerto Rico y en Haití en 6000 mujeres y después en los Estados Unidos en 10 000 voluntarias" [29,32,33]. Hoy día, John Rock, Min Chueh Chang y Gregory Pincus son reconocidos como los padres de la píldora anticonceptiva [4,6,7,8,29].

De ellos, Min Chueh Chang había confirmado en 1951 lo que previamente había señalado Makepace en 1937: "La progesterona puede frenar la ovulación en conejas", ya conocía que la progesterona se inhibía en el tubo digestivo, mientras que las progestinas conservaban actividad y efectividad por vía oral [34,35]. Por su parte John Rock, en 1954, fue el primero en administrar progestina a pacientes y sentenciaba que "administrar estrógeno/progestina era engañar al organismo, haciéndole creer que estaba en embarazo para que se detuviese la ovulación" [31,36]. Además, para enfrentar posiciones contrarias a la existencia de los anticonceptivos hormonales dijo: "La anticoncepción oral combinada es un método de planificación natural, ya que contiene hormonas que también están presentes en el cuerpo humano" [3,36]. En su primera evaluación administró a cincuenta mujeres por veinte días continuos el preparado, y observó que ninguna tuvo ovulación. Siete de las participantes quedaron en embarazo poco tiempo después de finalizado el estudio. Más adelante, John Rock sería el primero en denominar como la píldora, a la combinación estrógeno/progestina [31,36].

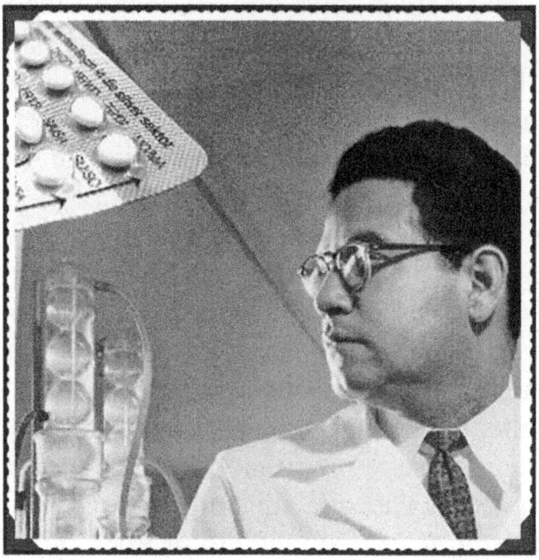

Luis Ernesto Miramontes Cárdenas nació el 16 de marzo de 1925 en Tepic, Nayarit (México) y falleció el 13 de septiembre de 2004 en Ciudad de México, cuando contaba 79 años de edad. Siempre estuvo dedicado a la química: docente y miembro de muchas sociedades científicas. Su nombre está al lado de Pasteur, Edison, Bell, los hermanos Wright y otros, en el "USA Inventors Hall of Fame". Su trayectoria incluye cerca de cuarenta patentes nacionales e internacionales en química orgánica, química farmacéutica, petroquímica y química de contaminantes atmosféricos. Es extenso el listado de sus publicaciones escritas. En el artículo La industria de esteroides en México y un descubrimiento que cambiaría el mundo, publicado en el 2001, señaló: "El 11 de octubre de 1951, aislé en el laboratorio de investigación de Syntex los primeros cristales de noretisterona con la esperanza de haber encontrado un fármaco antiabortivo. El futuro demostró que logramos lo que la humanidad realmente necesitaba: un antiovulatorio. La noretisterona se patentó primero en México y después en todo el mundo. La patente norteamericana se concedió el primero de mayo de 1956. En 1960, Food and Drug Administration (FDA) aprobó la comercialización de la píldora y enseguida apareció Enovid®. Después salieron varios compuestos similares, unos mejores que otros, pero la noretisterona se sigue empleando en todo el mundo, sobre todo en China. Syntex no pudo aprovechar plenamente su descubrimiento y patente, puede afirmarse que el pez fue demasiado grande para el pescador. Otras empresas aprovecharon el descubrimiento de Syntex".

https://i1.sndcdn.com/artworks-000125370047-s6bmwu-t500x500.jpg

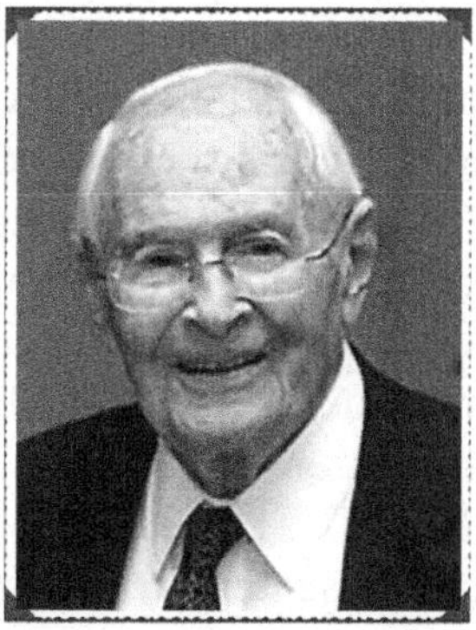

George Rosenkranz nació en Budapest (Hungría) el 20 de agosto de 1916, estudió química en Suiza y emigró a América para escapar de los nazis, nacionalizándose mexicano. Actualmente tiene 101 años de edad. Laboratorio Syntex, en México, atrajo a un grupo de jóvenes químicos orgánicos, incluidos Carl Djerassi y Luis Miramontes, aún desconoci dos, para generar avances en la comprensión de los esteroides. Bajo la dirección de George Rosenkranz, Syntex desarrolló la progestina utilizada en la primera píldora anticonceptiva y sintetizó con éxito la cortisona. Rosenkranz es considerado pionero de la biotecnología, por lo cual fue galardonado en el año 2012 con el Premio al Patrimonio Biotecnológico, en reconocimiento a su importante contribución al desarrollo de la biotecnología a través del descubrimiento, la innovación y la comprensión pública. Además, se ha destacado como importante jugador de bridge, ocupando los primeros lugares en varios torneos mundiales.
https://upload.wikimedia.org/wikipedia/commons/thumb/7/72/George_Rosenkranz_crop_2013_13-2744-1_1247.jpg/220px-George_Rosenkranz_crop_2013_13-2744-1_1247.jpg

Las pruebas de seguridad de la píldora como anticonceptivo no se podían llevar a cabo en Massachusetts (Estados Unidos), porque allí el apoyo a la anticoncepción era un delito, debido a la Ley Comstock que estaba vigente desde el siglo XIX. San Juan de Puerto Rico fue seleccionado como sitio de pruebas en 1956, ya que había 67 clínicas para el control de la natalidad. Por la necesidad de un gran estudio, Celso Román García, Edris Roushan y Rice-Wray Carson fueron designados como supervisores del primer estudio clínico sobre la píldora anticonceptiva oral, identificado como The Rio Piedras Trials. Los resultados fueron publicados en 1958 en la revista Americam Journal of Obstetrics and Gynecology [5,36]. Edris Rice-Wray señaló: "Algunas mujeres experimentan efectos secundarios, si bien la píldora ofrece protección del cien por ciento contra el embarazo, tiene demasiados efectos secundarios". Las pruebas se ampliaron a Haití, México y Los Ángeles en Estados Unidos, donde un importante número de mujeres estuvieron dispuestas a probar la nueva forma anticonceptiva. El primer anticonceptivo oral combinado fue denominado Enovid® (0.15 mg de mestranol y 9.85 mg de noretisterona en cada tableta), aprobado por la FDA en el año 1957 [4,8,36,37]. Desde 1960 los anticonceptivos orales combinados están presentes para el servicio de la humanidad [8,17].

Hershel Smith, en 1963, sintetizó el racemato de norgestrel gonano, modificando la estructura de la noretisterona; la primera síntesis total de una progestina. Poco tiempo después se aislaron sus dos isómeros biológicamente activos, resultando especialmente importante el levonorgestrel [38]. Posteriormente, desde el norgestrel se obtuvieron: desogestrel, norgestimato y gestodeno. El camino estaba trazado, seguiría un crecimiento fructífero en la búsqueda de nuevas progestinas, moléculas que debían ser cada vez más potentes, neutras en cuanto a efectos endocrinológicos y con bajo impacto negativo en el organismo femenino, pero conservando la potencia progestacional para generar reducción controlada y reversible en la ovulación [20].

NATALIDAD Y PRESIÓN SOCIAL ARGUMENTADA

Un avance importante dentro del crecimiento y movilidad de la anticoncepción en la sociedad se presentó a finales del siglo XVIII e inicios del siguiente, cuando el clérigo anglicano y economista británico, Thomas Robert Malthus, en medio de una gran controversia, con multitudes a su favor y otras en contra, relacionó los métodos de control de la natalidad con los problemas futuros que afrontaría la sociedad por el rápido crecimiento poblacional. Este polémico pensador fue el primero en establecer conceptos y aspectos puntuales de demografía. Más adelante, en el siglo XIX, con el progreso inherente de la industrialización y el urbanismo en las sociedades occidentales, los métodos anticonceptivos tuvieron mayor difusión, sobre todo en Francia, Alemania e Inglaterra, y aun cuando seguían siendo privilegio de la clase social alta, se esbozaba ya cierta democratización [4,5,7,17,38].

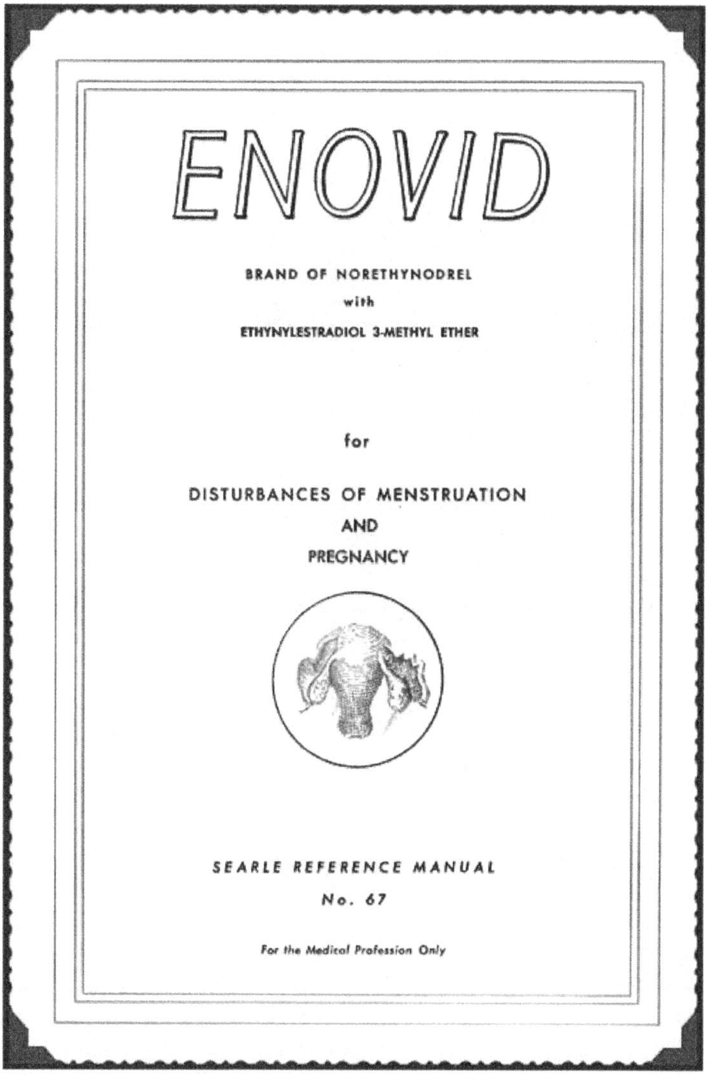

La píldora Enovid® fue intensamente examinada por la FDA. En 1957 fue aprobada solo para los trastornos del sistema reproductivo femenino. GD Searle buscó la aprobación como anticonceptivo, indicando que era un medicamento no terapéutico. Este folleto de 1958 se entregaba a los médicos e ilustraba sobre el preparado. GD Searle & Co., "Enovid Medical Brochure". Centro para la Historia de la Medicina: OnView. https://collections.countway.harvard.edu/onview/items/show/6470

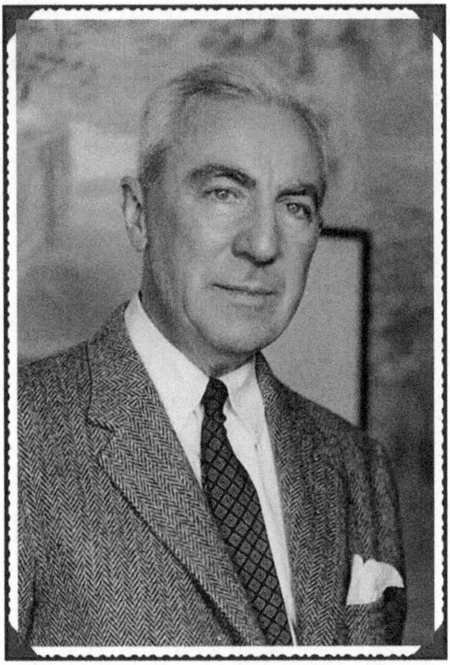

John Rock nació el 24 de marzo de 1890 y falleció el 4 de diciembre de 1984 a los 94 años de edad, en Peterborough (Estados Unidos). Especialista en fertilidad, obstetricia y ginecología, apasionado educador médico. En la Escuela Médica de la Universidad de Harvard enseñó obstetricia y ginecología por más de tres décadas. En los años treinta, en el Free Hospital for Women, de Brookline, Massachusetts, abrió la primera clínica donde enseñaba el método Ogino-Knaus. Fundador del Rock Reproductive Study Center. Uno de los pioneros de la fecundación in vitro. Su mayor logro fue la píldora anticonceptiva. Mientras sus colaboradores Gregory Goodwin Pincus y Min Chueh Chang trabajaban en el mecanismo de acción, él realizaba las pruebas clínicas. Desde el inicio la píldora ocasionó polémica con la iglesia católica e intenso debate moral. Rock, que siempre se declaró católico practicante, rechazó las críticas en su libro The time has came, asegurando que la píldora era una ayuda a la naturaleza y su uso coincidía con la teología católica. La biblioteca de la Universidad de Harvard tiene una importante colección de notas, documentos, fotografías y grabaciones de todo su proceso de investigación, es denominada "Colección Rock, John C. documentos personales y profesionales (1918-1983)".

https://collections.countway.harvard.edu/onview/files/fullsize/5d9c587877a-ff05e8a58cb1bb6a1076e.jpg

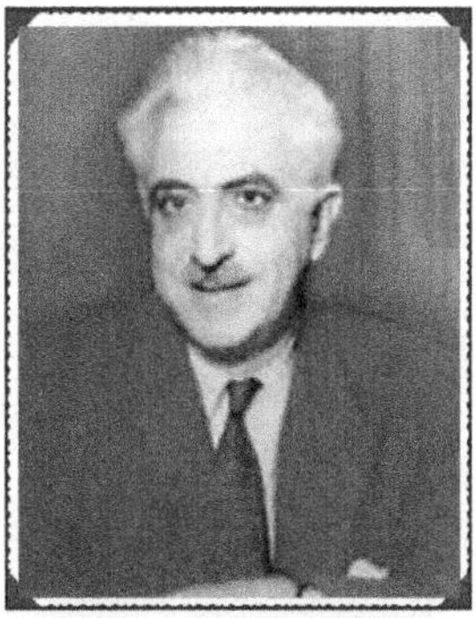

Gregory Goodwin Pincus nació en Woodbine, Nueva Jersey (Estados Unidos) el 9 de abril de 1903 y falleció el 22 de agosto de 1967 a los 64 años en Boston, Massachusetts (Estados Unidos). Biólogo e investigador. Uno de los inventores de la píldora anticonceptiva. Se graduó en la Universidad de Cornell, donde estudió ciencias y fundó una revista literaria. En 1927 adelantó maestría y doctorado en la Universidad de Harvard. Posteriormente fue a la Universidad de Cambridge en Inglaterra y luego al Kaiser Wilhelm Institute for Biology. En 1930 volvió a Harvard como instructor de fisiología general, donde estudiaría biología hormonal, esteroides y una progestina sintética desarrollada en México por el químico Carl Djerassi. Alcanzó a producir fertilización in vitro en conejas en 1934. Sus experimentos relacionados con la partenogénesis produjeron un conejo que apareció en la portada de la revista Look en 1937. Participó en la fundación de Worcester Foundation for Experimental Biology en 1944, en la que realizó sus investigaciones sobre el funcionamiento del sistema reproductivo y las hormonas femeninas. En 1951, por decisión de Margaret Sanger, recibió una beca para comenzar investigaciones relacionadas con hormonas y anticoncepción.

http://www.discoveriesinmedicine.com/images/mdis_0000_0003_0_img0118.jpg

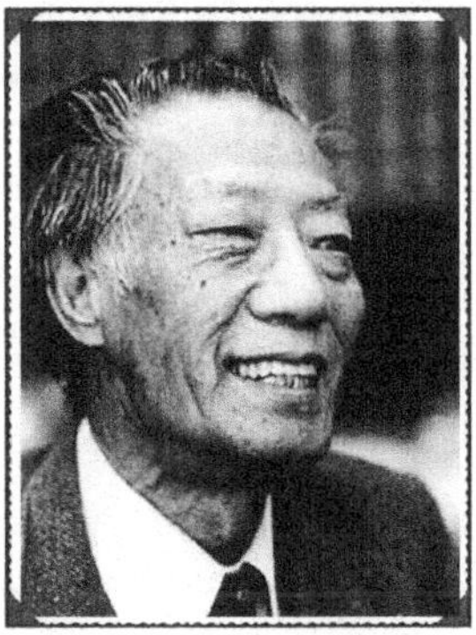

Min Chueh Chang nació el 10 de octubre de 1908 en Taiyuan (República Popular China) y falleció el 5 de junio de 1991, en Worcester, Massachusetts (Estados Unidos) a los 83 años. Biólogo reproductivo. Conocido por su contribución al desarrollo de la píldora anticonceptiva oral combinada en la Fundación Worcester de Biología Experimental. La revista Journal of Andrology, en un número de 1992;13:587-589, publicó el artículo Mm Chueh Chang Experimentalist for Whom Perseverance, Cognitive Planning, and the Favoring Winds of Chance Paid Off, en el que se recopiló lo más importante de su participación en las investigaciones sobre capacitación espermática, fertilización in vitro y en el desarrollo de la píldora anticonceptiva.

https://en.wikipedia.org/wiki/Min_Chueh_Chang#/media/File:MCChang.gif

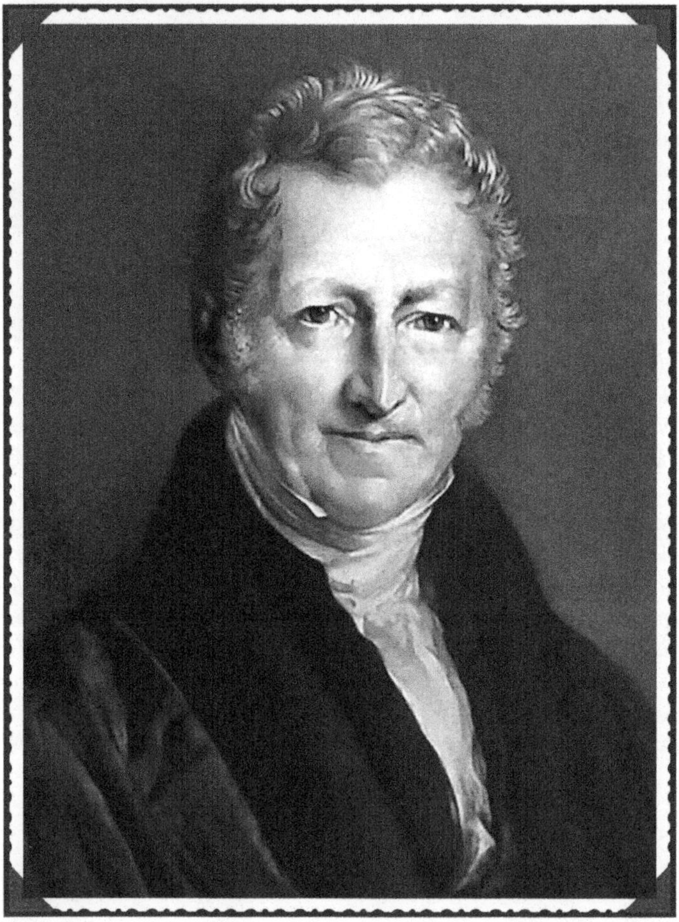

Thomas Robert Malthus nació en Surrey (Inglaterra) el 13 de febrero de 1766 y falleció en Bath (Inglaterra) el 29 de diciembre de 1834. Clérigo, profesor, demógrafo, escritor, economista y controversial pensador. Es considerado el creador de la demografía. Escribió el documento Ensayo sobre el principio de la población, en él señaló que la población tiende a crecer en progresión geométrica, mientras que los alimentos solo aumentan en progresión aritmética, por lo que llegará un día en que la población será mayor que los medios de subsistencia, de no emplear medios preventivos. Ayudó proporcionando justificación filosófica para la investigación y desarrollo de los métodos anticonceptivos. Estableció una teoría de pensamiento: el malthusianismo.
http://www.fotoseimagenes.net/thomas-malthus

En esa época, Francis Place, activista social y reformista inglés, enfatizó en la importancia social y económica de la planeación familiar. Place llamó la atención a los estadistas, a los líderes obreros, a los periodistas y a los ciudadanos influyentes sobre la necesidad de instrucción en anticoncepción. Al lado de prescripciones técnicas y médicas resaltó las bondades económicas relacionadas con la prevención de la pobreza y la elevación del nivel de vida de las masas. Francis Place es considerado el verdadero fundador del movimiento para el control de la natalidad, ya que fue el primero en promover y adelantar una campaña entre las clases populares: difundiendo el conocimiento y las medidas preventivas del embarazo [5,6,29,38].

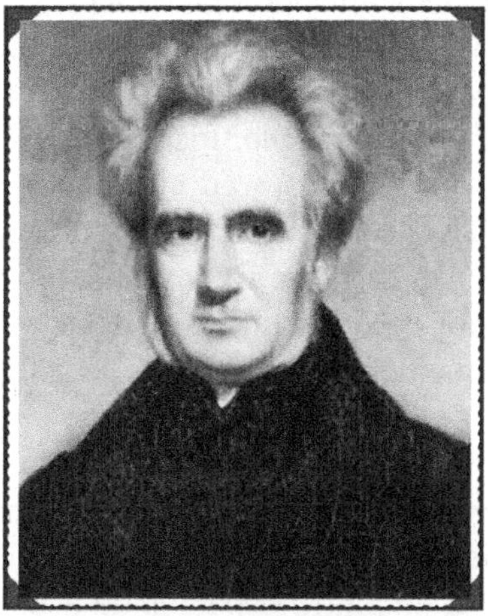

Francis Place nació el 3 de noviembre de 1771 en Londres y falleció en la misma ciudad el 1 de enero de 1854. Sastre y reformador radical. Considerado como malthusiano. En sus tiempos libres fomentó el uso de los métodos anticonceptivos. Su libro Ilustrations and Proofs of the Principles of Population es sorprendente y muy controvertido. Place perteneció al club reformista London Corresponding Society. Estudió y debatió cuestiones sociales y económicas. La primera organización para el control de la natalidad con influencia nacional fue fundada en Inglaterra en 1877, como resultado de su pensamiento y actividades. Es en buena forma considerado el fundador de los movimientos para el control de la natalidad.

https://www.britannica.com/biography/Francis-Place

La labor realizada por Malthus y Place impactó positivamente a la academia y a la sociedad de su época. Sus actividades, postulados y conceptualizaciones fueron importantes insumos que contribuyeron a la sensibilidad y movilidad social en aras de alcanzar los avances científicos que favorecieron la creación de la píldora anticonceptiva combinada y la anticoncepción hormonal en esencia reversible, haciendo realidad el viejo sueño de la esterilización hormonal. Todo lo concerniente a la píldora anticonceptiva — biológico o social —, es un hito en la historia de la medicina, puesto que cambió el rol y el desempeño de la mujer dentro de su realidad y en el contexto mundial [4,10,29,31].

El libro *Medical History of Contraception*, publicado en el año 1936 por NE Himes [39], explora de forma exhaustiva las señales históricas y antropológicas acerca del uso de la anticoncepción por muchas culturas. Viene a ser una respuesta reflexiva desde la sociología sobre un aspecto interesante en la historia de la medicina, como es la planificación familiar. "Los hombres y las mujeres siempre han aspirado tanto a la fertilidad como a la esterilidad, cada uno a su debido tiempo y en sus circunstancias elegidas", declara el autor. En el libro son citados casi 1500 artículos publicados desde la antigüedad hasta 1930. Es un libro clásico y vigente que debe ser de interés para médicos y antropólogos.

Los fenómenos políticos y económicos que siguieron a la Primera Guerra Mundial determinaron cambios sociales y mayor libertad de información, luego de lo cual el control de la natalidad encontró espacios de aceptación, pero después de superar elevada resistencia. En Gran Bretaña, Marie Stopes, tras escribir el libro *El amor en el matrimonio*, recibió muchas cartas de mujeres que expresaban el temor a un posible embarazo. En respuesta publicó *La maternidad sabia* y en 1921, en compañía de su esposo Humprey Verdon Roe, estableció la primera clínica móvil para la prestación de servicios anticonceptivos. Vieron en el control de la natalidad no solo aspectos eugenésicos y sociales, sino un espacio para seguir en su lucha por liberar a la mujer de la servidumbre de la gestación no deseada, fomentar la libertad, la satisfacción sexual y la maternidad jubilosa. A la muerte de la Dra. Marie Stopes, en 1956, el periódico The Times de Londres dijo que ella había transformado el pensamiento de una generación, al profundizar en de los aspectos físicos del matrimonio y del papel de los anticonceptivos en la vida conyugal [4,38]. Fue una mujer controversial que trató temas que aún son vetados y tabú, es señalada como uno de los pilares fundamentales en el movimiento a favor del aborto, de los derechos sexuales y reproductivos de las mujeres. Una estampilla de correo lanzada en Reino Unido en el 2008 para recordar su labor, todavía despierta posiciones encontradas [40,41,42].

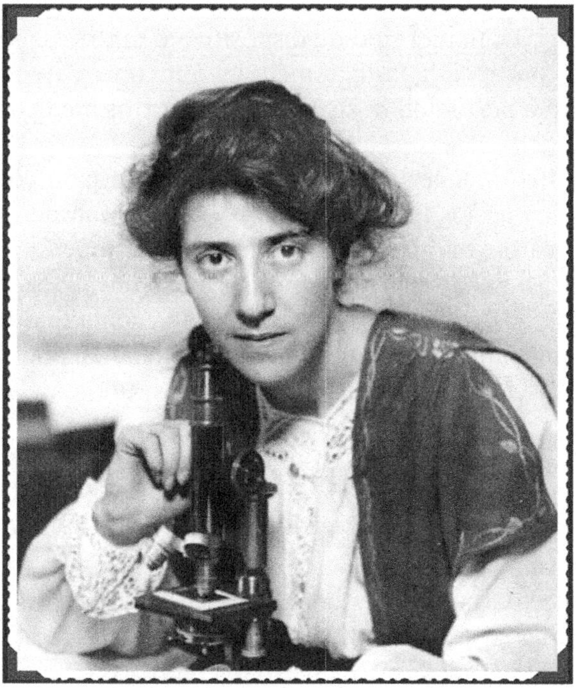

Marie Charlotte Carmichael Stopes nació en Edimburgo (Reino Unido) el 15 de octubre de 1880 y falleció a los 78 años de edad el 2 de octubre de 1948 por un cáncer de mama en Dorking (Reino Unido). Botánica, paleontóloga, curadora y escritora. Cinco biografías se han publicado de su vida. Aylmer Maude (1924): The Authorized Life of Marie C. Stopes. Aylmer Maude (1933): Marie Stopes: Her Work and Play. Keith Briant (1962): Passionate Paradox: The Life of Marie Stopes. Ruth Hall (1978): Marie Stopes: a biography. June Rose (1992): Marie Stopes and the Sexual Revolution.
http://static.naukas.com/media/2013/11/Marie_Stopes_in_her_laboratory_1904.jpg

Una segunda figura de importancia fue la enfermera norteamericana, hija de empobrecidos inmigrantes irlandeses, Margaret Sanger, mujer de gran visión y coraje personal, quien en el año 1926 recorría el mundo pregonando sus programas sobre una paternidad responsable como sólido cimiento de la unidad familiar, dentro de un adecuado control de la fecundidad. Ella acuñó el término *control de la natalidad*, que causó escándalo y le acarreó persecución policial bajo los cargos de indecencia y violación a la Ley Comstock, ley que había sido liderada por Anthony Comstock en 1870, que prohibía importar o enviar por correo cualquier tipo de dispositivo o información referente a la anticoncepción, utilizar métodos anticonceptivos o publicitarlos. No era permitido ni siquiera en los textos médicos [4,5,43,44].

En 1916 Sanger abrió la primera clínica para control de la natalidad en los Estados Unidos y un gran número de mujeres se acercaron en busca de los secretos para impedir nuevos embarazos. En varias oportunidades la clínica fue allanada por la policía y sus asistentes fueron detenidas. Se cuenta que al ser requerida en un allanamiento por una mujer oficial de policía, Margaret le dijo: "Usted no es una mujer, es una traidora del género" [4,44].

Las detenciones y las condenas a la cárcel contribuyeron con su renombre, lo cual le facilitó continuar sus actividades en Estados Unidos y en Europa. Organizó en 1927 la *Primera Conferencia Mundial de Población*, con lo cual logró despertar conciencia al respecto. Sus aportes contribuyeron a que en 1936 la American Medical Association incorporara la anticoncepción dentro de la formación médica. Inauguró los servicios de planificación familiar en varios países y adelantó la *Primera Conferencia Internacional de Planificación Familiar* en Bombay en el año 1952, lugar en el que fundó la *International Planned Parenthood Federation* [Federación Internacional de Planificación Familiar] (IPPF), convirtiéndose en la primera presidente [4]. Dicha institución, aún activa, tiene entre otras finalidades: (a) promover la planificación familiar; (b) apoyar la investigación científica sobre la fisiología de la reproducción y la fertilidad; (c) procurar un equilibrio entre la población mundial, los recursos naturales y los beneficios sociales, económicos y culturales como requisito para elevar la calidad de la vida y salvaguardar la paz y la propia supervivencia del hombre [38]. Según la información presente en su página web, en el

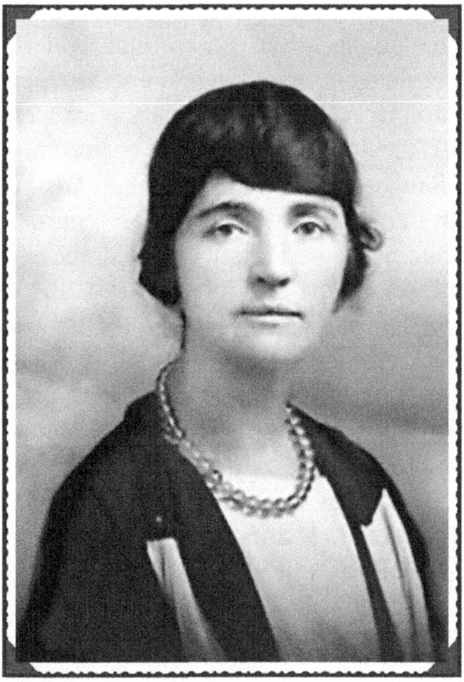

Margaret Sanger. Nació el 14 de septiembre de 1879 en Corning, Nueva York (Estados Unidos) y falleció a los 87 años de edad el 6 de septiembre de 1966 en Tucson, Arizona (Estados Unidos). Enfermera, activista, feminista. Realizó numerosos libros, folletos y publicaciones periódicas sobre el control de la natalidad y la educación sexual para las mujeres, además de dos autobiografías, una en 1931 y otra en 1951. Escribió el guion y dirigió la película documental en blanco y negro: "Birth Control", estrenada en los Estados Unidos en abril de 1917. De su trayectoria se han escrito cinco biografías. Lader L (1955): The Margaret Sanger Story and the Fight for Birth Control. Kennedy DM (1970): Birth Control in America: The Career of Margaret Sanger. Gray M. (1979): Margaret Sanger: A Biography of the Champion of Birth Control. Chesler E (1992): Woman of Valor: Margaret Sanger and the Birth Control Movement in America. Jon Knowles (2009): Margaret Sanger - heroína del siglo XX. Fue una mujer controversial, continúa siendo una figura polémica en la historia de la planificación familiar y aún despierta posiciones encontradas. En el 2014, el dibujante Peter Bagge publicó: "La mujer rebelde: la historia de Margaret Sanger", en formato de cómic (historieta popular), a color y en cien páginas.
http://www.anb.org/articles/img/001701.jpg

2015, las organizaciones socias de la IPPF prestaron más de 31.5 millones de servicios en América y en el Caribe, evitaron más de dos millones de embarazos no planificados y facilitaron el acceso a una amplia gama de servicios que incluyen la anticoncepción, exámenes para la detección del cáncer de mama y el cáncer cervical, tratamiento del VIH y aborto seguro. En el presente, las propuestas de Margaret Sanger continúan vivas en muchos países del mundo. En cuanto al hemisferio occidental, las organizaciones socias de IPPF recientemente han facilitado diecinueve cambios de políticas en salud sexual y reproductiva. La IPPF, en la segunda década del siglo XXI, trabaja en prácticamente todos los países de América y en otros continentes.

La tercera pionera fue Katharine Dexter McKornick, natural de Chicago (Estados Unidos) e hija de padres muy acaudalados, quien contrajo nupcias con Stanley McKornick, heredero de una de las más grandes fortunas de Norteamérica. Esta mujer financió con sus recursos actividades de planificación familiar, que para su época eran consideradas poco decorosas. A principio de la década de los cincuenta del siglo XX, se reunió con Margaret Sanger y acordaron financiar los estudios que permitirían la fabricación de un anticonceptivo simple, barato y seguro. Para esa labor convocaron al biólogo Gregory Pincus, que en ese momento era autoridad mundial en el estudio de los óvulos de los mamíferos [38].

Ellas no sabían por dónde comenzar, sin embargo, Pinckus sí tenía una idea muy clara. Katharine comenzó a financiar la fundación de investigación de Pincus: The *Worcester Foundation for Experimental Biology* (WFEB). Las donaciones comenzaron con una suma inicial de US$ 20 000, seguido por US$ 100 000 anualmente y después US$ 150 000 - US$ 180 000, hasta su muerte en 1967. En suma, McCormick aportó casi US$ 2 millones (más de US$ 23 millones hoy) para el desarrollo de la anticoncepción oral. La *Food and Drug Administration* (FDA) de lo Estados Unidos aprobó la venta de la nueva medicación en 1957 para los trastornos menstruales, mientras que la anticoncepción fue añadida a sus indicaciones en 1960 e inmediatamente anunciada al mundo como "la píldora". Aparte del dinero, Katharine McCormick mantuvo el proyecto enfocado a través de su estrecho contacto con la WFEB y su habilidad para manejar conflictos de personalidad y egos excitables, mientras proporcionaba justificación social. In-

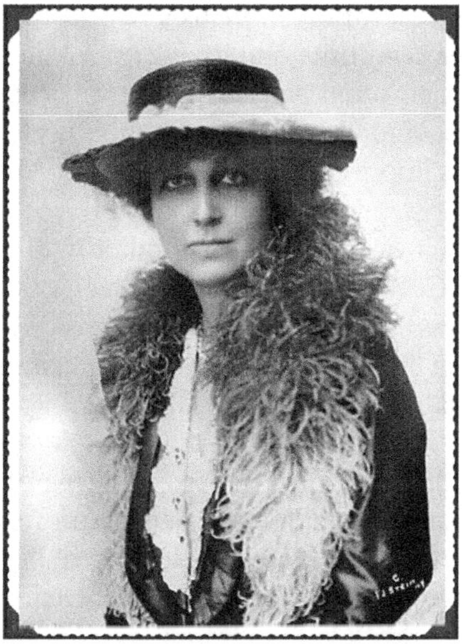

Katharine Dexter McCormick nació el 27 de agosto de 1875 en Dexter, Michigan (Estados Unidos) y falleció el 28 de diciembre de 1967. Bióloga, filántropa, activista social y sufragista. Conoció a Margaret Sanger en 1917 y ese año se unió al Comité de las Cien, un grupo de mujeres que promovía la legalización del control de la natalidad. Frecuentemente traía clandestinamente de Europa diafragmas vaginales con destino a la clínica de Margaret Sanger. Se interesó por la endocrinología, creó la Fundación Neuroendocrina de la investigación en la Facultad de Medicina de Harvard y subsidió la revista Endocrinology. Con su fortuna personal financió la mayor parte de la investigación necesaria para desarrollar la primera píldora anticonceptiva. Después de su muerte en 1967, a los 92 años, con su testamento proporcionó US$ 5 millones a la Escuela de Medicina de la Universidad de Stanford para apoyar a mujeres médicas, US$ 5 millones a la Planned Parenthood Federation of America (PPFA) para financiar la Biblioteca Katharine Dexter McCormick en Nueva York, US$ 1 millón para la Fundación Worcester con la solicitud de continuar los estudios en biología experimental. Katharine McCormick es un personaje de la novela de TC Boyle Riven Rock (1998), que se trata principalmente de la enfermedad mental de su esposo Stanley. Katharine Dexter McCormick fue introducida en el Salón de la Fama de Mujeres de Michigan (Estados Unidos) en el año 2000.

https://d267cvn3rvuq91.cloudfront.net/i/legacy/0311-mccormick-a_x582.jpg?sw=373

cluso después que la píldora fue aprobada, continuó financiando el laboratorio de Pincus y la investigación sobre diversas maneras para seguir mejorando el control de la natalidad. Fue esencial su participación para encontrar una fuente más fiable de control de la natalidad que los diafragmas cervicales o vaginales que eran la más importante tecnología de esa época [4,43,44].

Los investigadores respondieron al llamado social de Katharine McCormick y Margaret Sanger, ofreciendo a la humanidad una de las estrategias farmacológicas de intervención más importante de la era moderna y tal vez, la pieza de mayor impacto dentro de la salud sexual y reproductiva.

Katharine murió en 1967 y Margaret Sanger un año antes, ambas vivieron el tiempo suficiente para ver el cambio que generó la píldora anticonceptiva en los derechos propios de la mujer y observaron el éxito medido en la eficacia para prevenir embarazos no deseados. Con la píldora anticonceptiva las mujeres adquirieron mayor autonomía sexual, personal y profesional que con cualquier otra propuesta, en cualquier otro momento de la historia de la humanidad. Este preparado transformó millones de vidas, cambió radicalmente costumbres y brindó nuevas oportunidades para las mujeres [1]. Solo dos años después del lanzamiento, más de un millón de norteamericanas tomaban anticonceptivos. Cinco años más tarde, la anticoncepción oral era la forma más popular de control de la natalidad en los Estados Unidos [2,5,28].

SESENTA AÑOS CON LA PÍLDORA

Cuando ya estaba disponible el Enovid®, Syntex firmó un acuerdo con la compañía Parke-Davis para comercializar noretisterona bajo el nombre de Norlutin®, para el tratamiento de los trastornos menstruales. Dicha farmacéutica se negó a presentar comercialmente una píldora anticonceptiva con la noretisterona de Syntex, en vista de que temía represalias a sus productos desde la influyente oposición católica. La primera píldora fue introducida en el Reino Unido con el nombre de Conovid® en 1961. Solo hasta 1962, luego de un convenio de Syntex con Ortho Pharmaceutical fue introducida la segunda píldora anticonceptiva en los Estados Unidos, con el nombre de Ortho-Novum-10® (0.15 mg de mestranol + 10 mg de norestisterona). Posteriormente aparecerían píldoras con menor concentración de estrógeno y progestina; en 1964 Ortho-novum-2® y Norinyl®, ambas con 0.10 mg de mestranol + 2 mg de noretisterona. Además Anovlar ® (primera píldora anticonceptiva alemana) y Norlestrin® ambas con 50 µg de etinilestradiol + 2.5 mg de acetato de noretisterona [5,35,45]. Ese mismo año, la píldora anticonceptiva fue elegida por el Departamento de Patentes de los Estados Unidos de América como uno de los cuarenta inventos más importantes registrados entre 1794 y 1964 [46].

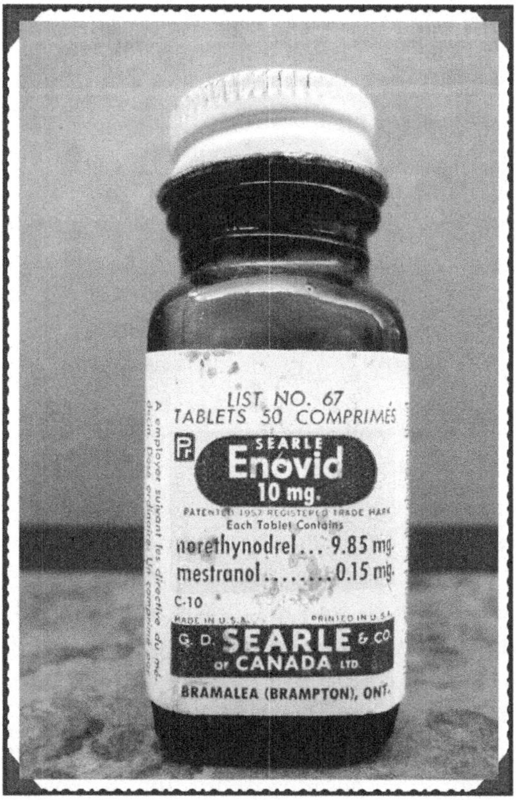

Envase de la primera presentación de la píldora anticonceptiva. Fotografía del envase original de Enovid®. G.D. Searle & Co of Cánada Ltda. 1960. Colección Percy Skuy. Centro de Historia Médica Dittrick, Case Western Reserve University. Foto de Carrie Eisert. http://99percentinvisible.org/app/uploads/2017/07/IMG_0677.jpg

En 1965 se introdujo una píldora de 50 µg de estrógeno, la primera con régimen secuencial que tenía la progestina solo en las últimas tabletas del ciclo. En 1972 estuvo disponible la primera píldora con 30 µg de contenido estrogénico. Fueron Ortho Pharmaceutical y Syntex, las que simultáneamente en 1973, introdujeron en los Estados Unidos las primeras píldoras anticonceptivas de solo progestina o minipíldora, bajo los nombres de Micronor® y Nor-QD®, ambas contenían noretisterona a 0.35 mg en cada tableta. Posteriormente serían introducidas las minipildoras de levonorgestrel, desogestrel y drospirenona, que se deben administrar diariamente sin pausas [30,47].

Luego, en 1979, las píldoras anticonceptivas combinadas habían cambiado en su aporte hormonal, el estrógeno se había reducido de 150 µg a 30 µg y la progestina de 10 mg a 0.15 µg. La píldora trifásica se comercializó en 1980 y aportaba menos del 1% de la dosis hormonal diaria que entregaba la píldora inicial usada veinte años antes [5,35,45]. En la primera década del siglo XXI comenzaron a estar disponibles las píldoras con drospirenona o dienogest, progestinas de diferentes origines químicos. No obstante, continuaban disponibles píldoras que incluían levonorgestrel, desogestrel, norgestimato, gestodeno o clormadinona.

El creciente conocimiento del efecto de los componentes de la píldora en el organismo femenino permitió que continuase la reducción del contenido estrogénico: a 20 µg e incluso 15 µg de etinilestradiol. También aparecieron píldoras con valerato de estradiol y 17-beta estradiol, con el objetivo de ofrecer menor riesgo de enfermedad venosa y mayor tolerabilidad [18,19,20,21,22,23,24]. Píldoras con menos de 35 µg de etinilestradiol en combinación con nuevas progestinas ofrecen hasta seis veces menor cantidad estrogénica que las primeras formulaciones y por tanto, menor presencia de efectos adversos relacionados con el estrógeno: nauseas, vómitos, pesadez abdominal y tensión mamaria, aunque potencialmente es menos eficiente el control del ciclo. Los anticonceptivos orales combinados que incluyen 50 µg o más de etinilestradiol en cada tableta, no tienen espacio dentro de la actual anticoncepción oral [1,48].

Cuando las píldoras anticonceptivas contaban cuarenta años de existencia, llegaron esquemas de 24 tabletas activas y 4 días libres de píldora, diferentes al tradicional, las cuales se administraban 21 tabletas activas y se dejaban 7 días libres de píldora. El nuevo esquema denominado shorter pill-free interval, se deriva de las evaluaciones de Spona *et al.* [49], quienes aseveraron que a consecuencia de la reducción de la dosis del estrógeno, la supresión en la actividad ovárica era más segura con un régimen de tabletas superior a 21 días y acortando el intervalo libre de píldoras, cuando se utilizaba 20 μg de etinilestradiol + 75 μg de gestodeno. Igual señaló Bachmann *et al.* [50], al estudiar 20 μg de etinilestradiol + 3 mg de drospirenona.

Actualmente la comunidad está familiarizada con el envase de presentación farmacéutica de las píldoras anticonceptivas combinadas, un blíster rectangular o circular, compuesto de dos hojas, una plástica transparente con una cavidad en forma de ampolla en la que se aloja el producto, de tal forma que permite al tiempo presentarlo y protegerlo de los golpes. La otra es una lámina de diferente material que tiene impreso un calendario y una guía de consumo que se puede rasgar para retirar la tableta. No obstante, cuando empezó a estar disponible la anticoncepción oral, la píldora no estaba envasada de esa manera. La primera píldora anticonceptiva llegó al mercado en una botella de vidrio con las tabletas sueltas, como cualquier otra medicación. Una divertida historia que tuvo lugar en Illinois (Estados Unidos) está detrás del cambio que se llevó a cabo para tener la presentación actual.

En 1961 David y Doris Wagner, una pareja de mediana edad con cuatro hijos, no deseaban más embarazos y estaban interesados en utilizar la nueva píldora. Doris recibió con una receta las píldoras que estaban alojadas en la botella de cristal. Las instrucciones señalaban que se debía comenzar en el quinto día menstrual y tomar una todos los días durante veinte días, seguido de una pausa de cinco días para la menstruación. Si no recordaba haber tomado la tableta de ese día, debía sacar las tabletas de la botella, contar las que quedaban y restar del número original. Ellos consideraron que la presentación no era adecuada para la toma correcta. David, ingeniero mecánico, decidió crear un empaque. El prototipo de Wagner estaba hecho de dos discos de plástico transparente, unidos por un broche de presión. En el disco inferior estaban las veinte tabletas sobre un calendario, mientras el superior tenía un agujero perforado y podía ser girado sobre el primero, para exponer cada día la tableta correspondiente. Wagner realizó una patente e intentó convencer a varias empresas farmacéuticas sobre las bondades del empaque. De una u otra manera le dijeron que no se necesitaba un envase especial o llamativo para realizar el control de la natalidad y su diseño fue rechazado [51].

Tiempo después de que una compañía rechazara el diseño del envase a Wagner, la misma lanzó su primera píldora anticonceptiva en un envase plástico circular, con un dial que se movía para revelar la píldora siguiente y lo denominaron Dial-pak. Por ser familiar para Wagner, amenazó con un pleito legal y en diciembre de 1964 firmó un acuerdo para recibir sus regalías [51]. El diseño se fue convirtiendo en sensación y se cambió la percepción de la industria farmacéutica. Como la píldora anticonceptiva es una prescripción para mujeres sanas, un envase que la presentase no como medicina sino como un elemento personal y cotidiano, comenzó a ser fundamental y la mejor propuesta fue, y ha sido hasta el presente, el disco de Wagner.

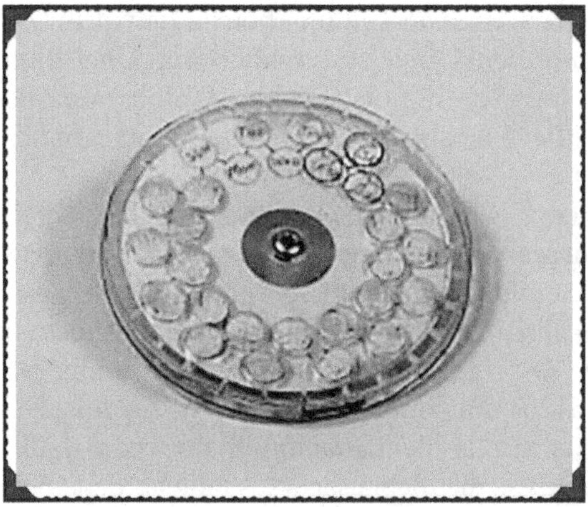

Prototipo del disco de Wagner para envasar la píldora anticonceptiva. 1962. Colección Wagner. División de Medicina y Ciencia. Museo Nacional de Historia Americana. Smithsonian Institution. Foto de Carrie Eisert.
http://99percentinvisible.org/episode/repackaging-the-pill/

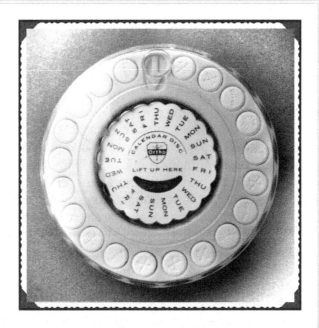

Primer disco comercial de la píldora anticonceptiva, inspirado en el disco de Wagner. 1963. Colección Wagner. División de Medicina y Ciencia, Museo Nacional de Historia Americana. Smithsonian Institution. Foto de Carrie Eisert.
http://99percentinvisible.org/episode/repackaging-the-pill/

Casi 60 años han transcurrido desde su introducción y los anticonceptivos orales combinados continúan disponibles [30,50,52,53]. Los riesgos inherentes al uso deben sopesarse con los del embarazo no deseado, especialmente en zonas de elevada mortalidad materna. El riesgo de muerte por la píldora es menor que el riesgo de mortalidad causada por el embarazo, cualesquiera que sean las edades o países analizados [54]. La píldora anticonceptiva combinada, así como sus componentes están entre los preparados farmacéuticos más estudiados, su impacto favorable en la salud, la economía y las condiciones sociales no tiene discusión. La anticoncepción combinada oral es un hito en la historia de la medicina y de la humanidad, abrió camino para el desarrollo de la anticoncepción hormonal y la medicina reproductiva [1].

Hoy día, en la segunda década del siglo XXI, es posible administrar preparados hormonales, combinados o de solo progestina, con fines de anticoncepción por vía parenteral, parche transdérmico, implante subcutáneo, endoceptivo uterino o anillo vaginal. En un estudio realizado en el año 2012, en la Universidad de Princeton, estimaron el uso de anticonceptivos orales combinados por 12 279 mujeres norteamericanas con edades entre 15-44 años, en este se encontró prevalencia de uso del 17%. El 67% eran usuarias de píldoras de 30 µg o más de estrógeno, mientras que el 33% utilizaba las de menos de 30 µg. El 60% prefería monofásicos, el 88% regímenes tradicionales 21/7 y el 12% usaba ciclo extendido [55]. Hace cien años, Ludwing Haberlandt, mientras realizaba experimentos en conejas, señaló que era viable la anticoncepción hormonal. Aunque fue atacado y perseguido por la sociedad de su época, defendió hasta su muerte el concepto de la esterilización hormonal [10,56]. La píldora es el método más popular para regular la fertilidad en muchos países y se considera que millones de mujeres en el mundo son usuarias de los anticonceptivos orales combinados [1,2].

No obstante, así como sucedía entre los pueblos primitivos, el aborto provocado, legalizado o en condiciones de riesgo, se ha convertido en un desfavorable recurso utilizado con el afán de controlar la natalidad [52,57,58,59]. Pese a todo, aún hay fuerzas que se resisten a aceptar el uso rutinario de los métodos modernos de planificación familiar; hay barreras y necesidades no satisfechas. Lo más desafortunado es que persisten las sugerencias folclóricas que a todas luces son ineficientes o riesgosas, y son tenidas en cuenta especialmente por la población más vulnerable [52,53]. Los entes encargados de la atención sanitaria y los profesionales de la salud deben estar suficientemente informados sobre la anticoncepción. Las mujeres y sus parejas necesitan ser ilustrados de forma adecuada sobre la planificación familiar para un adecuado control de la natalidad según sus expectativas y proyectos de vida [30,48]. La anticoncepción hormonal tiene plena vigencia, la vía oral es una ruta disponible y hace parte de la medicina actual.

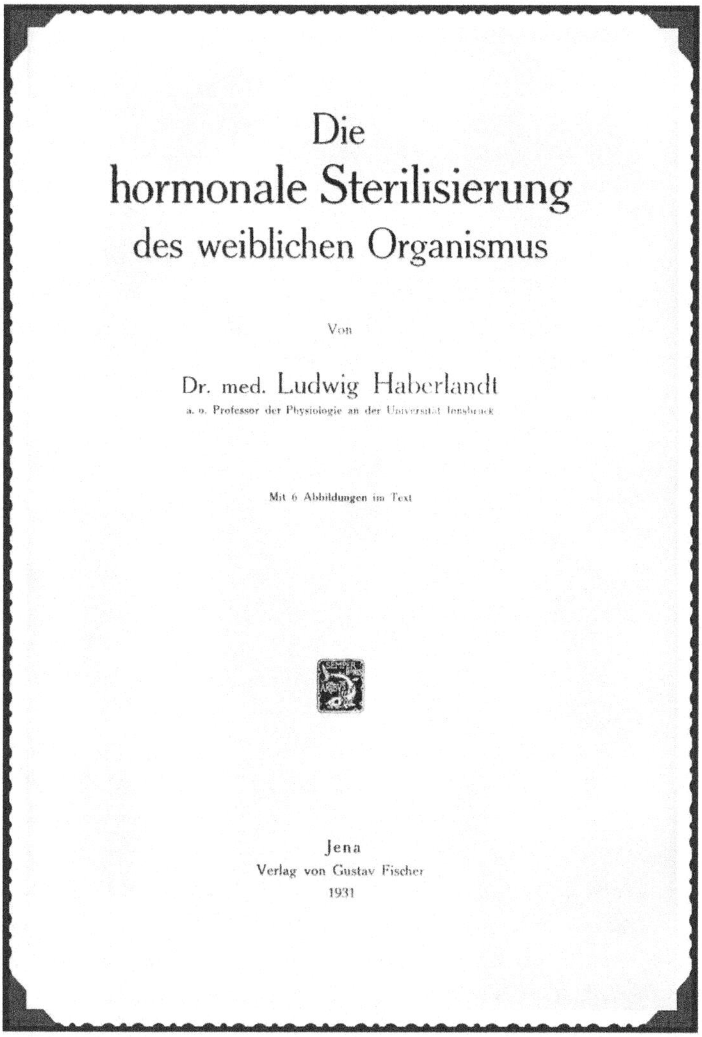

Die
hormonale Sterilisierung
des weiblichen Organismus

Von

Dr. med. Ludwig Haberlandt
a. o. Professor der Physiologie an der Universität Innsbruck

Mit 6 Abbildungen im Text

Jena
Verlag von Gustav Fischer
1931

Portada del libro La esterilización hormonal del organismo femenino de Ludwing Haberlandt, donde presentó, entre otros temas, su concepto de la esterilización hormonal. Un ejemplar en su idioma original está en el [MUVS] Museum für Verhütung und Schwangerschaftsabbruch [Museo de la anticoncepción y el aborto] en Viena, Austria. El libro se puede descargar en pdf libremente desde http://bib.muvs.org/sites/default/files/nainuwa_pdf/mvs_004049.pdf

REFERENCIAS BIBLIOGRÁFICAS

1. *Cleland J, Conde-Agudelo A, Peterson H, et al. Contraception and health. Lancet. 2012;380:149-156.*
2. *Christin-Maitre S. History of oral contraceptive drugs and their use worldwide. Best Practice & Research Clinical Endocrinology & Metabolism. 2013;27:3-12.*
3. *Edwards L. An update and oral contraceptive options. Formulary. 2004;39:104-121.*
4. *Cagnacci A, Ferrari S. Evolution and future of contraception. Minerva Ginecol. 2010;62(4):303-317.*
5. *O'dowd MJ, Philipp EE. The History of Obstetrics and Gynecology. Parthenon Publishing Group. England. 1994.*
6. *Zabaleta A. Breviario de la anticoncepción oral. Cartagena. 1974.*
7. *Jácome A. Historia de las hormonas. Academia Nacional de Medicina. Prismagraf. Bogotá. 2008.*
8. *Monterrosa A. Anticoncepción hormonal. EN: Caraballo J, Parra E, Taylor H. Memorias del 1° Curso de actualización en Ginecología y Pediatría. Imprenta U. de Cartagena. Cartagena.1994.*
9. *Rubio-Lotvin B. Hormonas en ginecología. Marketing y publicidad de México. Mexico. 1996.*
10. *Haberlandt L. Die hormonale Sterilisierung des weiblichen Organismus. 1931. [Accedido septiembre-4-2017] Disponible: http://bib.muvs.org/sites/default/files/nainuwa_pdf/mvs_004049.pdf.*
11. *Haberlandt E. Ludwig Haberlandt - A pioneer in hormonal contraception. Wien. Klin. Wochenschr. 2009;121(23-24):746-749.*
12. *Djerassi C. Ludwig Haberlandt "Grandfather of the Pill". Wien. Klin. Wochenschr. 2009;121(23-24):727-728.*
13. *Fitch CD. In memoriam: Edward A. Doisy. J Clin Endocrinol Metab. 1988;66(5):1094-1095.*
14. *Djerassi C. Chemical birth of the pill. AJOG. 2006;194(1): 290-298.*
15. *Inhoffen HH, Logemann W, Hohlweg W, Serini A. Untersuchungen in der sexualhormon-Reihe. Chem Ber. 1938;71:1024-1032.*
16. *Inhoffen HH, Hohlweg W. Neue per os-wirksame weibliche Keimdrüsenhormon-Derivate: 17-Aethinyl-oestradiol und Pregnen-in-on-3-ol-17. Naturwissenschaften. 1938;26(6):96-99.*
17. *Sánchez-Torres F. La anticoncepción. EN: Ciencia y reproducción humana. Empresa Editorial Universidad Nacional de*

Colombia. Bogotá. 1991.

18. *Nappi RE, Serrani M, Jensen JT. Noncontraceptive benefits of the estradiol valerate/dienogest combined oral contraceptive: a review of the literature. Int J Womens Health. 2014;6:711-718.*
19. *Petraglia F, Parke S, Serrani M, Mellinger U, Römer T. Estradiol valerate plus dienogest versus ethinylestradiol plus levonorgestrel for the treatment of primary dysmenorrhea. Int J Gynaecol Obstet. 2014;125(3):270-274.*
20. *Lawrie TA, Helmerhorst FM, Maitra NK, et al. Types of progestogens in combined oral contraception: effectiveness and side effects. The Cochrane Database of Systematic Reviews. 2011;11. CD004861.*
21. *Nelson A, Parke S, Mellinger U, Zampaglione E, Schmidt A. Efficacy and safety of a combined oral contraceptive containing estradiol valerate/dienogest: results from a clinical study conducted in North America. J Womens Health (Larchmt). 2014;23(3):204-210.*
22. *Serup J, Bostofte E, Larsen S, et al. Effectivity and acceptability of oral contraceptives containing natural and artificial estrogens in combination with a gestagen. A controlled double-blind investigation. Acta Obstetricia et Gynecologica Scandinavica. 1981;60:203-206.*
23. *Mansour D, Verhoeven C, SommerW, et al. Efficacy and tolerability of a monophasic combined oral contraceptive containing nomegestrol acetate and 17b-oestradiol in a 24/4 regimen, in comparison to an oral contraceptive containing ethinylestradiol and drospirenone in a 21/7 regimen. European Journal of Contraception and Reproductive Health Care. 2011;16:430-443.*
24. *Christin-Maitre S, Serfaty D, Chabbert-Buffet N, et al. Comparison of a 24-day and a 21-day pill regimen for the novel combined oral contraceptive, nomegestrol acetate and 17 b estradiol (NOMAC/E2): a double-blind, randomized study. Human Reproduction. 2011;26:1338-1347.*
25. *Sitruk-Ware R, El-Etr M. Progesterone and related progestins: potential new health benefits. Climacteric. 2013;16(Suppl 1): 69-78.*
26. *Allen WM, Reynolds SRM. Physiology of the Corpus Luteum. Am. J Obstet Gynecol. 1935;30(3):309-318.*
27. *Allen WM. Memories of my life with progesterone. Am J. Obstet Gynecol. 2005;193(4):1575-1577.*
28. *Edgren RA. Memoir. The Beginning of Oral Contraceptives.*

Endocrinology. 1991;129(3):1144-1145.

29. *Miramontes L. La industria de esteroides en México y un descubrimiento que cambiaría el mundo. Rev. Soc. Quím. Méx. 2001;45(3):102-104.*
30. *Meldrum M. The art of medicine women making contraceptive choices in 20th-century America. Lancet. 2012;380:102-103.*
31. *Djerassi C. This Man's Pill: Reflections on the 50th Birthday of the Pill. Oxford University Press. 2001. [Accedido septiembre-4-2017] Disponible: https://www.amazon.com/This-Mans-Pill-Reflections-Birthday/dp/0198606958*
32. *Miramontes L, Rosenkranz G, Djerassi Carl. Steroids. XXII. The synthesis of 19-norprogesterone. J. Am. Chem. Soc. 1951;73(7):3540-3541.*
33. *Marks LV. Sexual Chemistry: A history of the contraceptive Pill. Yale University Press. 2001. [Accedido septiembre-4-2017] Disponible: https://www.amazon.co.uk/Sexual-Chemistry-History-Contraceptive-Pill/dp/0300167911*
34. *Speroff J. Clinical gynecologic endocrinology and infertility. Sixth Edition. Lippincott Williams & Wilkins.1999.*
35. *Robertson WH. An illustrated history of contraception. Parthenon Publishing Group. England. 1990.*
36. *Pincus G, Rock J, Garcia CR, et al. Fertility control with oral medication. Am J Obstet Gynecol. 1958;75:1333-1346.*
37. *Petterson CM. Progestágenos, antagonistas de la progesterona y andrógenos: síntesis, clasificación y uso. Clínicas Obstétricas y Ginecológicas. 1995;4:783-790.*
38. *Monterrosa A. Anticoncepción oral en perspectiva. Ediciones la Popa. Cartagena. 2005.*
39. *Himes NE. Medical history of contraception. 1936. [Accedido septiembre-4-2017] Disponible: https://www.amazon.com/Medical-History-Contraception-Norman-Edwin/dp/0805202463*
40. *Taylor L. The unfinished sexual revolution (Marie Stopes). Journal of Biosocial Science. 1971;3(4):473-492.*
41. *Simms M. Marie Stopes. Memorial Lecture. The compulsory pregnancy lobby then and now. J Royal College of General Practitioners. 1975;25(159):709-719.*
42. *Hall LA. The Stopes collection in the Contemporary Medical Archives Centre at the Wellcome Institute for the History of Medicine. The Society for the Social History of Medicine Bulletin 1983;32:50-51.*

43. *Siegel E. How de pill became a lifestyle drug. The Pharmaceutical Industry and Birth Control in the United States Since 1960. Am J Public Health. 2012;102:1462-1472.*
44. *Dhont M. History of oral contraception. Eur J Contracept Reprod Health Care. 2010;15(Suppl-2):S12-S-18.*
45. *Gunn ADG. Oral contraception in perspective. 30 years of clinical experience with the pill. Parthenon Publishing Group. England. 1987.*
46. *United States Patent office. US 2744122. Patente de la progestina noretisterona. Fecha de publicación 12 de noviembre de 1952. [Accedido septiembre-4-2017]. Disponible: https://upload.wikimedia.org/wikipedia/commons/thumb/c/c8/Miramontes_patent.jpg/757px-Miramontes_patent.jpg*
47. *Monterrosa-Castro A. Anticonceptivos orales de solo progestina. Rev Col Obste Ginecol. 2006;57(1):45-53.*
48. *Kaunitz AM. Enhancing oral contraceptive success: the potential of new formulations. Am J Obstet Gynecol. 2004;190 (suppl):S23-S29.*
49. *Spona J, Elstein M, Feichtinger W. Shorter pill-free interval in combined oral contraceptives decreases follicular development. Contraception. 1996;54(2):71-77.*
50. *Bachmann G, Sulak P, Sampson-Landers C, et al. Efficacy and safety of a low dose 24-day combined oral contraceptive containing 20ug etinilestradiol and 3mg drospirenone. Contraception. 2004;70:191-198.*
51. *United States Patent office. Medication dispensing means. US 3143207. Inventor: David P. Wagner. Tipo de publicación: concesión. Fecha de publicación: 4 de agosto de 1964. [Accedido septiembre-4-2017]. Disponible: http://www.google.tl/patents/US3143207*
52. *King H. [Reviewed]: Eve's herbs: a history of contraception and abortion in the West. Med Hist. 1998;42(3):412-414.*
53. *Biller PPA. Birth-Control in the West in the Thirteenth and Early Fourteenth Centuries. Past & Present. 1982;94:3-26.*
54. *American College of Obstetricians and Gynecologist. Hormonal contraception. ACOG technical bulletin N°. 198/October 1994. Int J Gynaecol Obstet. 1995;48(1):115-126.*
55. *Hall K, Trussell J. Types of contraceptives used by US women. Contraception. 2012;86:659-665.*
56. *Simmer HH. On the history of hormonal contraception I. Ludwig Haberlandt (1885-1932) and his concept of "hormonal ste-*

rilization". Contraception. 1970;1(1):3-27.

57. *Riddle JM. Eve's herbs: a history of contraception and abortion in the West. Harvard University Press, Cambridge. 1997.*
58. *Riddle JM. Contraception and abortion from the ancient world to the renaissance. Harvard Univ. Press, Cambridge. 1992.*
59. *Riddle JM, Estes JW. Oral Contraceptives in Ancient and Medieval Times. American Scientist. 1992;80(3):226-233.*

CAPÍTULO SEGUNDO

ANTICONCEPTIVOS ORALES COMBINADOS

Desde su introducción, primero en los Estados Unidos en 1960, los anticonceptivos orales combinados (AOC) han sido utilizados por cientos de millones de mujeres alrededor el mundo. Hoy, se estima que 100 a 150 millones de mujeres usan este método anticonceptivo a diario.

Lisa Iversen, Selvaraj Sivasubramaniam, Amanda J. Lee, Shona Fielding, Philip C. Hannaford.
2017

Los anticonceptivos orales combinados (AOC) o píldoras anticonceptivas son preparados farmacéuticos sintéticos que incluyen en cada píldora una mezcla de estrógeno y progestina para administrar en un ciclo contraceptivo [1,2]. A nivel mundial, en los últimos sesenta años, los AOC han dominado el panorama de la anticoncepción; han cambiado favorablemente y en el presente son numerosas las marcas o combinaciones disponibles [3]. En el año 2015, solo en los Estados Unidos, más de 90 productos pertenecientes a los AOC fueron aprobados por la FDA[4], los cuales se deben diferenciar de los anticonceptivos orales de solo progestinas o minipíldora, que están libres de estrógenos [5].

La reversibilidad de los AOC, la efectividad y los beneficios no contraceptivos precisan el uso adecuado y perfecto de la píldora, ya que la toma inconsistente conlleva tasas de fracaso en el primer año, al menos veinte veces mayor que el esperado con el DIU o los modernos implantes hormonales, los cuales, además de brindar protección frente al embarazo, ofrecen anticoncepción permanente y su aceptación está incrementando paulatinamente [6].

DIFERENTES CRITERIOS PARA LA CLASIFICACIÓN

Es importante que el profesional de la salud que prescribe o atiende usuarias de anticoncepción hormonal tenga total claridad sobre los AOC, ya que son pieza importante dentro de la anticoncepción hormonal [1]. La Tabla N° 1 permite observar las diferencias existentes entre los diferentes AOC. Los siguientes son criterios para clasificar los preparados farmacéuticos disponibles: A: combinación estrógeno/progestina, B: concentración del estrógeno, C: tipo de estrógeno, D: tipo de progestina, E: generaciones, F: presentación farmacéutica.

[A] Clasificación según la combinación del estrógeno y la progestina

Los AOC se pueden dividir en monofásicos, bifásicos y secuenciales, de acuerdo a la forma como se hace la combinación del estrógeno y la progestina dentro del ciclo contraceptivo.

AOC monofásicos: todas las píldoras activas incluidas en la presentación farmacéutica son iguales, es decir, tienen la misma concentración de estrógeno y progestina. Se identifican fácilmente ya que todas las píldoras de la caja tienen el mismo color. Son las píldoras concebidas desde el inicio de la anticoncepción oral y siguen siendo plenamente vigentes, aunque han evolucionado sustancialmente en cuanto a las dosis y tipo de estrógeno y progestina. Muchos AOC monofásicos están disponibles y combinan distintos estrógenos y progestinas en diferentes concentraciones [4]. Tabla N° 2.

AOC bifásicos: los que fueron propuestos inicialmente tenían catorce píldoras con solo estrógeno y otras siete con una combinación de estrógeno más progestina. Por ofrecer solo efecto contraceptivo sobre la ovulación y escasa acción sobre el endometrio y el moco cervical, se ameritaba elevada concentración de estrógeno, lo cual era desventajoso. Causaban severas alteraciones del ciclo y fueron retirados desde finales de la década de los años setenta del siglo XX. Posteriormente, los AOC bifásicos se diseñaron de tal manera que las primeras píldoras contenían

TABLA N° 1
ANTICONCEPTIVOS ORALES COMBINADOS
CRITERIOS PARA SU CLASIFICACIÓN

A	Combinación estrógeno/ progestina	Monofásicos		
		Bifásicos		
		Secuenciales	Trifásicos	
			Cuatrifásicos - multifásicos	
B	Concentración del estrógeno	Altas dosis	Macrodosis	
		Bajas dosis	Microdosis	
			Muy bajas dosis	
			Ultra bajas dosis	
C	Tipo de estrógeno	Mestranol		
		Etinilestradiol		
		Valerato de estradiol		
		17 β estradiol (hemihidrato)		
D	Tipo de progestina	Efecto androgénico	Androgénicas	
			Neutras	
			Antiandrogénicas	
		Grupo químico	19 nortestosterona derivados	Estrano
				Gonano
			17 α Progesterona derivados	Pregnano
				Norpregnano
			Híbrido	Drospirenona
				Dienogest
E	Generaciones	Primera		
		Segunda		
		Tercera		
		Cuarta		

— sigue —

— continuación —

F	Presentación farmacéutica	Esquemas de administración	Mensuales	28 píldoras activas /placebo	21/7
					22/6
					24/4
					26/2
			Régimen ciclo extendido	91 píldoras activas /placebo	84/7
				91 píldoras activas	91/0
		Paquetes comerciales	21 píldoras	Píldoras activas	
			28 píldoras	Píldoras activas + placebo /hierro	
			91 píldoras		
			91 píldoras	Píldoras activas de diferentes concentraciones	

estrógeno a más bajas dosis de progestina, seguidas de otras con menor concentración de estrógeno y mayor dosis de progestina. Con la modificación se observó mejor control del ciclo del que ofrecen los secuenciales [7]. El bifásico de mayor aceptación aún está disponible en varios países, las primeras siete píldoras tienen etinilestradiol 40 μg más desogestrel 25 μg, y en las otras quince el etinilestradiol se reduce mientras que el desogestrel se incrementa. Se administran 22 píldoras activas y ofrece seis días de intervalo libre de hormonas. Tabla N°3.

AOC secuenciales: este grupo se subdivide en trifásicos y cuatrifásicos, también denominados multifásicos o ciclo dinámicos. Algunas industrias farmacéuticas han llamado estrofásicos o combifásicos a sus preparaciones, términos tal vez mucho más ajustados a planes de mercadeo. En general los AOC secuenciales fueron introducidos para continuar reduciendo el aporte hormonal en cada ciclo que convencionalmente fue determinado en 28 días, para simular el ciclo menstrual normal [4].

El 22 de abril de 1998, la FDA [8] aprobó un AOC secuencial bajo el nombre de Mircette®, estudiado como CTR-25 e indicado para la prevención del embarazo. En un empaque de 28 tabletas se combinó etinilestradiol más desogestrel de la siguiente manera: 21 tabletas blancas cada una con 20 µg de etinilestradiol más 0.15 mg de desogestrel; 2 tabletas verdes inertes, es decir, libres de hormonas, y 5 tabletas amarillas, cada una con 10 µg de etinilestradiol. Con ello se buscaban los siguientes tres adelantos: [a] reducir la dosis total de estrógeno por ciclo en comparación al ofrecido en las píldoras de 30-35 µg de etinilestradiol; [b] estimular los receptores de progesterona endometriales para mejorar el control del ciclo y [c] reducir la frecuencia de ovulaciones de escape al reducir los días de intervalo libre de hormonas. Se observó que se disminuía el sangrado por deprivación y se incrementaba la posibilidad de amenorrea posterior al uso de la píldora. No obstante, no se observó mejoría en los cuadros de sangrado impredecible [9].

TABLA N° 2
ANTICONCEPTIVOS ORALES COMBINADOS MONOFÁSICOS
CLASIFICACIÓN DE LAS BAJAS DOSIS
SEGÚN LA CONCENTRACIÓN DEL ESTRÓGENO

Microdosis	Etinilestradiol 30 µg + Levonorgestrel 150 µg
	Etinilestradiol 30 µg + Desogestrel 150 µg
	Etinilestradiol 30 µg + Gestodeno 75 µg
	Etinilestradiol 30 µg + Drospirenona 3 mg
	Etinilestradiol 30 µg + Clormadinona 2 mg
	Etinilestradiol 35 µg + Noretindrona 100 µg
	Etinilestradiol 35 µg + Norgestimato 250 µg
	Etinilestradiol 35 µg + Ciproterona 2 mg
	Etinilestradiol 30 µg + Ciproterona 2 mg
	Etinilestradiol 30 µg + Dienogest 2 mg
	Mestranol 35 µg + Noretisterona 1 mg
Muy bajas dosis	Etinilestradiol 20 µg + Levonorgestrel 100 µg
	Etinilestradiol 20 µg + Desogestrel 150 µg
	Etinilestradiol 20 µg + Gestodeno 75 µg
	Etinilestradiol 20 µg + Drospirenona 3 mg
	Etinilestradiol 20 µg + Clormadinona 2 mg
	Etinilestradiol 20 ug + Ciproterona 2 mg
	17 β Estradiol 1.5 mg + Nomegestrol 2.5 mg
Ultra bajas dosis	Etinilestradiol 15 µg + Gestodeno 60 µg

TABLA N° 3 ANTICONCEPTIVOS ORALES COMBINADOS BIFÁSICOS Y SECUENCIALES SEGÚN LA CONCENTRACIÓN DEL ESTRÓGENO		
Bifásico		
Desogestrel Esquema 22/6		Etinilestradiol 40 µg + Desogestrel 25 µg (7 píldoras) Etinilestradiol 30 µg + Desogestrel 125 µg (15 píldoras) Hacer pausa de píldoras por 6 días
Secuenciales		
Trifásicos	Desogestrel Esquema 26/2	Etinilestradiol 20 µg + Desogestrel 150 µg (21 píldoras) Intervalo libre de hormonas (2 píldoras) Etinilestradiol 10 µg (5 píldoras)
	Levonorgestrel Esquema 21/7	Etinilestradiol 30 µg + Levonorgestrel 50 µg (6 píldoras) Etinilestradiol 40 µg + Levonorgestrel 75 µg (5 píldoras) Etinilestradiol 30 µg + Levonorgestrel 125 µg (10 píldoras) Intervalo libre de hormonas (7 píldoras)
	Gestodeno Esquema 21/7	Etinilestradiol 30 µg + Gestodeno 50 µg (6 píldoras) Etinilestradiol 40 µg + Gestodeno 70 µg (5 píldoras) Etinilestradiol 30 µg + Gestodeno 100 µg (10 píldoras) Intervalo libre de hormonas (7 píldoras)
	Norgestimato Esquema 21/7	Etinilestradiol 35 µg + Norgestimato 180 µg (7 píldoras) Etinilestradiol 35 µg + Norgestimato 215 µg (7 píldoras) Etinilestradiol 35 ug + Norgestimato 250 µg (7 píldoras) Intervalo libre de hormonas (7 píldoras)
	Desogestrel Esquema 21/7	Etinilestradiol 35 µg + Desogestrel 50 µg (7 píldoras) Etinilestradiol 30 µg + Desogestrel 100 µg (7 píldoras) Etinilestradiol 30 µg + Desogestrel 150 µg (7 píldoras) Intervalo libre de hormonas (7 píldoras)

— sigue —

— continuación —

Secuenciales		
Cuatrifá- sicos Multifási- cos Ciclo dinámico	Die- nogest Esquema 26/2	Valerato estradiol 3 mg (2 píldoras) Valerato estradiol 2 mg + Dienogest 2 mg (5 píldoras) Valerato estradiol 2 mg + Dienogest 3 mg (17 píldoras) Valerato estradiol 1 mg (2 píldoras) Intervalo libre de hormonas (2 píldoras)

De los AOC secuenciales, los de tradicional aceptación universal han sido los trifásicos. Todas las píldoras tienen igual concentración de estrógeno, aunque en algunas marcas puede haber variaciones. Usualmente las primeras siete píldoras tienen baja concentración de progestina, la cual aumenta en las siete siguientes, y algo más en las siete ultimas. El objetivo básico de los trifásicos es conservar la efectiva acción anticonceptiva de los monofásicos suministrando menor carga hormonal. El trifásico de norgestimato aporta 14% menos progestina que el monofásico, el trifásico de levonorgestrel 39% menos que su monofásico y el trifásico de noretindrona 25% menos que el monofásico [10,11]. La Tabla N° 3 presenta la mayoría de los AOC trifásicos disponibles en la actualidad y primer AOC cuatrifásico, valerato de estradiol más dienogest, recientemente introducido [12].

La formulación de valerato de estradiol más dienogest en cuatro fases, con solo dos días de intervalo libre de hormonas, es la combinación más adecuada en términos de control del ciclo e inhibición de la ovulación. Entrega dienogest y un estrógeno diferente al etinilestradiol, para el control de la natalidad [4,13]. La formulación contempla administrar en 26 días el estrógeno en forma de descenso *(step-down)* y la progestina en ascenso *(step-up).* Las primeras dos píldoras contienen solamente valerato de estradiol 3 mg, las cinco siguientes contienen valerato de estradiol 2 mg más dienogest 2 mg, las otras 17 incluyen valerato de estradiol 2 mg más 3 mg de dienogest, otras dos contienen solo valerato de estradiol 1 mg y dos píldoras de placebo. Los estudios clínicos con este cuatrifásico han estimado: menor tasa de falla en el primer año de uso - índice de Pearl de 1.01, reducción en el porcentaje de mujeres con sangrado abundante y prolongado idiopático, mayor reducción en la frecuencia e intensidad de la cefalea asociada al intervalo libre de hormonas de los AOC, mayor reducción del dolor pélvico asociado al intervalo libre de hormonas de los AOC, mayor reducción de la migraña menstrual, sin impacto negativo sobre la función sexual, 60% mayor reducción del dolor pélvico relacionado con la endometriosis y reducción significativa del acné en mujeres con síndrome de ovarios poliquísticos [4].

[B] Clasificación según la concentración del estrógeno

Este es, posiblemente, uno de los criterios más importantes para clasificar los AOC. En medio siglo de evolución que llevan, la concentración del estrógeno ha disminuido con el objetivo de disminuir los riesgos cardiovasculares, los potenciales riesgos carcinogenéticos y mejorar la tolerancia sin que se pierda la eficacia contraceptiva ni los beneficios no contraceptivos [14]. Los de altas dosis, denominados macrodosis, tienen concentración de etinilestradiol o de mestranol igual o superior a 50 µg. Dichas concentraciones fueron introducidas al iniciarse la anticoncepción oral y actualmente su uso no está indicado; son herramientas válidas para manejar alteraciones hormonales o endocrinológicas, especialmente hemorragias uterinas anormales. En algunos países están disponibles presentaciones que incluyen: etinilestradiol 50 µg más levonorgestrel 500 µg, etinilestradiol 50 µg más levonorgestrel 250 µg, etinilestradiol 50 µg más norgestrel 500 µg y mestranol 50 µg más noretindrona 1 mg, entre otras.

Los AOC que incluyen etinilestradiol en concentraciones inferiores a 50 µg en cada píldora son los de bajas dosis, y son los llamados a tenerse en cuenta en la actual anticoncepción oral. Andrew Kaunitz [15] aseveró hace años que 25 µg de etinilestradiol podría ser la mejor dosis de estrógeno para los AOC trifásicos. La FDA aprobó en diciembre del año 2000 un preparado con 21 píldoras con etinilestradiol más desogestrel, y en el 2002 aprobó un trifásico con norgestimato. Fueron consideradas dos importantes alternativas, sin embargo, al parecer hasta mediados del 2018 no están disponibles presentaciones comerciales con dichas concentraciones. Es muy escasa la disponibilidad de información sobre los AOC con dicha dosis de etinilestradiol.

Los AOC de bajas dosis se subdividen en tres grupos: [A] Microdosis, si la concentración del etinilestradiol está entre 30-35 µg. [B] Muy bajas dosis, si contienen etinilestradiol entre 20-25 µg. A este grupo también pertenecen los AOC introducidos en la última década, que incluyen valerato de estradiol 2 mg o 17 β estradiol (hemihidrato) 1 mg. [C] Ultra baja dosis, si contienen 15 µg de etinilestradiol. La evolución de los AOC en cuanto al componente estrogénico ha sido la progresiva reducción en la concentración estrogénica.

[C] Clasificación según el tipo de estrógeno

Cuatro moléculas estrogénicas sintéticas se han utilizado en los AOC. Debido a que el estradiol, estrógeno natural secretado por el ovario, se hace inactivo cuando se administra por vía oral, se buscaron productos que fuesen activos por esa vía, y se realizaron modificaciones químicas en la molécula natural. En 1938 se anunció que agregar un grupo etinilo a la posición 17 convertía al estradiol en etinilestradiol (17-etinil-13-metil-7,8,9,11,12,13,14,15,16,17-decahidro-6H-ciclopenta[a] fenantrene3,17-diol), estrógeno muy potente con propiedades que permitían su uso por vía oral sin pérdida de la potencia biológica. Se absorbe en el tracto gastrointestinal y alcanza un pico en el plasma sanguíneo a las dos horas. Se presenta extenso metabolismo hepático por las enzimas citocromo P450 y CYP3A4. Los metabolitos se excretan por la bilis, heces y en moléculas conjugadas por la orina. Debido a la circulación entero hepática se presenta un segundo pico sanguíneo varias horas después. El etinilestradiol viaja en la circulación sanguínea unido a la albúmina casi por completo. Es uno de los medicamentos más usados en el mundo [4].

Años después fue sintetizado el mestranol (3-metil-éster-etinilestradiol), molécula que administrada por vía oral no es activa, su demetilación y bioactivación en el hígado genera etinilestradiol como metabolito. Estas dos moléculas estrogénicas sintéticas no tienen diferencias en sus efectos anovulatorios, en su acción sobre el endometrio y tampoco en la incidencia sobre la enfermedad cardiovascular. Muy pocos AOC con mestranol fueron comercializados, uno aún está disponible en algunos países con mestranol 35 µg más noretisterona 1 mg. El mestranol por ser 50% menos potente que el etinilestradiol, permitió que el último se convirtiese en la más importante molécula estrogénica de los AOC por muchos años [4,16].

Otras moléculas estrogénicas se han estudiado por décadas, buscando encontrar ventajas a los beneficios que aporta el etinilestradiol y el mestranol. Por años se consideraron el valerato de estradiol y el 17 β estradiol, pero el mal control del ciclo fue siempre un punto adverso. No obstante, nuevas formas farmacéuticas y diferentes progestinas han facilitado su llegada al ámbito clínico. Están disponibles dos AOC diferentes, uno con valerato de estradiol más dienogest en esquema cuatrifásico y otro con 17 β estradiol 1.5 mg más nomegestrol 2.5 mg en esquema monofásico [4].

El valerato de estradiol es la forma esterificada de 17 β estradiol, que rápida y completamente se absorbe en el tracto gastrointestinal, donde es hidrolizado a estradiol durante la absorción. Un miligramo de valerato de estradiol libera 0.76 mg de estradiol. Los efectos biológicos de una dosis de 2 mg de valerato de estradiol son equivalentes a una dosis de 20 μg de etinilestradiol en términos de supresión del eje hipotálamo-hipófisis-ovario, por lo tanto, la presentación comercial disponible como AOC es clasificada como de muy bajas dosis [4,17]. El valerato de estradiol en términos de farmacocinética es casi idéntico al estradiol e idéntico en cuanto a farmacodinamia e impacto clínico. El 60% del estradiol se une a la albumina y el 38% a la globulina transportadora de hormonas sexuales (SHGB); aproximadamente el 2% del estradiol es libre y biológicamente activo. La vida media es 13-20 horas y el 90% se excreta por vía renal [4]. El 95% se metaboliza hepáticamente a través de CYP1A2, CYP3A4 y CYP2C9, primero en 2-hidroxiestradiol y luego por medio de CYP2C9, CYP2C19 y CYP2C8 en estrona, que ofrece solo el 10% de la potencia que tiene el estradiol. La estrona se puede conjugar en sulfato de estrona y glucurónido de estrona, entrando a la circulación sistémica, pero algunos de los conjugados solubles en agua se excretan a través del conducto biliar de vuelta al tracto intestinal. La hidrólisis dentro del intestino permite en alguna medida una circulación enterohepática [17].

La otra píldora contiene 17 β estradiol en combinación con nomegestrol, en la cual el estrógeno es estructuralmente idéntico al estradiol producido endógenamente, sin que se amerite conversión ni activación. Experimenta alto metabolismo en el primer paso gastrointestinal y hepático. Entre el 1-5% es la biodisponibilidad que se genera [4,18]. También es equivalente a las de muy bajas dosis. En la segunda década del siglo XXI cuatro estrógenos: etinilestradiol, valerato de estradiol, 17-β estradiol y, en menor medida, mestranol, hacen parte de los AOC. Si bien se señalan propiedades favorables y limitantes para cada uno, no se observa una tendencia que indique si algunos de ellos se dejarán de considerar del todo a corto plazo.

Stanczyk *et al.* [19], en una extensa y recomendada revisión, compararon la farmacocinética, la farmacodinamia y la evaluación del riesgo de los AOC que tienen con etinilestradiol y 17β-estradiol. Señalan que la reducción en la dosis del etinilestradiol ha mejorado significativamente la seguridad y tolerabilidad, pero los esfuerzos continúan las nuevas píldoras con 17β-estradiol y valerato de estradiol, aunque tienen poco número de estudios, muestran eficacia anticonceptiva similar a los AOC con bajas dosis de etinilestradiol. Los estudios de las formulaciones con estradiol han señalado control del ciclo y perfil de seguridad aceptable. Los autores [19] enfáticamente señalaron que se necesitan estudios a largo plazo para determinar si utilizar estradiol o etinilestradiol representa alguna ventaja clínica.

[D] Clasificación según el tipo de progestina

Es amplio el número de compuestos sintéticos que imitan el efecto de la progesterona natural. Aunque difieren estructuralmente de ella, poseen diferencias entre sí y es distinta la potencia al reproducir los efectos de la progesterona, debido especialmente a la capacidad de fijación a los receptores esteroideos [1]. Ello se expresa farmacológica y clínicamente de diferentes formas, pero la más utilizada es la potencia androgénica de la progestina, por lo cual los AOC se pueden clasificar en tres grupos: [a] Androgénicos (contienen noretindrona, noretinodrel, linestrenol, etinodiol, norgesterona, norgestrel, levonorgestrel, gestodeno, norgestimato). [b] Neutros (con desogestrel, nomegestrol, promogestona, nestorone, ulipristal). [c] Antiandrógenicos (ciproterona, drospirenona, clormadinona, dienogest). Existe distinta potencia entre las progestinas de cada grupo y la clasificación es global, y no una estricta precisión de la potencia androgénica de dichas progestinas [16,20]. La Tabla N° 4 sintetiza el espectro biológico de las diferentes progestinas que se utilizan en la anticoncepción oral según la capacidad de fijación a los receptores esteroideos.

TABLA N° 4 ESPECTRO BIOLÓGICO DE ACCIÓN DE LAS PROGESTINAS UTILIZADAS EN ANTICONCEPTIVOS ORALES COMBINADOS							
Progestina	1	2	3	4	5	6	7
Progesterona	+	-	-	+	+	+	-
Clormadinona	+	-	-	+	+	-	-
Nomegestrol	++	-	-	++	-	-	-
Noretisterona	++	++	+	-	-	-	-
Levonorgestrel	+++	-	++	-	-	-	-
Norgestimato	++	++	+	-	-	-	-
Desogestrel	+++	++	+	-	-	-	-
Gestodeno	++++	++	+	-	-	-	+
Dienogest	+++	-	-	+	-	-	-
Drospirenona	++	-	-	+	-	-	++

1: Progestacional, 2: Estrogénico, 3: Androgénico, 4: Antiandro génico, 5: Glucocorticoide, 6: Mineralocorticoide, 7: Antimineralocorticoide.

Las progestinas también se pueden clasificar de acuerdo a su origen desde el punto de vista químico [1,20]. El aprendizaje obtenido con el manejo del grupo etinilo para la síntesis del etinilestradiol facilitó la obtención de la etisterona, derivado de la testosterona con actividad por vía oral. A esta sustancia, en 1951, se le removió el carbono 19 para sintetizar noretindrona, molécula que mientras conservaba la actividad oral, perdía propiedades de andrógeno y se convertía en progestina. Todas las progestinas se derivan de la 19 nortestosterona o de la 17 α-progesterona, con excepción de la drospirenona. Tabla N° 5.

Las progestinas derivadas de la 19 nortestosterona están divididas en dos grupos: estranos y gonanos [21]. Las integrantes del primero son muy androgénicas, condición desventajosa por el efecto negativo sobre lípidos, tensión arterial, sistema arterial y salud cardiovascular. Adicionalmente, fueron las progestinas de los primeros AOC, de los cuales se sigue utilizando la noretindrona, progestina de mayor uso a nivel mundial y perteneciente a la primera generación de píldoras anticonceptivas [20].

TABLA N° 5 CLASIFICACIÓN DE LAS PROGESTINAS DISTRIBUCIÓN SEGÚN GRUPOS QUÍMICOS				
19 nortestosterona derivados		17 α-progesterona derivados		Grupo híbrido
Estranos	Gonanos	Pregnanos	Norpregnanos	
Noretindrona Noretinodrel Linestrenol Etinodiol Norgesterona Quingestanol Norgestrienon	Norgestrel Levonorgestrel Desogestrel Gestodeno Norgestimato	Clormadinona Ciproterona Megerstrel Medroxiprogesterona	Nomegestrol Trimegestona Promogestona	Dienogest Drospirenona

Las progestinas que hacen parte de los gonanos pueden ser neutras o levemente androgénicas. A este grupo pertenece el norgestrel, mezcla racémica de los enantiómeros o isómeros dextrorrotatorios (d-norgestrel) y levorrotatorios (l-norgestrel) en partes iguales. Estos enantiómeros son imágenes espectrales y rotan el plano de la luz polarizada en direcciones opuestas [20]. El isómero de forma levógira: l-norgestrel, es el activo, se le señala como progestina de segunda generación y es más conocido como levonorgestrel. Es de las más potentes progestinas por su eficacia para inhibir la ovulación, pero también por su importante potencia androgénica, lo cual es indeseable por disminuir el HDL-colesterol, aumentar el LDL-colesterol y afectar adversamente la tolerancia a la glucosa [20].

Por otro lado, pertenecen a los gonanos las tres progestinas de la tercera generación: desogestrel, gestodeno y norgestimato, también llamado norelgestromin [20]. Tienen muy poca o ninguna actividad androgénica intrínseca, buena potencia para inhibir la ovulación, producen profunda disminución de la testosterona total y libre, carecen de efectos negativos sobre la tensión arterial y la masa corporal, se indican especialmente para tratar el hiperandrogenismo [21,22,23]. El desogestrel, gestodeno y norgestimato tienen características que le son comunes: fuerte, importante y mayor afinidad por los receptores de la progesterona que las progestinas de generaciones anteriores; menor afinidad por los receptores de los andrógenos, mayor selectividad de acción, mayor actividad inhibidora central, mayor potencia a nivel del endometrio y neutralidad metabólica sobre los lípidos y los carbohidratos [21]. Desogestrel, norgestimato y gestodeno, asociados especialmente con el etinilestradiol. En diferentes concentraciones, son ampliamente utilizados en la actual anticoncepción oral. Además, son utilizados por otras vías como anticoncepción combinada o como anticoncepción de solo progestinas [5].

Las progestinas derivadas de la 17 α-progesterona también se dividen en dos grupos: los pregnanos y los norpregnanos o progestágenos puros. A los primeros pertenecen, entre otras moléculas, el acetato de clormadinona y el acetato de ciproterona, que se destacan como antiandrogénicas [22]. Ambos inducen inhibición competitiva con el receptor androgénico, disminuyen la formación de nuevos receptores, suprimen la producción de andrógenos ováricos o suprarrenales y causan inhibición de la 5 α-reductasa en tejidos periféricos, con lo cual se bloquea la trasformación de testosterona a dihidrotestosterona [20,23,24].

El acetato de clormadinona, derivado de la progesterona (17a-acetoxi-6-cloro-4,6-pregnadieno-3,20-diona) fue sintetizado en 1961. Desde 1999 se viene estudiando en combinación con el etinilestradiol como AOC. Está disponible en dos presentaciones: etinilestradiol 30 µg más clormadinona 2 mg, régimen 21/7 y etinilestradiol 20 µg más clormadinona 2 mg, régimen 24/4. Ambos ofrecen excelente eficacia anticonceptiva, alta tolerabilidad y cumplimiento. A las dosis presentes en el AOC, además del efecto antiandrogénico, la clormadinona ejerce potente efecto progestagénico que es casi un tercio más alto que el generado por la progesterona endógena, tiene efecto antiestrogénico sin acción androgénica y efecto glucocorticoide sin acción antimineralocorticoide [23]. Mantiene adecuadamente la fase lútea del ciclo menstrual e induce importantes cambios deciduales en el endometrio. Se absorbe completa y rápidamente por vía oral, su metabolismo es principalmente hepático y se elimina sobre todo por vía renal [24].

Dicha progestina tiene acción benéfica en la piel y el cabello, con capacidad para reducir la seborrea y el acné; también se puede utilizar en el manejo de la dismenorrea [25,26,27]. Produce modulación positiva en áreas cerebrales selectivas como el hipotálamo, hipocampo e hipófisis anterior generando efectos neuroendocrinos beneficiosos que mejoran el estado de ánimo. Pluchino *et al.* [28], en un ensayo aleatorizado no controlado, observaron con etinilestradiol 20 μg más acetato de clormadinona 2 mg, luego de trece ciclos de administración, reducción de los síntomas psicológicos cíclicos de influencia hormonal, especialmente el estado de ánimo depresivo, que pasó del 12.6% antes del inicio, al 2.6% al final del estudio. Efectos similares se observaron en irritabilidad (24.5% frente a 3.1%), ansiedad (21.1% frente a 2.9%) y cansancio (26.7% versus 3.2%). Con la misma muy baja dosis, Brucker *et al.* [29] observaron efectos benéficos adicionales, sobre todo síntomas emocionales. Estos efectos beneficiosos psicológicos podrían estar relacionados con la modulación de las concentraciones de ß endorfina y allopregnelonona, neurotransmisores que controlan la ansiedad, aumentan los sentimientos de bienestar y no afectan la libido. El esquema 24/4 reduce significativamente la incomodidad física y emocional e influye beneficiosamente en los cambios psicológicos y emocionales [27].

El otro pregnano con importante efecto antiandrogénico es el acetato de ciproterona, sustancia derivada de la progesterona, ampliamente utilizada en Europa [23]. Posee efecto antagonista en el receptor y es antigonadotrópico por su efecto progestacional. Disponible en tres combinaciones diferentes: etinilestradiol 35 μg más acetato de ciproterona 2 mg, etinilestradiol 30 μg más acetato de ciproterona 2 mg y etinilestradiol 20 μg más acetato de ciproterona 20 mg. Ninguna de las tres presentaciones tiene aprobación para usarse como AOC, pero es amplio su uso como tal por la buena eficacia anticonceptiva y el buen control del ciclo. Realmente son considerados y aceptados como tratamiento para el acné refractario a otros planes terapéuticos y para manejar estados severos androgénicos, así como el síndrome SAHA (seborrea – acné – hirsutismo – alopecia) y el ovario poliquístico, con elevadas tasas de preferencias [22,30,31]. Inhibe de forma importante la unión de los andrógenos a los receptores sebáceos impidiendo el paso de testosterona a dihidrotestosterona y reduciendo la producción de grasa [23]. Ha estado disponible en países como Holanda desde 1987 [32]. Recientemente se informó un mayor riesgo de eventos tromboembólicos venosos por lo cual la agencia francesa de medicamentos ordenó suspender su circulación. La evaluación del riesgo por parte del comité de farmacovigilancia de la Agencia Europea de Medicamentos concluyó que los beneficios del etinilestradiol más acetato de ciproterona superan los riesgos, siempre que se tomen medidas para minimizar las posibilidades del tromboembolismo venoso [32].

El acetato de ciproterona puede producir reducción de la potencia sexual e inhibición gonadal. Dichos cambios son reversibles al suspender la administración. Se ha informado que a altas dosis puede reducir la función cortical de la suprarrenal, generar agitación pasajera, inducir estado depresivo y generar variación en el peso corporal [24].

El principal exponente del grupo de los norpregnanos es el acetato de nomegestrol, termino usualmente abreviado en la lengua inglesa como *NOMAC*. Fue patentado en el año 1975, e introducido inicialmente en Europa en 1986 para manejar algunos trastornos ginecológicos: menorragia, polimenorrea, amenorrea y oligomenorrea, también para dismenorrea, mastalgia, síndrome premenstrual y terapia hormonal menopaúsica [4]. En ese mismo continente en el año 2011 fue aprobado haciendo parte de novedosos esquemas de píldoras anticonceptivas [1,25]. Una píldora que contiene 17-β-estradiol 1.5 mg más nomegestrol 2.5 mg está disponible como AOC monofásico en esquema 24/4 y permite adecuada inhibición del desarrollo folicular, corta duración de los días de sangrado, buena eficacia, seguridad y tolerabilidad [4].

Existe un grupo híbrido conformado por progestinas de diferentes orígenes; en el presente son la drospirenona y el dienogest [23]. A principios del siglo XXI fue introducida la drospirenona, sustancia derivada de la espironolactona, con perfil similar a la progesterona, actividad antiandrogénica, antagonista de la aldosterona y con acción antimineralocorticoide. Tiene capacidad para contrarrestar la tendencia a la retención de sodio y agua, con el subsiguiente incremento de peso que ocasionan los estrógenos al ejercer estimulación mineralocorticoide de la aldosterona, producto final de la cascada del sistema renina-angiotensina-aldosterona [15]. Como la drospirenona bloquea el eje renina-angiotensina-aldosterona, frena el incremento del peso corporal y en menor medida evita el incremento de la tensión arterial [1,9]. La drospirenona es antiandrogénica por inhibir la secreción de andrógenos ováricos y bloquear los receptores de andrógenos, mientras incrementa los niveles de la globulina transportadora de hormonas sexuales, por lo cual puede reducir la severidad del acné, la seborrea y las alteraciones dermatológicas relacionadas [22,33,34]. Posee elevada afinidad por el receptor de progesterona con baja unión al estrogénico y al glucocorticoide. Tiene efecto antiandrogénico significativo pero menor al que ofrece la ciproterona [9,35]. Es buena opción para mujeres que experimentan importante retención de sodio y agua durante el ciclo menstrual. Tiene señalada como desventaja un efecto desfavorable sobre la libido, lo cual se relaciona con su buena potencia antiandrogénica.

La otra progestina de este grupo híbrido es el dienogest [23]. Si bien es un derivado 19 nortestosterona, contiene un grupo cianometilo en reemplazo del grupo etinilo en la posición 17-alfa, lo que le confiere características específicas y diferentes a las demás progestinas, por eso no se considera en la clasificación de dicho grupo. Es una molécula que se absorbe rápidamente luego de administración oral, el 10% circula libre y biológicamente activo en el suero, mientras el otro 90% se fija a la albúmina. No se une a la globulina transportadora de hormonas sexuales ni a la globulina de unión de corticoides, por lo tanto no existe efecto sobre los procesos bioquímicos del transporte de los esteroides androgénicos. Se metaboliza completamente por hidroxilación y conjugación del citocromo P450 3A4 [4,17]. Sus diversos metabolitos inactivos son eliminados por vía renal fundamentalmente. Son diversas las vías metabólicas que participan en su degradación y el 87% de la dosis administrada es eliminada en cinco días. Tiene una potencia similar a las otras progestinas en cuanto a inhibición de la ovulación. El dienogest 2 mg está presente como AOC monofásico en conjunto con el etinilestradiol 30 µg y con el valerato de estradiol. Este último es el primer, y hasta el presente, único AOC cuatrifásico [4].

Desde la década de los noventa del siglo XX, Spona *et al.* [36,37] publicaron dos estudios con AOC que incluían etinilestradiol 30 µg más dienogest 2 mg; en uno de ellos [36] señalaron que dicha combinación ejercía efecto balanceado sobre el sistema hemostático, estimulando la actividad coagulante y al mismo tiempo la fibrinolítica. En el otro [37] afirmaron que la modulación de la función ovárica era satisfactoria con adecuada supresión ovárica y efectiva inhibición ovulatoria.

El acetato de ciproterona, el acetato de clormadinona y el dienogest son potentes progestinas activas por vía oral con importante actividad antiandrogénica [23]. Actúan principalmente bloqueando los receptores de andrógenos y suprimen en la piel la actividad de la 5α-reductasa, con lo cual se reduce la conversión de testosterona a 5α-dihidrotestosterona en las glándulas sebáceas y en los folículos pilosos. El acetato de clormadinona y el acetato de ciproterona también inhiben la secreción de gonadotropina y en consecuencia, suprimen la producción de andrógenos ováricos y suprarrenales. Los AOC que incluyen alguna de las tres progestinas señaladas son bien tolerados y no tienen efectos adversos clínicamente relevantes en el metabolismo o en las funciones hepáticas o en el peso corporal. Los AOC que contienen los progestágenos antiandrogénicos descritos, son valiosos para las mujeres que ameritan anticoncepción y presentan alteraciones relacionadas con los andrógenos [24].

[E] Clasificación de las píldoras por generaciones

También los AOC se pueden clasificar teniendo en cuenta el orden cronológico de introducción, bajo el concepto de generación, que además hace referencia a la evolución de la píldora según la dosificación del estrógeno y el tipo de progestina. Se considera en el año 2018 la existencia de cuatro generaciones de AOC. No hay acuerdo entre autores con respecto a la precisión de esta clasificación, algunos AOC no son ubicados siempre en las mismas generaciones [21,22].

La primera generación apareció en la década de los sesenta del siglo XX, y hacen parte de este grupo las progestinas etinodiol, noretisterona, noretindrona y linestrenol, todas pertenecientes al grupo de los estranos y derivados de la 19 nortestosterona. La primera generación se caracteriza por entregar píldoras con altas concentraciones de estrógenos y generar importante prevalencia de tensión mamaria, náuseas, jaquecas, cloasma y trastornos vasculares. Aún siguen disponibles en varios países [22,38].

La segunda generación de AOC apareció entre los años 1970-1980, con cambios en la concentración del estrógeno y la introducción de las progestinas norgestrel y levonorgestrel, también derivados de la 19 nortestosterona. Se redujeron algunos riesgos y varios efectos secundarios de los AOC de primera generación.

Aún sigue siendo motivo de discusión y controversia si realmente presentan mayor riesgo de trombosis venosa [22,38].

La tercera generación de AOC apareció a finales de los años ochenta del siglo XX, con la disponibilidad de progestinas que hacen parte del grupo de los gonanos (desogestrel, gestodeno y norgestimato), también derivados de la 19 nortestosterona. Son de amplio uso a nivel mundial como AOC y se utilizan también en presentaciones farmacéuticas que utilizan otras vías, como la vaginal, trasdérmica y subdérmica. No se puede concebir la anticoncepción moderna, sin la presencia de los gonanos [22,38].

La cuarta generación incluye las últimas progestinas comercializadas que tienen orígenes diferentes: la drospirenona y el dienogest. Los efectos secundarios son muy parecidos a los de las píldoras de tercera generación. También hacen parte de esta generación las progestinas acetato de ciproterona y acetato de clomadinona, que pertenecen al grupo pregnano y el nomegestrel que pertenece al grupo de los norpregnanos. Ambos grupos son derivados de la 17α-progesterona [38].

[F] Clasificación según presentaciones farmacéuticas

Lo tradicional fue que los AOC fuesen presentados en esquemas de 21 días activos y 7 libres de hormonas, buscando un sangrado uterino de aparición mensual que simulara los ciclos menstruales [2]. Los AOC monofásicos y trifásicos vienen en cajas de 21 tabletas, todas con principio activo. También en estuches de 28 tabletas (21 activas/7 placebo/hierro) denominadas CD. Con la reducción en la concentración del estrógeno se hizo necesario reducir los días libres de hormonas y fueron introducidas otras presentaciones [2,39]. Los AOC de muy bajas dosis y de ultra baja dosis vienen en estuches de 28 tabletas (24 activas/4 placebos). Existe un esquema bifásico de 28 tabletas (22 activas/6 placebos) y un cuatrifásico también de 28 tabletas (26 activas/2 placebos).

Existen presentaciones farmacéuticas específicas para realizar el denominado régimen ciclo extendido, concepto en crecimiento debido a su paulatina aceptación, que ha logrado adeptos entre profesionales de la salud y las mujeres [3,40,41]. La clasificación de los esquemas que hacen parte del régimen ciclo extendido se presenta en la Tabla N° 6.

TABLA N° 6 ANTICONCEPTIVOS ORALES COMBINADOS RÉGIMEN CICLO EXTENDIDO CLASIFICACION SEGÚN LA CONCENTRACIÓN DEL ESTRÓGENO			
Con intervalo libre de hormonas			
Monofásicos	Microdosis	Levonorgestrel Esquema 84/7	Etinilestradiol 30 µg + levonorgestrel 150 mg (84 píldoras) Intervalo libre de hormonas (7 píldoras)
	Muy bajas dosis Flexible$_{MIB}$	Drospirenona Esquema ≥25 días	Etinilestradiol 20 µg + drospirenona 3 mg (Hacer pausa de 4 días, intervalo libre de hormonas, al presentar sangrado o manchado por más de tres días)
Sin intervalo libre de hormonas			
Bifásicos	Microdosis	Levonorgestrel Esquema 91 días	Etinilestradiol 30 µg + levonorgestrel 150 mg (84 píldoras) Etinilestradiol 10 µg (7 píldoras)
	Muy bajas dosis	Levonorgestrel Esquema 91 días	Etinilestradiol 20 µg + levonorgestrel 100 mg (84 píldoras) Etinilestradiol 10 µg (7 píldoras)
Cuatrifásicos	Dosis ascendente	Levonorgestrel Esquema 91 días	Etinilestradiol 20 µg + levonorgestrel 150 mg (42 píldoras) Etinilestradiol 25 µg + levonorgestrel 150 mg (21 píldoras) Etinilestradiol 30 µg + levonorgestrel 150 mg (21 píldoras) Etinilestradiol 10 µg (7 píldoras)

Desde finales del anterior milenio se sugería en diferentes instancias, científicas y no científicas, que la menstruación o sangrado uterino mensual pudiese no ser necesaria, incluso expone a la mujer a mayor riesgo de anemia, artritis, dismenorrea, endometriosis, epilepsia, miomas y síndrome premenstrual. Además, las usuarias de AOC no necesariamente debían presentar sangrado genital mensual. Por estas razones se propuso que la supresión segura de las menstruaciones y de la ovulación se podría alcanzar con AOC administrados de forma continua por varios meses, a esto se denominó régimen ciclo extendido [2,3,40,41,42,43,44]. Es creciente entre las mujeres la preferencia de tener la menor cantidad posible de sangrado genital, lo más predecible posible y el menor número de veces al año, para ellas es una forma de entregar AOC que ofrecen adecuada adherencia con similar seguridad contraceptiva y general, al compararse con los esquemas tradicionales [4]. Una revisión sistemática está disponible y compara el régimen ciclo extendido con los esquemas tradicionales de 21/7 [39].

Al respecto, inicialmente se evaluó la administración por 49 días continuos de 30 µg de etinilestradiol más 300 µg de norgestrel en esquema monofásico, con ello se observó menor número de días de "sangrado menstrual" al mes, sin aumento significativo en los episodios de sangrado vaginal irregular o spotting, incidencia similar de cefalea, ganancia de peso y menor tensión mamaria que la ofrecida por esquemas convencionales de 21/7 [14].

En el año 2003, la FDA aprobó, en medio de controversias por la seguridad, una píldora de 30 µg de etinilestradiol más 150 µg de levonorgestrel, denominada Seasonale®. La primera presentación farmacéutica del régimen ciclo extendido con 91 tabletas (84 activas/7 placebos). Se redujeron los "sangrados menstruales" a cuatro por año, aunque los manchados impredecibles siguieron siendo un gran problema a considerar [9,39,42].

Anderson *et al.* [45] publicaron un estudio randomizado, multicéntrico y abierto para valorar la seguridad y eficacia de Seasonale® administrado durante un año, esto es, cuatro ciclos consecutivos de 91 días, comparado con un monofásico de etinilestradiol 30 µg más levonorgestrel 150 µg administrado en esquema clásico (21/7), también por un año. 682 mujeres entre 18-40 años de edad, de 47 centros de los Estados Unidos fueron involucradas, los grupos eran similares en cuanto a edad, peso, hábito de fumar e índice de masa corporal. El 59.4% de las mujeres del grupo régimen ciclo extendido y el 71.2% del tradicional completaron el año de seguimiento. Siete mujeres quedaron embarazadas, 0.9% del ciclo régimen extendido y 1.3% del tradicional, sin diferencia significativa. Fue elevada la frecuencia de sangrados no esperados en el inicio del estudio con el régimen ciclo extendido, pero al final fue similar en los dos grupos. La incidencia de efectos adversos fue similar y la frecuencia de cefalea fue inferior en el régimen ciclo extendido. Las modificaciones en la concentración de triglicéridos y colesterol asociado con lipoproteínas de baja densidad fueron semejantes. No se registraron diferencias en los cambios bioquímicos ni en signos vitales. De igual manera no hubo casos de hiperplasia o carcinoma de endometrio. Los perfiles de seguridad fueron similares en los dos grupos y parecidos a los que se obtienen con otros AOC. Varios autores [2,4,40,42,44] coinciden al señalar que el régimen ciclo extendido ofrece eficacia, seguridad y buena tolerancia.

Este relativamente reciente esquema para realizar AOC ha evolucionado desde la propuesta inicial de etinilestradiol 30 µg más levonorgestrel 150 mg, con miras a mejorar el sangrado genital no predecible que causa pobre adherencia y afecta la efectividad anticonceptiva. Entre varias propuestas, las que han tenido mayor evaluación y aceptación son las tres siguientes. Primera, régimen ciclo extendido con desaparición completa del intervalo libre de hormona [3,40,45,46]. Segunda, régimen ciclo extendido dosis ascendente [3,46,47], denominado por Nelson [4] régimen ciclo extendido trifásico, que posiblemente pudiese ser mejor llamarlo cuatrifásico, ya que aporta etinilestradiol en cuatro dosis diferentes. Tercero, régimen ciclo extendido flexible, identificado en lengua inglesa como flexibleMIB [4,48,49].

En la primera propuesta, esquema sin intervalo libre de hormonas, el placebo o la suspensión de la píldora se reemplaza por etinilestradiol 10 µg [40], por lo que el esquema nos atrevemos a denominarlo bifásico. Hay dos fases diferentes de entrega hormonal. La estrategia ha mostrado incremento en la supresión ovárica, incluyendo reducción en el riesgo de ovulación de escape y ofrece patrón de sangrado genital más predecible. Knaunitz *et al.* [50] realizaron los primeros estudios comparativos de este esquema con el régimen tradicional. Señalan mayor reducción en la presencia de sangrado no predecible con el régimen, en el cual se coloca etinilestradiol 10 µg en el intervalo libre de hormona, al comparar con las tradicionales que tienen siete días de placebo. Esta modalidad de régimen ciclo extendido sin día libre de hormonas está aprobada por la FDA; la presentación farmacéutica contiene 91 píldoras, 84 con etinilestradiol 30 µg más levonorgestrel 150 mg y 7 píldoras con 10 µg de etinilestradiol, adecuado para suprimir la actividad ovárica, inhibir la ovulación, bien tolerado y con rápido retorno a la ovulación, aproximadamente un mes después de la interrupción del método [4,40]. Un producto está disponible en algunos países con el nombre de Seasonique® que se debe clasificar como microdosis. Posteriormente fue introducido LoSeasonique®, un AOC de muy bajas dosis: 84 píldoras con etinilestradiol 20 µg más levonorgestrel 100 mg y 7 píldoras con etinilestradiol 10 µg [3,45,46,50,47].

La segunda propuesta es el esquema dosis ascendente del régimen ciclo extendido. La única presentación farmacéutica disponible hasta el presente está conformada por 42 píldoras que contienen etinilestradiol 20 µg más levonorgestrel 150 mg, 21 píldoras con etinilestradiol 25 µg más levonorgestrel 150 mg, otras 21 píldoras con etinilestradiol 30 µg más levonorgestrel 150 mg y 7 píldoras con etinilestradiol 10 µg para completar el paquete de 91 tabletas [4,47]. Este esquema también está aprobado por la FDA y en algunos países está disponible bajo el nombre de Quartette®. Darwish *et al.* [47] estudiaron la farmacocinética del esquema y señalan que es menor la incidencia de sangrado genital no esperado si se compara con otros preparados del régimen ciclo extendido. Portman [46] *et al.*, en el 2014, demostró la efectividad, el buen control del ciclo con menor tasa de sangrado no predecible y la buena seguridad en general.

No solo con levonorgestrel se ha propuesto el régimen ciclo extendido. Silem *et al.* [48] fueron de los primeros en publicar estudios con el régimen ciclo extendido utilizando AOC con etinilestradiol 30 µg más drospirenona 3 mg. Con la administración de 120 días observaron reducción del edema, tensión mamaria e hirsutismo, con diferencia significativa, al comparar con la administración del esquema tradicional de las mismas dosis. Con dicha combinación se realiza la tercera propuesta, y es denominado régimen ciclo extendido flexible (flexibleMIB) que busca un mejor control del ciclo reduciendo la magnitud y el tiempo de sangrado. Este esquema, además, es la mejor forma para realizar manejo del sangrado genital no esperado [management of intracyclic bleeding o MIB], sea sangrado o manchado, mientras se utilizan los AOC. El régimen ciclo extendido flexible consiste en realizar pausa de cuatro días en la toma de la píldora cuando se presentan tres o más días de sangrado o manchado no esperado. Jensen *et al.* [49] compararon este esquema flexibleMIB con un tradicional de iguales componentes en 24/4 y luego de un año, las primeras con respecto a las segundas tuvieron menos días promedio de sangrado o manchado, 40±30 frente a 52±35, $p<0.001$. Fue buena la tolerancia, la efectividad anticonceptiva, y es buena alternativa para administrar régimen ciclo extendido en mujeres que desean tener la menor magnitud posible de sangrado genital. Otro estudio multicéntrico [51] identificó índice de Pearl de 0.63, con similares beneficios en cuanto al sangrado genital no predecible; y a los dos años de uso se observaba buen perfil de seguridad, comparable a los de otros AOC. Además dicha formulación tiene aprobación por la FDA para el tratamiento del acné moderado, y es más eficiente para el manejo de la dismenorrea, comparado con la administración tradicional [52].

En una revisión del año 2016, Nappi, Kaunitz y Bitzer [3] hacen un llamado a los profesionales de la salud y a las mujeres al señalar que existe importante evidencia que apoya la efectividad, seguridad, conveniencia y beneficios clínicos de los AOC de régimen ciclo extendido. Sin embargo, muchas mujeres desconocen su utilidad y disponibilidad, algunas pueden tener percepciones erróneas con respecto a la necesidad del sangrado genital mensual. Es importante aumentar la conciencia y empoderamiento de las mujeres, mientras se asesora adecuadamente sobre planificación familiar, buscando satisfacer las necesidades femeninas y sus preferencias en cuanto al sangrado menstrual predecible, con respeto a sus creencias culturales, étnicas y personales.

Es larga la lista de AOC disponibles en el comercio, por tanto los profesionales de la salud deben tener pleno conocimiento de los componentes, concentraciones y presentaciones farmacéuticas, para identificar parecidos y diferencias a la hora de tener en manos las presentaciones ofrecidas por la industria farmacéutica. Si bien no es necesario conocer en detalle todas las marcas comerciales disponibles, sí es fundamental identificar los detalles de las que se prescriben o de aquellas a las cuales hacen referencia más frecuentemente las usuarias al momento de la consulta profesional o en la consejería anticonceptiva.

MECANISMO DE ACCIÓN

Los componentes de los AOC modifican en conjunto la liberación y acción de las hormonas que participan en el ciclo menstrual [53,16]. Cada ciclo comienza con el inicio de la menstruación, antecedido por la caída de la progesterona y de los estrógenos como consecuencia de no haberse producido gestación y relacionado con modificaciones en los pulsos de liberación de la GnRH a nivel del núcleo arcuato del hipotálamo. El bajo tenor estrogénico estimula a la GnRH, la cual, a su vez, provoca liberación de FSH por la hipófisis, hormona que induce reclutamiento de folículos primarios ováricos, así como crecimiento y desarrollo de dichos folículos, los cuales producirán cantidades cada vez mayores de estrógenos, que luego frenarán la producción y liberación de FSH. Conforme los folículos crecen de tamaño, el endometrio prolifera en su estroma y glándulas. Cuando se ha alcanzado un nivel críticamente alto de estrógenos, la retroalimentación negativa sobre el hipotálamo y la hipófisis se tornará positiva estimulando la liberación de GnRH y LH, lo cual causará ruptura del folículo permitiendo la ovulación. El folículo se convertirá en cuerpo lúteo e iniciará la producción de progesterona, que preparará el endometrio para la implantación de la gestación [2,54].

Por tanto, los AOC inhiben la ovulación por bloqueo de la producción y liberación de FSH y LH [16,54]. La progestina bloquea el pico de LH y afecta la ovulación, mientras el estrógeno afecta la liberación de FSH y el reclutamiento folicular. El estrógeno de la píldora proporciona estabilidad endometrial, evita el sangrado irregular e incrementa la potencia de la progestina [55]. Los AOC frenan la ovulación, impiden la formación del cuerpo lúteo y la síntesis de progesterona [1,2,38].

Los antiguos AOC de macrodosis son los verdaderos anovulatorios [7]. Aunque el mecanismo primario de acción de los AOC es la supresión de la foliculogénesis, con las microdosis, muy bajas dosis y ultra bajas dosis, no se produce supresión ovárica completa [2]. No obstante, continúa la supresión suficiente que sumada a los efectos periféricos sobre el aparato genital femenino mantiene elevadas tasas de efectividad anticonceptiva. El efecto periférico más importante es sobre el moco cervical, tornándolo escaso, denso y sin filancia; se configura por tanto una barrera celular compacta que física y bioquímicamente impide el ascenso de los espermatozoides hacia la cavidad uterina [53]. Se han señalado efectos deletéreos sobre la funcionabilidad tubárica, sobre los espermatozoides, sobre el óvulo afectando la maduración y reduciendo su capacidad fertilizante e incluso, sobre la proliferación y maduración del endometrio [54,55].

London y Jensen [2] en el año 2016 publicaron las razones para la progresiva reducción y eliminación del intervalo libre de hormona en la AOC moderna. La conservación de la efectividad contraceptiva, seguridad, tolerancia y adherencia de los AOC de muy bajas dosis y ultra baja dosis, así como de los cuatrifásicos, se ha conseguido reduciendo los días libres de hormona. Por lo tanto, la tendencia con los AOC ha sido administrar el mayor número de píldoras activas pero con menor concentración [40,42]. El aporte hormonal total de los AOC modernos a lo largo del ciclo menstrual es notoriamente menor comparado con el aporte que realizaban los primeros AOC. En tal sentido, es mejor la tolerabilidad, menores los efectos secundarios y menor la expectativa de riesgos [56,57], empero, queda pendiente alcanzar un mejor control del ciclo en cuanto a lo predecible del sangrado.

EFECTIVIDAD Y RECOMENDACIONES

La efectividad anticonceptiva de los diferentes métodos de planificación suele ser determinada por el índice de Pearl. Si bien es controversial y no ampliamente consensuada su aplicación, tiene amplio uso. Se calcula multiplicando la cantidad de embarazos no esperados que se presentaron por 12 y luego se divide por el número de mujeres estudiadas, multiplicado por la cantidad de ciclos observados. La proporción es multiplicada por 100. El índice de Pearl global aceptado para los AOC es 0.2-0.4 y el índice de Pearl ajustado es 0.09. Monterrosa [7] cita un estudio abierto no comparativo con etinilestradiol 20 µg más gestodeno 75 µg administrado en 19 095 ciclos a 670 mujeres por 36 ciclos cada una, con eso estableció un índice de Pearl ajustado de 0.07, es decir, de muy buena efectividad. También cita otro estudio que comparó la misma píldora con otra de etinilestradiol 20 µg más desogestrel 150 µg y encontró índice de Pearl idénticos. Con etinilestradiol 30 µg más dienogest 2 mg, administrado en 16 087 usuarias por 92 146 ciclos, el índice de Pearl fue 0.14 [58]. Los AOC de etinilestradiol 30 µg más 3 mg drospirenona ofrecen índice de Pearl global de 0.57 y ajustado 0.09; en una investigación diferente al compararlo con etinilestradiol 30 µg más desogestrel 150 µg, se obtuvo índice de Pearl global de 0.43 y ajustado 0.09, sin diferencias entre los dos productos.

En usuarias europeas se estimó un índice de Pearl de 0.48 [IC95%:0.44-0.53], y según los cálculos de tabla de vida, la tasa de falla de los AOC varió del 0.75% después de un año de uso, al 1.6% después de cuatro años [59]. En un estudio similar, realizado en Estados Unidos, se encontró índice de Pearl de 2.2 [IC95%:2.1-2.3] y la tasa de falla cambió del 3.0% después del primer año de uso, al 6.2% luego de tres años [60].

Con el uso perfecto de los AOC se espera una tasa de falla del 0.3%, pero el uso típico que incluye factores de la vida diaria puede llegar al 9% en el primer año de uso. Esas cifras soportan que el pobre cumplimiento en la toma del AOC disminuya la efectividad. Los AOC solo son eficaces en la medida que se tomen regularmente. Todas las marcas disponibles tienen efectividad similar y superior al 99% en prevenir el embarazo, cuando son prescritos y utilizados correctamente [16,61].

Un aspecto de gran importancia que reduce la efectividad de los AOC es el olvido de tomar las píldoras, ya que genera mayor intervalo libre de hormonas, lo que se asocia a falla en el método. En dos estudios [59,60] se encontró que la toma irregular de la píldora explicó más del 40% de la falla del AOC. Se debe tener presente la cantidad de píldoras olvidadas, la semana de administración en la cual se presentó el olvido y si hubo relaciones coitales en los cinco días anteriores a la fecha del olvido. Es mayor la posibilidad de embarazo si se olvidan píldoras en la primera semana del empaque que en las otras dos semanas, debido a una mayor posibilidad de ovulación de escape. También puede ser mayor la posibilidad de embarazo en el ciclo siguiente si se olvidan píldoras de los últimos días del empaque, debido a que se aumentan los días libres de hormona. Hoy día se da mucha importancia al recurso de la anticoncepción de respaldo, definida como el uso de un método de barrera o anticoncepción de emergencia para evitar la falla de los AOC. Cuando la usuaria de AOC olvida píldoras y se indica anticoncepción de emergencia, se debe preferir anticoncepción de emergencia con levonorgestrel que con acetato de ulipristal, ya que se ha señalado que esta progestina cumple interacción farmacológica con los AOC [53,62].

<table>
<tr><th colspan="3">TABLA N° 7
ANTICONCEPTIVOS ORALES COMBINADOS
PAUTAS DE ACCION ANTE EL OLVIDO DE PÍLDORAS</th></tr>
<tr><td colspan="2">Magnitud del olvido</td><td>Acción a realizar</td></tr>
<tr><td colspan="2">Menos de 24 horas de olvido de una píldora activa en cualquier semana del ciclo</td><td>1. Tomar una píldora activa lo más pronto posible
2. Continuar la caja de forma regular</td></tr>
<tr><td rowspan="3">Más de 24 horas de olvido de una píldora activa</td><td>Olvido de una o más píldoras en la primera semana del ciclo</td><td>1. Tomar una píldora activa lo más pronto posible
2. Continúe la caja de forma regular
3. Utilice método de barrera por siete días
4. Si tuvo coito en los cinco días previos al olvido utilice anticoncepción de emergencia con levonorgestrel</td></tr>
<tr><td>Olvido de menos de tres píldoras en la segunda o tercera semana del ciclo</td><td>1. Tomar una píldora activa lo más pronto posible
2. Continúe la caja de forma regular hasta el final de las activas
3. Descarte las píldoras placebo
4. Inicie al día siguiente una nueva caja.</td></tr>
<tr><td>Olvido de tres o más píldoras en la segunda o tercera semana del ciclo</td><td>1. Tomar una píldora activa lo más pronto posible
2. Continúe la caja de forma regular hasta el final de las activas
3. Descarte las píldoras placebo para desaparecer el intervalo libre de hormonas
4. Inicie al día siguiente una nueva caja
5. Utilice método de barrera por siete días
6. Utilice anticoncepción de emergencia con levonorgestrel</td></tr>
</table>

Como ante el olvido de una o más píldoras, la acción inmediata es tomar una lo antes posible, es muy probable que ello implique tomar dos tabletas el mismo día. El Consenso Canadiense de Anticoncepción [53] ha difundido un flujograma de acciones a realizar cuando se han olvidado píldoras. Tabla N° 7. A mayor número de días libres de hormonas, mayor será la posibilidad de falla del AOC. Nunca el intervalo libre de hormonas debe ser superior a siete días. Tal como se ha señalado, olvidar píldoras al inicio o al final de los 21 días de píldoras activas, alarga el intervalo libre de hormonas, con lo cual se incrementa el riesgo de ovulación y se aumenta la posibilidad de embarazo no intencional. Eliminar el intervalo libre de hormonas cuando se han olvidado una o dos píldoras en la segunda o tercera semana de ingesta, reduce el riesgo de embarazo no planeado [53].

El otro factor importante que reduce la efectividad contraceptiva de los AOC es el vómito y la diarrea. Entre el 10-20% de las fallas de los AOC están asociadas a estas manifestaciones [59,60]. Por lo anterior, si la usuaria presenta vómito o diarrea es prudente realizar intervención. Una buena manera es considerar esos días como si fuesen de píldoras olvidadas y seguir los criterios presentes en el flujograma de píldoras olvidadas y de ser pertinente, recurrir a la anticoncepción de respaldo.

La efectividad de los métodos de planificación en general, y en especial de los AOC, se puede reducir por diversos factores: [a] dosis administrada, [b] tolerabilidad de la usuaria, [c] uso simultáneo de medicamentos, [d] cuadros nosológicos o síntomas patológicos concomitantemente y [e] el incumplimiento con la toma de las píldoras. Lisa Edward [16] señaló que aproximadamente el 50% de las usuarias de métodos contraceptivos reversibles los suspenden antes del año, de allí la alta la necesidad de personalizar la recomendación de los métodos de control de la natalidad. La consejería a las mujeres y su compañero en cuanto a la realidad de los AOC contribuye a la adherencia y a los resultados esperados. Para logar la mejor efectividad, también denominada efectividad perfecta, es fundamental impartir instrucciones precisas sobre cómo se deben tomar, cómo actúan, las razones por las cuales fallan y qué hacer si se olvida la toma de las píldoras. Además, con la correcta y suficiente información se evitará la influencia de los mitos, la usuaria podrá interpretar acertadamente la sintomatología y utilizar el AOC con confianza. Cabe resaltar que la presencia de mitos en los profesionales de la salud y/o en la comunidad es otra causa de falla y condiciona situaciones que llevan al inadecuado uso de los AOC.

Para conservar la adecuada efectividad, la toma de los AOC debe obligatoriamente iniciarse el primer día del ciclo menstrual, y tomar una píldora activa diariamente y a la misma hora para obtener niveles hormonales estables. En las presentaciones de 21 u 84 píldoras activas, todas son de igual color. Al finalizarlas seguirán siete días sin tomar píldoras; es el intervalo libre de hormonas en el cual se suele presentar un sangrado por deprivación interpretado por las mujeres como la menstruación. Una vez completados los días sin píldora se iniciará una nueva caja comercial, y así se continuará sucesivamente mientras se desee utilizar el AOC.

Las presentaciones farmacéuticas CD incluyen 28 píldoras, 21 con principio activo y 7 placebos que tienen diferente color. También se iniciarán el primer día del ciclo menstrual tomando la píldora específicamente señalada en el empaque. Se continuará con una diaria a igual hora, siguiendo el orden indicado por el fabricante hasta completar las 28 píldoras; el intervalo libre de hormonas ya está contemplado en la presentación farmacéutica. Las presentaciones de muy bajas dosis y ultra bajas dosis también vienen en cajas de 28 píldoras. Los trifásicos y multifásicos vienen en cajas de 28 píldoras, los colores permiten identificar las de distintas concentraciones de principio activo y las que están libres de hormonas. Para todas estas presentaciones al completar la caja no se hace pausa, al día siguiente se inicia con una nueva. En el cambio de cajas se presentará el sangrado por deprivación.

La efectividad de los AOC es elevada y se considera "efectividad perfecta" desde el primer ciclo de uso, si la administración aquí señalada se cumple. No es necesario utilizar métodos de barrera para el primer ciclo, como fue propuesto hace muchos años, cuando la píldora se recomendaba bajo preceptos que han sido reevaluados.

Para comodidad social de las usuarias de AOC se ha sugerido el esquema "siempre domingo" para evitar el "sangrado menstrual" los fines de semana y las incomodidades relacionadas. También tiene similar efectividad si se realiza de la siguiente manera: al presentar la menstruación la usuaria iniciará la primera píldora el siguiente domingo con una presentación 21/7, por lo tanto, finalizará los principios activos un sábado; realizará la pausa de los siete días e iniciará nuevo empaque. Los sangrados por deprivación se presentarán en mitad de semana. Al recomendar esta modalidad, cuya razón de ser es solo social, es importante recordar que durante todo el primer ciclo de uso se debe complementar la protección con un método de barrera, acción denominada anticoncepción de respaldo. No abundan los estudios con este esquema que valoren los diferentes AOC [7].

Existen algunas situaciones que modifican el instante para iniciar los AOC y evitar que se reduzca la efectividad, tal vez los más importantes son el parto y el aborto. Se pueden iniciar los AOC desde la cuarta semana de posparto cuando la mujer no se encuentra lactando o en caso de mortinato, identificando que no existan factores de riesgo para tromboembolia. También se pueden iniciar a los 21 días del parto, si no hay complicaciones puerperales y es normal la deambulación. Si hay amenorrea del puerperio superior a seis semanas del parto, se debe excluir la posibilidad de nueva gestación e iniciar los AOC acompañados de un método de barrera por dos semanas. Si la mujer es lactante, aunque existen controversias, los AOC no se deben administrar durante la lactancia, debido a que no se conoce con certeza si el estrógeno presente en la píldora afecta la cantidad y la calidad de la leche. Dorea [63], en un estudio comparativo, concluyó que el uso de los AOC y los anticonceptivos orales de solo progestina no afectaban las concentraciones de magnesio presentes en la leche materna. Muchos años antes el mismo autor indicó que etinilestradiol 30 µg más levorgestrel 150 µg no afectaba el calcio y fósforo de la leche materna. Luego de aborto espontáneo o inducido, los AOC se pueden iniciar de inmediato sin esperar menstruación, ya que la ovulación retorna dentro de las tres semanas luego del aborto en tres cuartas partes de las mujeres.

Los AOC se deben suspender al menos cuatro semanas antes de una cirugía mayor, intervención en miembros inferiores o procedimiento operatorio que genere estado de inmovilidad. Se puede reiniciar el primer día del próximo ciclo o dos semanas después de recobrada la deambulación concomitantemente con un método de barrera en las dos primeras semanas [7].

Si la usuaria de AOC presenta hepatitis viral aguda, se debe sugerir suspender la píldora hasta que las pruebas hepáticas regresen a la normalidad. Si el cuadro ha sido severo y/o permanece como secuela de función hepática alterada, puede ser preferible pasar a un método no hormonal [7].

LOS BENEFICIOS NO CONTRACEPTIVOS

El principal beneficio de los AOC es su efectividad para regular la natalidad, por ello, prevenir una gestación no deseada es su principal indicación, la cual no se considera tratamiento, puesto que no busca curar o mejorar una patología. Los AOC son efectivos, con el uso perfecto resultan 0.3 embarazos por cada 100 mujeres en el primer año, mientras que la eficacia real depende significativamente de la adherencia. El uso típico de AOC permite esperar 9 embarazos por 100 mujeres en el primer año, mayor efectividad que los métodos de barrera, los espermicidas, el ritmo, pero no tan bueno como el esperado con el dispositivo intrauterino, los implantes, inyecciones de progestina o esterilización. Por cada 100 mujeres, 85 quedan en embarazo en un año si no utilizan anticoncepción [38].

Sumado a lo anterior, en los últimos años se han aprobado algunas indicaciones terapéuticas de los AOC, ya que la dosis y tipo del estrógeno y progestina pueden cumplir acciones medicamentosas. Es así como algunos AOC han sido aprobados específicamente para el tratamiento de la dismenorrea [26,64]. Algunos AOC antiandrogénicos para diversas patologías asociadas a los andrógenos como el acné, ovario poliquístico e hirsutismo [33,34]. AOC con valerato de estradiol y dienogest tienen aprobación terapéutica para la hemorragia uterina abundante y prolongada [4]. Los AOC con drospirenona también cuentan con aprobación para el tratamiento del trastorno disfórico premenstrual [65] y el esquema ciclo extendido para el manejo del acné moderado en mujeres que desean planificar [4].

Desde mediados de los años sesenta diversos efectos benéficos se han señalado con el uso de los AOC y se han agrupado bajo el término de beneficios no contraceptivos. Van desde la disminución de la morbilidad y mortalidad atribuible al embarazo hasta la reducción en la presencia o severidad de algunas manifestaciones o incluso entidades patológicas [1,65,66]. Algunos beneficios tienen importante evidencia científica y son plenamente aceptados, otros tienen diferentes niveles de señalamiento. Muchos beneficios se observaron con los antiguos AOC y varios están validados con las bajas dosis. Hace falta difusión y concientización de los beneficios no contraceptivos; a pesar de la información disponible, muchos profesionales de la salud, usuarios y posibles usuarios la desconocen [1].

TABLA N° 8 ANTICONCEPTIVOS ORALES COMBINADOS BENEFICIOS NO CONTRACEPTIVOS	
A	Disminución de la morbilidad y mortalidad materna
B	Tratamiento de la dismenorrea primaria
C	Mejoría del dolor pélvico crónico por endometriosis
D	Mejoría del Mittelschmerz
E	Regulación de los ciclos menstruales y disminución del flujo menstrual
F	Tratamiento del sangrado menstrual abundante y/o prolongado
G	Efecto favorable sobre el síndrome de ovario poliquístico
H	Prevención de quistes ováricos funcionales
I	Protección contra el cáncer epitelial ovárico
J	Protección contra el cáncer endometrial
K	Protección contra tumores y condiciones mamarias benignas
L	Protección contra enfermedad pélvica inflamatoria
M	Disminución en incidencia de embarazo ectópico
N	Reducción de la anemia ferropénica
Ñ	Tratamiento del acné y manejo del síndrome SAHA
O	Mejoría del síndrome premenstrual
P	Mejoría del trastorno disfórico premenstrual
Q	Incremento en la densidad mineral ósea, especialmente en los últimos años de la vida reproductiva
R	Disminución en el riesgo de miomas uterinos
S	Reducción del riesgo de cáncer colorectal
T	Reducción en los síntomas de la perimenopausia
U	Menor incidencia de artritis reumatoide
V	Mejoría del bienestar general y en la calidad de vida

También es importante indicar que son pocas las indicaciones terapéuticas de los AOC, que han sido aprobadas por los entes reguladores hasta mediados del año 2018. Para el acné, hirsutismo, signos de androgenización y alopecia androgénica femenina están aprobados: etinilestradiol más drospirenona, etinilestradiol más ciproterona, etinilestradiol más norgestimato, etinilestradiol más noretindrona. Para el trastorno disfórico premenstrual: etinilestradiol más drospirenona. Para el tratamiento del sangrado abundante y prolongado: valerato de estradiol más dienogest. Para la dismenorrea existe aprobación de todos los AOC [64]. La Tabla N° 8 presenta un listado de los beneficios no contraceptivos que se han señalado.

[A] Disminución de la morbilidad y la mortalidad materna
Los AOC previenen hospitalizaciones y muertes debidas a complicaciones del embarazo. En el año 1982 se calculó que se evitaban 50 000 hospitalizaciones cada año entre las usuarias de AOC en Estados Unidos exclusivamente. En publicaciones de la década de los noventas del *Alan Guttmacher Institute*, se indicaba que se prevenían cada año 1614 hospitalizaciones por cada 100 000 usuarias, debido a los efectos benéficos de la píldora. En muchos lugares del mundo los AOC son más seguros que el embarazo; la mortalidad materna sigue siendo un importante problema de salud pública a nivel mundial y los esfuerzos gubernamentales y no gubernamentales no acarrean las reducciones esperadas. A manera de ejemplo, en épocas lejanas como en 1980 se indicó que en Estados Unidos la mortalidad anual por AOC era 3.7 por cien mil usuarias, con variación entre 1.8 en no fumadoras a 6.5 en fumadoras. Si en el mismo período la mortalidad materna fue 20.6 por cien mil nacidos vivos, esto es, cinco veces mayor, se puede tener una idea del beneficio que generan los AOC en términos de mortalidad. El embarazo se asocia con un mayor riesgo de morbilidad y mortalidad que la anticoncepción [38].

[B] Mejoría de la dismenorrea primaria
La dismenorrea es el cuadro de dolor pélvico que se presenta acompañando la fase menstrual, se clasifica en primaria o secundaria. En la primaria se han descartado lesiones orgánicas tanto en la evaluación clínica como paraclínica. En la secundaria se identifican alteraciones en el aparato genital o en los órganos vecinos [67].

La dismenorrea primaria es frecuente e importante causa de pérdida de bienestar para la mujer, poco señalada en los primeros seis meses luego de la menarquia, con incremento en la prevalencia con la edad y madurez sexual. No suele mejorar con el inicio de las actividades coitales ni después de un aborto o parto. Es más prevalente entre fumadoras, grandes consumidoras de alcohol y obesas. Algunas prostaglandinas endometriales causan contracción muscular uterina y están implicadas en la génesis de la dismenorrea primaria. En la segunda fase del ciclo menstrual el cuerpo lúteo produce progesterona, sustancia que además de convertir el endometrio proliferativo en secretor, estimula la síntesis de fosfolipasa A-2 en los lisosomas de las células endometriales. En ausencia de gonadotropina coriónica se activa la apoptosis lútea, con regresión del cuerpo amarillo y disminución en la producción de progesterona, lo que lleva a ruptura vascular, lisis y pérdida de la arquitectura endometrial. Se produce liberación de fosfolípidos desde las membranas celulares, y por acción de la fosfolipasa A-2 se transforman en ácido araquidónico, que puede seguir dos líneas: la de la ciclooxigenasa para formar endoperóxido cíclico y de la lipooxigenasa para formar lipoxenos y leucotrienos, compuestos fuertemente vasoactivos y vasoconstrictores [67].

El endoperóxido cíclico por acción de sintetasas es convertido en diferentes prostaglandinas. A nivel endometrial las de mayor síntesis son la E-2 y la F-2α. La primera produce vasodilatación y disminuye la agregabilidad plaquetaria, eventos importantes para las características normales del sangrado menstrual. La otra es un potente estimulante de la contractilidad uterina, lo que produce vasoconstricción, isquemia miometrial y endometrial. A mayor producción de prostaglandinas, mayor dismenorrea primaria. El tratamiento está dirigido a inhibir las prostaglandinas endometriales, lo cual se cumple con los antiinflamatorios no esteroideos (AINES) y los AOC [67].

Las mujeres con dismenorrea primaria presentan mayor nivel de prostaglandinas en el flujo menstrual que otras sin el síntoma. Con los AINES o AOC disminuyen las prostaglandinas en el flujo menstrual hasta niveles más bajos que los existentes en mujeres sin dismenorrea y en correlación con la reducción en la sintomatología dolorosa [66]. Los AOC reducen el volumen menstrual y la síntesis de prostaglandina F-2α al frenar la proliferación endometrial. Muchos estudios han señalado la mejoría de la dismenorrea con los AOC, productos con aprobación para dicha indicación [38]. En el antiguo y clásico estudio de los AOC realizado por el *Royal Collage of General Practitioners* se encontró que la dismenorrea era 63% menos frecuente entre usuarias de AOC que entre no usuarias [68]. Ello se explica por la acción sobre el eje hipotálamo-hipófisis-ovario de los AOC, que disminuyen la síntesis de progesterona y reducen la proliferación endometrial, con los cuales es menor el sustrato para fosfolípidos, ciclooxigenasa y prostaglandinas. En general, todos los AOC producen mejoría en el 90% de las mujeres con dismenorrea y son la primera alternativa para las que presentan la entidad y desean realizar planificación familiar [25,69]. Los AOC de muy baja dosis, ultra baja dosis y trifásicos ofrecen igual beneficio que las microdosis. Con el régimen ciclo extendido flexible con etinilestradiol 20 µg más drospirenona 3 mg se ha señalado mejor capacidad para manejar la dismenorrea comparado con igual dosis en esquema 24/4. Los resultados son favorables cuando el dolor interfiere con las actividades diarias, dolor pélvico y dismenorrea leve o moderada [52]. Los AOC han sido aceptados con herramienta terapéutica para la dismenorrea por el FDA. No existe la suficiente evidencia que señale que el beneficio sobre la dismenorrea sea mayor con un AOC que con otro [38], no obstante una publicación del año 2018 señala que la combinación etinilestradiol más clormadinona fue significativamente más eficiente que etinilestradiol más drospirenona en generar mejoría en la dismenorrea primaria [26].

[C] Mejoría del dolor pélvico crónico por endometriosis

El dolor pélvico crónico es frecuente motivo de consulta al médico general y al ginecólogo [7]. Una de las entidades que más suele causarlo es la endometriosis pélvica, entidad de causa no conocida y de elevada prevalencia en la etapa reproductiva. Se ha señalado que las usuarias de AOC pueden tener menor incidencia de endometriosis, explicada por la reducción en la proliferación del endometrio ectópico por el balance positivo hacia la progestina que tiene la píldora [66]. En una revisión sistemática [70] evaluaron el efecto de AOC administrados convencionalmente o continuamente en mujeres previamente sometidas a tratamiento quirúrgico, tratadas seis meses y con seguimiento de doce meses. Se observó que las que recibieron AOC continuo tuvieron menor recurrencia de la dismenorrea o el dolor pélvico y menor recurrencia de endometriomas [38]. Ya que los AOC son seguros a largo plazo y bien tolerados, pueden ser buena opción terapéutica, no obstante se ameritan más estudios [1]. Los AOC no tienen acción sobre otras causas ginecológicas o no ginecológicas de dolor pélvico crónico.

[D] Mejoría del Mittelschmerz

Los AOC suelen eliminar el cólico que se produce durante la ovulación [7]. Este efecto se observó con altas dosis; se esperaría que con muy bajas dosis y ultra bajas dosis que permiten actividad folicular, no se aprecie mejoría en los cólicos de la ovulación. Sin embargo, hacen falta dichos estudios.

[E] Regulación de los ciclos menstruales y disminución del flujo menstrual

Los AOC al evitar picos hormonales estabilizan las capas funcionales del endometrio, con lo cual se reduce la prevalencia de menorragias y trastornos afines [66,71]. Los ciclos menstruales suelen ser regulares con sangrado en el intervalo libre de hormonas. Cuando se desean corregir ciclos menstruales irregulares los AOC son buena elección y se deben seleccionar píldoras pertenecientes al grupo de las microdosis y no de muy bajas o ultra bajas dosis [38]. Entre más baja sea la concentración hormonal aportada, menor es la eficacia de los AOC en el control del ciclo, el *spotting* tiene relación con los bajos aportes hormonales de los AOC de menos dosis estrogénica y generalmente se presentan en los primeros ciclos de uso. La cantidad y la duración del sangrado menstrual se reduce con el uso de los AOC [1,69,65].

[F] Tratamiento del sangrado menstrual abundante y/o prolongado

El sangrado menstrual abundante y prolongado es conocido en lengua inglesa como *heavy menstrual bleeding* [1], es comúnmente definido como flujo menstrual superior a 80 ml de pérdida de sangre por ciclo menstrual que no se puede explicar por una patología orgánica, sin embargo el diagnóstico es subjetivo y no implica medición. Bajo ese concepto se incluye la anteriormente denominada hemorragia uterina disfuncional, que había agrupado los siguientes eventos semiológicos: menorragia, metrorragia, hipermenorrea y polimenorrea [38]. La primera evaluación del efecto favorable en este sentido de los AOC fue en una revisión Cochrane-2009 en la que encontraron una reducción del 50% en la magnitud del sangrado [72].

Dos estudios recientes de nuevos regímenes de AOC proporcionan información sobre el beneficio. Ahrendt *et al.* [73] compararon un AOC que contenía valerato de estradiol/dienogest con otro de etinilestradiol/levonorgestrel y observaron que con el primero el sangrado de deprivación fue menor y más corto que el causado por el AOC más antiguo y convencional. Recientemente, Fraser *et al.* [74] y Jensen *et al.* [76] encontraron menor volumen de sangrado en usuarias de valerato de estradiol/dienogest frente a placebo. Si bien hacen falta estudios, los AOC, sobre todo los más recientes y de menor dosis, reducen de forma favorable la magnitud de la pérdida sanguínea uterina. No todos los AOC reducen favorablemente el sangrado en mujeres que presentan sangrado abundante y prolongado [1].

Nappi *et al.* [64], en el año 2014, publicaron una revisión para establecer las diferencias entre el valerato de estradiol más dienogest, etinilestradiol más levonorgestrel, medroxiprogesterona, ácido tranexámico, y placebo, en el manejo del sangrado menstrual abundante y prolongado, señalando notorias ventajas del valerato de estradiol más dienogest frente a todos los otros, con reducción del 88% en la media del volumen de sangrado a seis meses. No obstante, este último AOC no fue superior al beneficio esperado con el sistema intrauterino de levonorgestrel que fue del 90%. Estos datos no son producto de un estudio cabeza a cabeza, pero permiten ubicar al AOC de valerato de estradiol más dienogest como la más importante alternativa por vía oral, que se encuentra disponible como cuatrifásico, en presentación 26/2, por tanto solo dos días libres de hormonas en un ciclo dinámico de administración donde el estrógeno va en *step-down*, mientras la progestina se administra en *step up*, con eficiente inhibición de la ovulación, alta eficacia contraceptiva, buen control del ciclo y aceptable perfil de tolerabilidad [64,76,74].

[G] Efecto favorable sobre el síndrome de ovario poliquístico
El síndrome de ovario poliquístico es un desbalance endocrino que se expresa por amenorrea o irregularidad menstrual, hirsutismo, obesidad, infertilidad y morfología ovárica anormal en

la evaluación ecográfica [77]. Característicamente existe producción aumentada de andrógenos dentro del ovario [22]. El manejo involucra disminución en la producción excesiva androgénica y/o en su biodisponibilidad, los AOC del grupo antiandrogénico han demostrado ser efectivos al respecto. Cuando la píldora reduce la liberación de LH, simultáneamente reduce la producción de andrógenos por el estroma ovárico, mientras que por efecto estrogénico reduce los niveles de testosterona libre al aumentar la globulina transportadora de hormonas sexuales [66,22]. Lo anterior genera impacto favorable sobre las manifestaciones clínicas androgénicas y permanece mientras se esté utilizando la píldora. Píldoras que incluyen etinilestradiol y acetato de ciproterona pueden reducir el volumen ovárico y número de folículos quísticos mientras se utilizan, pero regresan al tamaño previo después de suspendida la píldora [69,34].

Los AOC con drospirenona son una importante alternativa. Guido *et al.* [78], con etinilestradiol 30 µg más drospirenona 3 mg por doce ciclos en mujeres con hirsutismo y síndrome de ovario poliquístico, observó buena tolerancia y adecuado control del ciclo, el hirsutismo mejoró significativamente desde el sexto mes de tratamiento. El peso corporal, la distribución de la grasa y la presión arterial se mantuvieron estables, los niveles plasmáticos de LH, testosterona, DHEAS, 17-hidroxiprogesterona y la relación LH/FSH se redujeron progresivamente. No se modificaron los niveles plasmáticos de glicemia e insulina, de acuerdo con lo observado con otros AOC, se elevaron los triglicéridos, colesterol total, HDL-colesterol y LDL-colesterol, pero manteniéndose dentro de la normalidad. El AOC compuesto por etinilestradiol 30 µg más desogestrel 150 µg es también eficaz y mejora el perfil metabólico anormal, así como el nivel de insulina y la resistencia a la insulina [C-7]. Los AOC antiandrogénicos y los neutros son de valor para manejar el ovario poliquístico, especialmente para generar sangrado cíclico predecible, cuando la mujer no desea quedar en embarazo [34,22,77].

[H] Prevención de quistes ováricos funcionales

Los quistes ováricos funcionales ocurren frecuentemente en mujeres que ovulan. Cuando se utilizan AOC se evitan los picos hormonales y se inhibe la actividad ovárica, con descenso en la prevalencia de quistes ováricos foliculares, granulosaluteínicos o tecaluteínicos [69]. El efecto es solo mientras se utiliza la píldora.

Se ha observado disminución del 49% en la incidencia de quistes foliculares y del 78% de cuerpo lúteo persistente, en comparación con no usuarias. En la década de los ochentas se calculó que los AOC evitaban el 35% de las hospitalizaciones por quistes ováricos funcionales. Se debe tener presente que los AOC de muy bajas dosis y de ultra bajas dosis son menos efectivos para prevenir y solucionar quistes ováricos funcionales que los de microdosis. Se ha indicado que la prevención de quistes ováricos funcionales es un beneficio que no ofrecen los AOC de muy bajas dosis [66]. En un estudio de cohorte que involucró 7462 mujeres, citado por Monterrosa [7], se observó 76% en la reducción de quistes ováricos funcionales con píldoras monofásicas de macrodosis (que no se deben utilizar en la práctica anticonceptiva), mientras que fue del 48% con muy bajas dosis 9% con las trifásicas.

[I] Protección contra el cáncer epitelial ovárico

Patología de elevada morbilidad y mortalidad, que aún carece de estrategias eficaces para el diagnóstico temprano. El cáncer epitelial ovárico es la enfermedad maligna ginecológica más fatal con supervivencias a 5 años de menos del 50% para raza blanca y del 46% para afroamericanas, sus factores de riesgo más importantes son la nuliparidad y la historia familiar. Se ha sugerido un factor hereditario, la mutación de los genes BRCA-1 y BRCA-2. Portar el primero incrementaría el riesgo de cáncer epitelial ovárico 45%, y el segundo, 25% [79]. Monterrosa [7] reseñó un artículo donde el uso pasado de AOC reduciría el riesgo en el 50%, otro en el que después de seis años de uso la protección llegaba al 60% OR: 0.4 [IC95%: 0.2-0.7] y un tercero, donde el efecto protector pasaba del 12% en el primer año a aproximadamente el 50% a los cinco años de uso.

The Cáncer and Steroid Hormona Study (CASH) [80] es un estudio clásico del cáncer y las hormonas que hace varias décadas indicó que el uso de uno a cinco años de AOC disminuía entre el 50-70% el riesgo de cáncer epitelial ovárico. Si bien la mayoría de las mujeres involucradas en el *CASH* utilizaron macrodosis, no se ha observado pérdida del efecto protector cuando se han valorado 30-35 μg de etinilestradiol [66]. Beral *et al.* [81], en el año 2008, en nombre del Grupo de Colaboración en Epidemiología para el Estudio del Cáncer de Ovario, informaron que el uso mundial de AOC prevenía 30 000 muertes anuales por cáncer de ovario.

Un metaanálisis del 2013 [82] también ha estimado como significativa la asociación de los AOC con la disminución del cáncer epitelial ovárico, frente a nunca usuarias, OR: 0.73, 95% CI 0.66-0.81]. En los resultados destacó la importante relación entre el tiempo de uso y la respuesta, con lo que se lograría reducción del 50% con usos superiores a los diez años.

La magnitud del efecto protector de los AOC sobre el cáncer epitelial ovárico no ha variado, aunque sea menor la dosis de estrógeno o diferentes las progestinas utilizadas. En el año 2017 se publicó un estudio con seguimiento a 44 años donde se comparó usuarias de AOC y nunca usuarias, y se señaló que hasta 30 años después de suspendida la píldora persistía efecto benéfico de los AOC sobre el cáncer de ovario [83]. La inhibición de la ovulación y el aumento en la apoptosis inducida por la progestina que eliminaría las células de la superficie del ovario que han sufrido daño genético y estarían predispuestas a desarrollar malignidad, son mecanismos señalados [38]. Es posible que sea una combinación de los dos u otros procesos biológicos aún no reconocidos [1]. Reade *et al.* [84] anotan que recientes datos sugieren que el cáncer epitelial ovárico seroso de alto grado puede surgir de la trompa de Falopio distal y no del ovario; para que persista el beneficio tocaría recordar el efecto sobre la trompa de Falopio que tienen los AOC. La píldora anticonceptiva combinada tiene un importante papel preventivo para mujeres que tienen riesgos incrementados para cáncer epitelial del ovario, especialmente BRCA-1 y BRCA-2, y desean conservar las opciones reproductivas [79]. Se ha señalado protección contra cáncer bordenline, diferentes subtipos histológicos, grupos de edad y paridad. No se ha observado protección contra tumores mucinosos ni cáncer no epitelial [7].

[J] Protección contra el cáncer endometrial

La tasa del carcinoma de endometrio aumenta después de los cuarenta años de edad y los siguientes son los factores de riesgo identificados: obesidad, hiperglicemia, hipertensión arterial, anovulación crónica, síndrome de ovario poliquístico, nuliparidad, menarquia precoz y menopausia tardía [85]. Existe asociación con estímulo estrogénico prolongado sin oposición adecuada de progesterona, sea endógeno o terapéutico. En 1980, Weiss y Sayvetz observaron que los AOC, que para esa época eran de mayores dosis, tenían un efecto benéfico sobre el cáncer de endometrio [1]. El estudio *CASH* [80] señaló que un año de AOC reducía a la mitad el riesgo de cáncer endometrial y el efecto protector permanecía al menos quince años, tanto con macrodosis como con bajas dosis. De forma global se considera que los AOC reducen el riesgo de cáncer endometrial así: 23% un año, 38% dos años, 51% cuatro años, 64% ocho años y 70% doce años. La protección se reduce al 67% y al 40% luego de cinco y veinte años de suspensión de la píldora, respectivamente [38]. El beneficio se ha observado contra adenocarcinoma, adenoacantoma y adenocarcinoma escamoso. Jensen y Sperof [66] comentan que el estudio de casos y controles multicéntrico, en el que se observó reducción del riesgo del 60%, permite indicar que el efecto protector sobre el endometrio continúa con píldoras de 30-35 µg de etinilestradiol. Hannaford *et al.* [86], con datos del *Royal College of General Practitioners*, mostraron que en comparación con nunca usuarias, los AOC reducían el riesgo de cáncer de endometrio en un 57%. Dossus *et al.* [87], también en el 2010, estimaron cifras similares; HR: 0.65 [IC95%: 0.56-0.75]. Los datos son consistentes, por casi 40 años se ha estimado que los AOC reducen el 50% del riesgo de cáncer endometrial, no obstante, muy pocas veces son prescritos con el ánimo de prevenir el cáncer de endometrio [85]. Con datos del *Royal College of General Practitiones* se ha señalado que la reducción en el riesgo para el cáncer endometrial persiste al menos por treinta años [83].

La hiperplasia endometrial puede ser prevenida, al menos en mujeres con ovarios poliquísticos, y exitosamente tratada con AOC, debido al efecto dominante de la progestina sobre el tejido endometrial [69].

[K] Protección contra tumores y condiciones mamarias benignas

Las mamas pueden verse afectadas por patologías que causan proliferación del tejido conjuntivo y epitelial. El fibroadenoma es la enfermedad mamaria benigna más frecuente, identificado especialmente en el rango etario entre 20-39 años. Muchos estudios han demostrado una disminución del riesgo de enfermedad benigna de la mama en usuarias de AOC versus no usuarias. El uso de AOC se asocia a menor presencia de fibroadenoma, RR: 0.35 [IC95%: 0.2-0.7]. Otra situación altamente frecuente es la condición fibroquística de la mama, que se caracteriza por senos nodulares, fibrosos, abultados y dolorosos que se hacen sensibles especialmente pocos días antes de la menstruación. Las fluctuaciones del estrógeno y progesterona en el ciclo menstrual explican la retención de líquido y los diversos síntomas. Esas variaciones hormonales se pueden reducir con la administración de los AOC, se ha indicado que las microdosis [7] se asocian a menor incidencia de condición fibroquística de la mama, RR: 0.6 [IC95%: 0.4-0.9]. Existe disminución estadísticamente significativa del riesgo de enfermedad benigna de la mama con una mayor duración de la ingesta antes del primer embarazo a término [88].

Adolf Schindler [69] ha señalado que hace muchos años el *Royal College of General Practitioner* demostró en 46.000 mujeres que una dosis fija de etinilestradiol combinada con una progestina derivada de la 19-testosterona disminuía el riesgo de fibroadenoma en mujeres jóvenes, y también anota que el estudio de la Asociación de Planificación Familiar de Oxford observó reducción de la enfermedad fibroquística de la mama en el 30%, del fibroadenoma en 60% y de nódulos mamarios encontrados clínicamente en el 40%. El mismo autor [69] señaló que el uso de AOC conllevó menor riesgo de hiperplasia ductal mamaria en comparación con las mujeres sin ingesta de píldoras. El uso constante y la ingesta de más de ocho años se asociaron con menor prevalencia de hiperplasia ductal mamaria. Es preciso investigar los efectos que tienen los nuevos AOC sobre la glándula mamaria y sus enfermedades benignas.

[L] Protección contra enfermedad pélvica inflamatoria

La enfermedad pélvica inflamatoria (EPI) suele dejar como secuelas: infertilidad, mayor prevalencia de embarazo ectópico y dolor pélvico crónico. Hace muchos años se señaló que el riesgo relativo de EPI entre usuarias de AOC era la mitad que entre no usuarias. El efecto protector posiblemente se debe a que el espesamiento del moco cervical impide el ascenso y la diseminación bacteriana en el aparato genital superior. Ello apoya la observación de protección limitada a usuarias actuales, ya que desaparece poco después de la suspensión del método. *Women's Health Study* estimó que los AOC evitan al año 50 000 casos iniciales de EPI y 12 500 hospitalizaciones por sus complicaciones. Al menos doce meses continuos de uso de AOC disminuyen el riesgo de hospitalización por EPI en un 60%, tanto con preparaciones de altas dosis como de bajas dosis [66,69]. Además de reducir la frecuencia, disminuyen la gravedad del compromiso inflamatorio pelviano.

[M] Disminución en la incidencia de embarazo ectópico
El embarazo ectópico es una entidad difícil de prevenir que cuenta con diferentes factores asociados. La EPI incrementa el riesgo y se ha señalado que uno, dos, tres o más episodios de EPI se asocian con tasa de embarazo ectópico en gestaciones futuras del 4, 11 y 20%, respectivamente [7]. El uso de AOC reduce el riesgo de embarazo ectópico en más del 90% de los casos comparadas con mujeres que no planifican, debido a que son eficaces para prevenir el embarazo al inhibir la ovulación [84]. Entre menos óvulos estén disponibles para ser fertilizados, habrá menor posibilidad de gestación y menor posibilidad de embarazo ectópico. Un antiguo estudio no encontró embarazo ectópico entre usuarias de AOC mientras que identificó 6.9% entre usuarias del dispositivo intrauterino de cobre. El efecto protector parece estar limitado solamente al uso actual. En las mujeres con historia previa de embarazo ectópico que deseen planificar, se deben considerar los AOC en virtud de ese beneficio [66].

[N] Reducción de la anemia ferropénica
Los AOC probablemente se asocian a incremento en las reservas de hierro al evitar el sangrado genital abundante o prolongado y regular los ciclos menstruales [68]. Debido a la menor pérdida sanguínea uterina se previene la anemia ferropénica, beneficio de valor sobre todo para mujeres con bajos aportes nutricionales. Hace varias décadas se estimó que los AOC evitan 320 casos de anemia ferropénica por cada 100 000 usuarias al año. Incluso en pacientes con miomatosis uterina que reciben AOC se observan menos días de flujo mensual y mayor hematocrito. Monterrosa [7] citó un estudio que involucró mujeres danesas que recibieron AOC y tuvieron 4.8 días de sangrado, mientras que no usuarias tuvieron 5.4 días, entre las primeras fueron más altos los niveles de ferritina sérica. De igual manera citó un estudio en mujeres chinas que recibieron AOC trifásico por seis meses y observó similar reducción de los días de sangrado frente a mujeres no usuarias.

[Ñ] Tratamiento del acné y manejo del síndrome SAHA
El acné se caracteriza por queratinización anómala del epitelio folicular de la piel con efecto deletéreo sobre glándulas sebáceas,

en un ambiente usualmente hiperendrogénico con presencia de *Propionebacterium acnés,* una bacteria anaerobia involucrada en la conversión de lesiones no inflamatorias en inflamatorias. Una de cada dos mujeres tiene excesiva producción de grasa facial después de la pubertad y la existencia de seborrea suele ser considerada precondición para la presencia de acné [33]. En el Reino Unido se ha documentado presencia de acné facial en el 54% de las mujeres mayores de 25 años de edad, así mismo en un estudio francés se ha observado que en mujeres entre 25-40 años de edad la presencia de acné es del 41% [89]. Según otros estudios epidemiológicos el hirsutismo afecta entre 5-15% y el acné al 6-55% de la población femenina, ambos son signos de hiperandrogenemia, pero no todos los casos informados pueden tener un fondo hormonal anormal [23].

La piel, los folículos pilosos y las glándulas sebáceas son órganos blancos de las hormonas sexuales. Los andrógenos estimulan la producción de grasa por las glándulas sebáceas y estimulan la actividad mitótica en los folículos pilosos, por consiguiente, la potencia androgénica o antiandrogénica de la progestina presente en el AOC es generadora de diferencias. Si la progestina tiene efecto androgénico se suele agravar el acné, si es antiandrogénica como la drospirenona, clormadinona, dienogest y ciproterona se presenta mejoría [24,33]. También es importante el balance estrógeno/progestina, se agrava el acné si hay mayor efecto estrogénico dado que la progestina posee pobre acción antiestrogénica [89]. Las progestinas gestodeno, desogestrel y norgestimato potencian el aumento en la globulina transportadora de hormonas sexuales que realiza el estrógeno, por lo tanto los AOC que los combinan reducen en mejor forma la testosterona libre [19], produciendo un efecto antiandrogénico que se traduce clínicamente con mejoría del acné. Los AOC que contienen etinilestradiol 20 μg más levonorgestrel 100 μg son efectivos para bajar andrógenos circulantes y mejorar el acné [1,65]. Incluso los AOC de muy bajas dosis son beneficiosos para mujeres con condiciones androgénicas [68,90]. La drospirenona bloquea receptores androgénicos, disminuye la secreción sebácea, la colonización bacteriana de los conductos y la inflamación, por esa razón es también muy adecuada para enfrentar el acné. En general, la potencia antiandrogénica de la drospirenona es aproximadamente un tercio de la generada por la ciproterona [23,33].

Pero no solamente el efecto benéfico es de la progestina, como se ha señalado, los estrógenos también participan [23]. El componente estrogénico de los AOC disminuye el andrógeno libre circulante a través de dos mecanismos: (a) supresión de la LH con lo cual frena la producción de los andrógenos por los ovarios. (b) Inducción de la síntesis hepática de la Globulina Transportadora de Hormona Sexuales, lo cual reduce la disponibilidad de testosterona libre [38].

El 20% de las mujeres con exceso de andrógenos pueden presentar al tiempo cuatro manifestaciones: seborrea, acné, hirsutismo y alopecia [34]. A ese cuadro clínico se le ha denominado síndrome SAHA, en el cual la 5-α-reductasa es el factor que más influye para el establecimiento de esas manifestaciones. Los AOC son beneficiosos ya que pueden disminuir los niveles de andrógenos al inhibir dicha enzima e inhibir el receptor androgénico [91]. Rabe *et al.* [91], mientras estudiaban progestinas *in vitro*, encontraron el siguiente orden en la capacidad de las progestinas para bloquear la 5-α-reductasa: norgestimato, dienogest, ciproterona y gestodeno.

El dienogest induce disminución de la testosterona libre y androstenodiona, lo cual es favorable sobre el folículo piloso y las glándulas sebáceas [4]. El levonorgestrel reduce los niveles androgénicos en suprarrenales, ovarios y tejidos periféricos, mientras que la noretindrona reduce solo en suprarrenales. Con un AOC de desogestrel luego de seis ciclos se observó reducción de producción de grasa sebácea del 61% en mejillas, 30% en frente y 15% en mentón; en otro estudio el mismo componente disminuyó en mejor forma que el placebo en la producción de seborrea facial luego de tres ciclos de tratamiento [23,89].

El acetato de ciproterona es una potente progestina antiandrogénica que bloquea el receptor de andrógeno, posee acción progestacional y está disponible en combinación con etinilestradiol 35, 30 o 20 μg [23]. Están aprobadas como tratamiento para todos los cuadros androgénicos y no tiene aprobación por los entes reguladores como AOC, pero sus presentaciones farmacéuticas son idénticas a ellos y muy frecuentemente son utilizados como tal. Muchos profesionales de la salud y la población general los han considerado y utilizado como anticonceptivos orales. Su efectividad como terapia contra el acné, alopecia, hirsutismo, seborrea y ovario poliquístico están bien documentada [34,89].

Arowojolu *et al,* [92] publicaron una reciente revisión Cochrane para evaluar los AOC como tratamiento del acné. Incluyeron 31 ensayos con 12 579 participantes, 6 comparaban diferentes píldoras con placebo, 17 a diferentes AOC entre sí y uno a un AOC con un antibiótico. Un AOC con levonorgestrel mostró menor recuento de lesiones inflamatorias y no inflamatorias y mayor mejoría clínica que el placebo. Otro con norgestimato mostró reducción en el recuento de lesiones totales, lesiones inflamadas y recuentos de comedones, con mejoría clínica del acné. En un ensayo la drospirenona mostró el mayor porcentaje positivo de cambio para el recuento total de lesiones, lesiones inflamatorias o no inflamatorias, pápulas y comedones cerrados. Otro estudio con dienogest observó mayor porcentaje de disminución en recuento de lesiones con dicho AOC. Las píldoras que contenían acetato de clormadinona o acetato de ciproterona mejoraron el acné más eficientemente que el levonorgestrel. El acetato de ciproterona mostró mejores resultados que el desogestrel, pero los estudios son controversiales. Los AOC con drospirenona parecen ser más eficaces que el norgestimato o el acetato de nomegestrol más 17 estradiol, pero menos efectivo que el acetato de ciproterona. Concluyen los autores de la revisión que todos los AOC evaluados en los ensayos controlados con placebo que se analizaron son efectivos en la reducción del conteo y severidad de las lesiones inflamatorias y no inflamatorias del acné facial. Se encontraron pocas diferencias importantes o consistentes entre los diferentes tipos de AOC.

Jaisamrarn y Santibenchakul [26] señalaron que luego de seis meses, la combinación etinilestradiol más clormadinona redujo mejor las lesiones totales de acné que la combinación etinilestradiol más drospirenona, 72.2% frente a 64.5%, p=0.009. El 63% de las participantes del grupo con clormadinona consideraron su resultado como excelente, mientras que el 48.3% de las que recibieron drospirenona lo consideraron igual. No hay suficientes estudios que comparen los AOC con otros tratamientos contra el acné.

En resumen, el acné, seborrea y piel grasosa son importante consideración para muchas mujeres adultas [23]. Todos los AOC son una efectiva alternativa terapéutica según varios estudios clínicos. Entre el 50-90% de las mujeres experimentan mejoría en el acné luego de seis a nueve meses de uso del AOC, con una tasa del 30-60% en la reducción de las lesiones inflamatorias [38].

[O] Mejoría del síndrome premenstrual

No es plenamente conocida la etiología y fisiopatología del síndrome premenstrual, que suele instalarse una semana previa a la menstruación. Se caracteriza por síntomas somáticos (mastalgia, tensión mamaria, hinchazón abdominal, cefalea o edema de las extremidades) y afectivos (irritabilidad, labilidad emocional, ira, ansiedad, confusión o retraimiento social). El cuadro cesa con el inicio de la menstruación y afecta a un considerable número de mujeres. Es menos frecuente el síndrome premenstrual entre usuarias de AOC que entre no usuarias. Un estudio que comparaba un AOC con etinilestradiol 30 μg más drospirenona 3 mg con otro de etinilestradiol 30 μg más levonorgestrel 150 μg/día, encontró que las usuarias de las primeras tenían menos manifestaciones [93]. Se ha señalado que las píldoras que contienen drospirenona ofrecen el mejor efecto favorable frente al síndrome premenstrual. La reducción en el intervalo libre de hormonas que se asocia a menor fluctuación a los niveles hormonales dentro del ciclo puede favorecer mejoría del síndrome menstrual [64]. Para algunos autores [38] la mejoría del síndrome premenstrual con los AOC no está comprobada.

[P] Mejoría del trastorno disfórico premenstrual

No se había demostrado de forma concluyente que se redujese la incidencia o la severidad de esta alteración con AOC, hasta los estudios de Pearlstein *et al.* [94] y Yonkers *et al.* [95], ellos en el año 2005, mostraron que evaluando etinilestradiol 20 μg más drospirenona 3 mg en el esquema 24/4 había una significativa reducción en los síntomas emocionales y físicos. Para el año siguiente, Coffee *et al.* [96] con etinilestradiol 30 μg más drospirenona 3 mg con un esquema tradicional 21/7 y un esquema ciclo extendido 168/7, también observó reducción y mejoría en la labilidad emocional. La combinación de etinilestradiol más drospirenona tiene aprobación por entes reguladores mundiales, entre ellos la FDA de los Estados Unidos para manejo del trastorno disfórico premenstrual [64,69]. Solo los AOC con drospirenona han demostrado beneficios al respecto, estudios con otras píldoras no han señalado beneficio frente al placebo en cuanto a la mejoría del trastorno disfórico premenstrual [38].

[Q] Incremento en la densidad mineral ósea, especialmente en los últimos años de la vida reproductiva

El pico de densidad de masa ósea se alcanza entre los 20-40 años de edad y luego de la menopausia se produce pérdida paulatina. Cerca de 18 millones de mujeres norteamericanas tienen baja masa ósea y 10 millones padecen de osteoporosis. Todos los factores que lleven a pérdida del nivel de los estrógenos pueden incrementar la tasa de pérdida ósea. Desde 1986, Lindsay sugirió que el uso de AOC aumentaba un 1% por año de uso la densidad mineral ósea vertebral en mujeres jóvenes, sin aumento de la periférica. También se ha señalado que un AOC trifásico de levonorgestrel por más de tres años en mujeres perimenopáusicas prevenía el 6% de la pérdida de densidad mineral ósea observada en mujeres que no la usan, mientras que la administración de AOC de muy bajas dosis no modificaba la excreción urinaria de OH-Prolina ni la densidad mineral ósea [7]. Jensen y Speroff [66] aseveraron que el uso de AOC incrementaba la densidad mineral ósea y el uso previo disminuía el riesgo de fractura. El uso por largo tiempo y al final de la vida reproductiva puede generar beneficios sobre la masa ósea cuando es alto el riesgo de osteoporosis. Un metaanálisis de 13 ensayos clínicos señaló que ninguno de los estudios encontró que los AOC disminuyen la densidad mineral ósea; y nueve soportaron los beneficios en la mineralización del hueso [97]. El beneficio sobre la densidad mineral ósea es dependiente del tiempo de uso de la píldora y de la concentración de estrógeno que aporta. Se ha observado reducción del 25% en el riesgo de fractura de cadera en posmenopáusicas que habían utilizado AOC [16]. Existe controversia al respecto, Evans y Sutton [38] consideran que no está comprobado el efecto benéfico de los AOC sobre la densidad mineral ósea.

[R] Disminución en el riesgo de miomas uterinos

Los miomas son tumores benignos que se forman a partir del miometrio y alcanzan diversos tamaños. Los altos picos endógenos de estrógenos actúan sobre sus receptores miometriales y son un factor relacionado con la formación de los miomas uterinos. Se ha señalado que los AOC reducen la incidencia de miomas uterinos en un 17% por cada cinco años de uso, efecto que parece presentarse solo mientras se utiliza la píldora. Otros estudios ya antiguos indicaron que el uso constante podía reducir el tamaño de los miomas hasta en un 70%, es muy posible que ello solo sea con relación a AOC de altas dosis [38,69]. No se identificaron estudios con dosis y componentes actuales.

[S] Reducción del riesgo de cáncer colorectal

No se conocen los mecanismos que pudiesen estar implicados para que los AOC ejerzan efecto protector [38]. Se ha propuesto como hipótesis que los estrógenos inducen cambios en la síntesis, excreción o concentración de la bilis en el tubo digestivo o efecto genético o epigenético de las hormonas en la mucosa colorectal [98]. Monterrosa [7] cita un estudio italiano de hace varias décadas en el que sí se observó reducción del 37% en el riesgo de cáncer colorectal con el uso de AOC, protección que se incrementaba con los años de uso; y un estudio diferente que utilizaba datos del *Nurses Health Study* que señalaban disminución del 40% en usuarias de AOC por noventa y seis meses, comparadas con no usuarias, RR: 0.6 [IC95%:0.4-0.8]. Los efectos favorables incluyen pólipos adenomatosos y lesiones premalignas del colon. Bosetti *et al.* [99] en un estudio del 2009 estimó reducción del 20%, tanto de cáncer de colon como rectal, y el efecto se limitaba al uso actual de la píldora. A su vez, Hannaford *et al.* [86], con datos del *Royal College of General Practitioners*, estimaron tasas de mortalidad significativamente más bajas para muchos cánceres, incluidos el de intestino grueso y recto, en usuarias de ACO comparadas con nunca usuarias. En un reciente estudio de cohorte una poblacional [100], en el análisis no ajustado, el uso de AOC se asoció significativamente con reducción en el riesgo general de cáncer colorectal HR: 0.56 [IC95%: 0.44-0.71], pero esa significancia no se conservó en el análisis ajustado HR: 1.05: [IC 95%: 0.80-1.37]. Un comportamiento similar se observó para la mayoría de los subgrupos moleculares y clínico patológicos. Un estudio reciente [83] encontró RR: 0.81 [IC95%:0.66-0.99].

[T] Reducción en los síntomas de la perimenopausia

La edad por sí misma no es limitación para ninguno de los diferentes métodos de planificación. Los criterios de elegibilidad consideran como criterio de elegibilidad-I, desde la menarquia a los 40 años y criterio de elegibilidad-II, para mayores de 40 años hasta la menopausia [101,102,103]. Por tanto, los AOC se pueden utilizar hasta la menopausia tomando en cuenta la presencia de comorbilidades. El componente estrogénico de los AOC puede tener beneficios no anticonceptivos para síntomas relacionados con la perimenopausia comúnmente experimentados en este momento, incluyendo los ciclos irregulares, el sangrado menstrual abundante y prolongado, así como los síntomas vasomotores [38,104]. Se ameritan estudios puntuales para dimensionar adecuadamente el impacto benéfico en cuanto a manifestaciones menopaúsicas.

[U] Menor incidencia de artritis reumatoide

Estudios de macrodosis informaron disminución del 40-50% en la incidencia de artritis reumatoide. No obstante, desde hace muchos años se ha anotado que los AOC no han demostrado la protección inicialmente señalada, pero es probable que modifiquen su evolución. Este efecto benéfico es continuamente debatido y las posiciones suelen ser controversiales [69].

[V] Mejoría del bienestar general y en la calidad de vida

Apter *et al.* [105] realizaron uno de los primeros estudios que abordó el concepto de calidad de vida y AOC; realizaron evaluación abierta, multicéntrica no controlada con etinilestradiol 30 μg más drospirenona 3 mg en 336 mujeres durante seis ciclos. Utilizaron el *Psychological General Well Being Index* [PGWBI], herramienta que mide bienestar subjetivo y estrés psicológico, con énfasis en cambios emocionales que se relacionan con las fluctuaciones hormonales: estado de ánimo depresivo, ansiedad, irritabilidad y falta de energía. Se observó incremento significativo en los marcadores globales, lo que significa mejoría en el bienestar general. También se presentó mejoría en bienestar positivo, ansiedad, humor depresivo, autocontrol, salud general y vitalidad. Al tiempo observaron reducción en la presencia de síntomas somáticos asociados al ciclo menstrual, lo cual guarda relación con el efecto antimineralocorticoide de la drospirenona. Nappi *et al.* [64] anotan que el valerato de estradiol más dienogest en presentación 26/2 puede tener impacto favorable en la calidad de vida con mayor productividad en el trabajo y mejor satisfacción con las actividades rutinarias. Se hace necesaria la realización de otros estudios, tomando en consideración otras dosis y otras combinaciones, para establecer el impacto real que tienen los AOC sobre la calidad de vida y el bienestar general.

Se han señalado otros efectos benéficos no contraceptivos pero los estudios son limitados, se pueden señalar al respecto: efecto sobre la migraña menstrual, la calidad de la voz, el asma y la esclerosis múltiple [69].

DIFERENTES IMPACTOS SOBRE LA CONDICIÓN FEMENINA

Siempre se ha considerado de interés determinar el impacto que los AOC tienen en la condición femenina en general, y especialmente en el metabolismo. Siempre se han buscado dosis y combinaciones que causen pocos efectos adversos sobre la integridad de la mujer y/o favorables sobre órganos y sistemas, para que sean de la mejor tolerabilidad y aceptación.

[A] Lípidos

Se ha estudiado suficientemente el efecto de los AOC en el metabolismo de los lípidos. Como es de amplio conocimiento existen tres lipoproteínas plasmáticas: [a] VLDL-colesterol (lipoproteína de muy baja densidad) que lleva los triglicéridos a los tejidos periféricos. [b] LDL-colesterol (lipoproteínas de baja densidad) que llevan el colesterol a los tejidos periféricos y depositan los excesos de lípidos en las paredes arteriales formando las placas de ateromas. [c] HDL-colesterol (lipoproteína de alta densidad) que lleva los excesos de colesterol de los tejidos periféricos al hígado. Normalmente existe un balance entre estos sistemas de transporte. Mientras VLDL-colesterol y LDL-colesterol son aterogénicas y favorecen enfermedades cardiovasculares, las HDL-colesterol son protectoras y se relacionan con disminución en dicho riesgo. La elevación del HDL-colesterol contribuye con disminución en la relación LDL-colesterol/HDL-colesterol, lo cual se relaciona con menor riesgo cardiovascular [77].

Los estrógenos tienen efecto benéfico al disminuir el LDL-colesterol y aumentar el HDL-colesterol, los andrógenos tienen efecto lesivo al realizar lo contrario y las progestinas tienen efecto variable relacionado con la dosis y la potencia androgénica y/o antiestrogénica de la molécula. Las progestinas con actividad androgénica disminuyen los niveles séricos de HDL-colesterol y aumentan el LDL-colesterol, por lo que se asocian a mayor aterogénesis y coronariopatía. El norgestimato, de actividad progestacional sin efecto androgénico, se comporta similar a la progesterona natural. El desogestrel y el gestodeno aumentan el HDL-colesterol, mientras que el levonorgestrel lo reduce e induce incremento en el LDL-colesterol. Por tanto, los AOC que contengan levonogestrel no se deben recomendar a mujeres que presenten factores de riesgo para enfermedad lipídica o cardiovascular [7].

Monterrosa [7] citó antiguos trabajos de Chapdelaine *et al.*, quienes compararon cambios en los niveles de HDL-colesterol en usuarias de AOC con etinilestradiol más norgestimato frente a otras que recibían etinilestradiol más norgestrel, ambos monofásicos, y observaron que mientras las primeras tuvieron incremento las otras tuvieron descenso significativo. También citó estudio de Patsch *et al.*, quienes aseveraron que los cambios favorables observados en el HDL-colesterol con el uso de etinilestradiol más norgestimato trifásico no se habían observado con otros trifásicos que incluían levonorgestrel o noretindrona. El incremento en los niveles de HDL-colesterol observado con los AOC de tercera generación, inducen a suponer que estas píldoras tendrían efecto favorable cardiovascular en lugar de causar incremento aterosclerótico.

Se ha señalado que el incremento de 1 mg/dl de HDL-colesterol se acompaña de reducción del 3.5% en el riesgo de enfermedad arterial coronaria. Al mismo tiempo, la disminución de 1 mg/dl de LDL-colesterol se asocia a disminución del 2% en dicho riesgo [7]. La píldora que combina etinilestradiol 30 μg más el clormadinona 2 mg, después de seis ciclos de uso, induce incremento del 13% en el HDL-colesterol y disminución del 17% en LDL-colesterol. El gestodeno posee mínima actividad estrogénica, baja androgenicidad y buena actividad antigonadotrófica (mayor que en la noretindrona, norgestimato, desogestrel y levonorgestrel), por lo cual es poco el efecto deletéreo sobre lípidos. Combinado con etinilestradiol 20 μg proporciona un equilibrio hormonal interesante.

Se han realizado estudios comparando los efectos sobre el HDL-colesterol de preparados de 20 μg y 30 μg de etinilestradiol con la misma progestina, y al parecer los AOC con 20 μg tienen mejor comportamiento. Pese a ello, la administración de etinilestradiol 30 μg más dienogest 2 mg no modificó lo esperado: aumento del HDL-colesterol y disminución del LDL-colesterol. En el año 2004 Gaspard *et al.* [106] publicaron la influencia sobre lipoproteínas, luego de trece ciclos, del etinilestradiol 30 μg más 3 mg de drospirenona y de etinilestradiol 30 μg más 150 μg de desogestrel. Se observó con la primera incremento del 12.8% en el HDL-colesterol y con la otra 11.8%. No se observaron cambios significativos en el HDL-2-colesterol, HDL-3-colesterol, LDL-colesterol y VLDL-colesterol, cuando se comparan los datos basales y finales de ambas píldoras. Con los AOC de ultra baja dosis y de muy bajas dosis se observa que disminuyen significativamente el colesterol total y el LDL-colesterol.

Por el efecto favorable sobre el HDL-colesterol, así como sobre los fenómenos de *vasomotion* a nivel endotelial por inhibición de la oxidación del LDL-colesterol al frenar la fijación de macrófagos, controlar la expresión de células vasculares de adhesión y regular el metabolismo del tromboxano y la prostaciclina, los AOC tendrían un pequeño impacto benéfico, o al menos no ejercen desventaja, en cuanto al metabolismo lipídico [106].

Las píldoras de microdosis aumentan los niveles de triglicéridos en 64%, mientras que los de 20 μg las aumentan en 21%, después de doce ciclos de uso. Se observó [106] aumento porcentual del 73.6±51.3 en los triglicéridos con un AOC con drospirenona y del 61.3±44.8 de desogestrel. No se espera que dichas modificaciones generen riesgo cardiovascular en mujeres saludables. La elevación de los triglicéridos se relaciona con la dosis del estrógeno. Cuando los niveles sanguíneos de triglicéridos son superiores a 300 mg/dl se asocian a fenómenos cardiovasculares y si son superiores a 500 mg/dl, a pancreatitis. Los AOC ofrecen elevación discreta que usualmente carece de impacto clínico. Se debe recordar la necesidad biológica de triglicéridos elevados con fuerte acumulación de VLDL- colesterol, para que se generen procesos aterogénicos.

Los AOC elevan las lipoproteínas APO-A-1, APO-A-II, y APO B, mientras que se suele producir disminución de APO-E y lipoproteína(a). El incremento de las APO-A-1 y APO-B, así como de los triglicéridos, es característica propia del etinilestradiol al actuar sobre la función hepática. Es conocido que el etinilestradiol inhibe la lipoprotein-lipasa-hepática y estimula la síntesis de apolipoproteínas. La elevación de APO-A-1 es considerada benéfica en términos de protección cardiovascular.

[B] Carbohidratos

Los esteroides sintéticos hormonales están relacionados con intolerancia a la glucosa, al inducir resistencia a la insulina. La intolerancia a la glucosa se caracteriza por valores de glicemia en ayunas normales más hiperglicemia posprandial; si bien la posibilidad de diabetes parece ser insignificante, se ha asociado a enfermedad coronaria, hipertensión arterial, dislipoproteinemia y obesidad. Los AOC de macrodosis, antiguos y en desuso como tal, eran los que se asociaban a intolerancia a la glucosa, hiperinsulinemia, aumento de LDL-colesterol, hipertrigliceridemia, disminución de HDL-colesterol, hipertensión y aumento del tejido graso [77].

La progestina de los AOC es la principal responsable de las alteraciones de los carbohidratos, acción que puede ser modulada por el componente estrogénico. Es importante la dosis hormonal y la molécula utilizada. Los AOC, dependiendo del componente progestacional, pueden inducir resistencia a la insulina. La capacidad androgénica de la progestina es la que suele inducir resistencia a la insulina por medio de la disminución de insulina o reducción en la sensibilidad de los receptores [107]. Las progestinas de tercera generación: gestodeno, norgestimato y desogestrel inducen cambios leves en los tres primeros ciclos que tienden a desaparecer con el uso continuo y carecen de significado clínico. Monterrosa [7] referencia un antiguo estudio de Burkman *et al.* quienes observaron discreta alteración en la glicemia y en la insulina, pero no en la hemoglobina glicosilada, al comparar datos basales con los obtenidos luego de doce ciclos de uso de un AOC trifásico con norgestimato. En mujeres latinas con antecedente reciente de diabetes gestacional, que no daban lactancia, se ha indicado que a largo plazo los AOC de muy baja dosis no incrementan el riesgo de diabetes tipo-II, comparadas con las que usan anticoncepción no hormonal. Luego de seis ciclos de etinilestradiol 30 µg más dienogest 2 mg no se detectaron cambios significativos en glicemia, insulina, test de tolerancia a la glucosa y hemoglobina glicosilada, ello se explica por la carencia de efecto andrógenico del dienogest. Importantes apreciaciones ofrece

Medeiros [77] en una reciente revisión en la que valora el impacto de diferentes AOC en el metabolismo de los carbohidratos.

[C] Coagulación sanguínea

En su libro de endocrinología ginecológica, Fritz y Speroff [108] señalaron que el objetivo de la coagulación sanguínea es la producción de trombina, la cual se encarga de convertir al fibrinógeno en un coágulo de fibrina. La trombina se produce a partir de protrombina por acción del factor Xa de la coagulación en presencia del factor V, calcio y fosfolípidos. La antitrombina III es uno de los anticoagulantes naturales que inhibe la trombina. La proteína C y la proteína S son dos importantes inhibidores de la formación del coágulo y dependen de la vitamina K. La coagulación es un dinámico equilibrio de los sistemas procoagulante y anticoagulante. La hemostasis protege la integridad del sistema vascular con la participación de varios componentes celulares (endotelio, plaquetas) y humorales. El disbalance entre los sistemas procoagulante y anticoagulante causa eventos hemorrágicos, embólicos o trombóticos. El incremento del fibrinógeno, los factores VII, VIII, X, plasminógeno, el inhibidor del activador del plasminógeno-1 y la disminución de la antitrombina III, proteína C, proteína S y antiplasmina, favorecen la coagulabilidad [108].

Todos los AOC producen modificaciones tanto en el sistema procoagulante como en el anticoagulante [10]. Entre los mecanismos procoagulantes el más importante es la depresión del anticoagulante natural, la antitrombina III, con lo que se produce elevación leve en los niveles de protrombina, factor VII, factor IX y factor X, que dependen de la vitamina K. Se produce aumento plaquetario que afecta la interacción entre las plaquetas y la pared de los vasos sanguíneos, con aumento de la agregabilidad plaquetaria y activación de la coagulación. La proteína C y la proteína S son otros dos inhibidores mayores de la coagulación; son dependientes de la vitamina K y son disminuidas por los AOC. Los cambios en las variables hemostáticas producidas por los AOC son debidos a los estrógenos, ya que no se observan esas modificaciones con los anticonceptivos de solo progestinas [5]. Los antiguos AOC con etinilestradiol 50 μg provocan aumento en la producción de factores de la coagulación: V, VIII, X y fibrinógeno de forma más marcada al comparar con los AOC modernos [108,109,110,111,112].

Hace más de veinte años Weinges *et al.* [113] citaron estudios que sustentan que en usuarias saludables de AOC, sin factores de riesgo cardiovascular y no fumadoras, se ha reportado activación del sistema procoagulante, compensados por una actividad similar del sistema anticoagulante, sin disturbios en el equilibrio hemodinámico. Los AOC de microdosis tienen efecto menos medible sobre el sistema de coagulación que los viejos preparados, y los factores que inhiben la coagulación se aumentan tanto como los procoagulantes. Los AOC de muy bajas dosis y los trifásicos que aportan menor carga de estrógenos suelen tener menor impacto clínico significativo sobre la coagulación sanguínea, donde el leve aumento de la formación de trombina es compensado por un ligero aumento de la actividad fibrinolítica [108,109]. Los preparados actuales parecen mantener mejor el equilibrio hemostático [10], no obstante, tienen limitaciones descritas en los criterios de elegibilidad en mujeres con antecedentes de enfermedad trombótica y/o embólica. La necesidad de reducir el impacto sobre la coagulación sanguínea ha sido una de las razones para reducir cada vez más el aporte estrogénico dentro de los AOC.

Es conocido que el tabaco favorece un estado de hipercoagulabilidad [108]. En fumadoras y usuarias de AOC de microdosis se observa activación notoria de la coagulación, acortamiento del tiempo de protrombina, aumento del fibrinógeno, disminución de la antitrombina III y actividad del plasminógeno elevada, lo que eleva los riesgos tromboembólicos venosos. Por consiguiente, no se debe tolerar el uso de AOC por mujeres fumadoras.

La relación entre AOC, coagulación y enfermedad tromboembólica venosa es motivo permanente de controversias [109]. Se han realizado estudios comparando píldoras de segunda y tercera generación con resultados no concluyentes, lo que ha favorecido las posiciones encontradas [114,115,116,117,118]. Middeldorp *et al.* [116] realizaron un estudio randomizado, cruzado y ciclo controlado que incluyó 27 mujeres voluntarias sanas, para establecer diferencias en los factores de la coagulación y en los marcadores de formación de protrombina. Administraron AOC de segunda generación (etinilestradiol 30 μg más levonorgestrel 150 μg) y de tercera generación (etinilestradiol 30 μg más desogestrel 150 μg), con ambas se incrementaron significativamente los factores II, VII, X y el fibrinógeno. El factor VIII se incrementó y el factor

V disminuyó con la píldora de desogestrel. Solo un marcador de activación de la coagulación, la protrombina, experimentó incremento significativo mientras se utilizaban ambos AOC. El complejo trombina/antitrombina y la fibrina no se modificaron. Concluyeron que existen diferencias en los efectos que causan levonorgestrel y desogestrel sobre algunos factores de la coagulación, pero es desconocido si esos cambios son las explicaciones para las diferencias reportadas en cuanto a enfermedad tromboembólica venosa.

En una publicación del año 2000 [117] se evaluó antitrombina, α-2-macroglobulina, α-1-antitripsina, proteína C, proteína S libre y proteína S total, en usuarias de AOC con etinilestradiol 30 µg más levonorgestrel 150 µg y etinilestradiol 30 µg más 150 µg de desogestrel; los autores concluyeron que el sistema anticoagulante en las usuarias de desogestrel estaba más intensamente deteriorado que en las de levonorgestrel. Carter [118] señaló aumento en el riesgo de enfermedad tromboembólica venosa debido a inducción de resistencia a la proteína C activada, la cual es anticoagulante. Ya antes se había informado que todos los AOC minimizan la eficacia con la cual la proteína C activada regula *in vitro* la formación de trombina. Este fenómeno conocido como resistencia adquirida de la proteína C activada es más pronunciado en mujeres que usan AOC de tercera generación que de segunda generación, ello tácitamente indicaría un efecto específico de la progestina sobre la capacidad de acción del estrógeno en la coagulación.

En un estudio se valoró la píldora de etinilestradiol 20 µg más gestodeno 75 µg y se observó efecto balanceado sobre la hemostasis, con estímulo tanto del sistema procoagulante como anticoagulante y de la actividad fibrinolítica. Al comprar los resultados con la combinación etinilestradiol 30 µg más gestodeno 75 µg se obtuvieron resultados similares, sin diferencias estadísticas significativas. En otro estudio, randomizado, multicéntrico y comparativo por seis ciclos en 62 usuarias de AOC de ultra baja dosis (etinilestradiol 15 µg más gestodeno 60 µg) comparadas con 62 usuarias de muy bajas dosis (etinilestradiol 20 µg más desogestrel 150 µg), encontraron similar efecto procoagulante con aumento compensatorio del plasminógeno y de la actividad fibrinolítica. Esos hallazgos son consistentes con lo observado por varios autores [7].

No se han reportado cambios significativos en los parámetros de la coagulación (fibrinolísis, factor activador tisular del plasminógeno, factor VII, fibrinógeno, complejo plasmina/antiplasmina, antitrombina III, proteína C y proteína S) luego de varios ciclos de etinilestradiol 30 μg más 2 mg de dienogest. En el año 2004 se publicó un estudio comparando cuatro AOC: etinilestradiol 30 μg más dienogest 2 mg, etinilestradiol 20 μg más dienogest 2 mg, etinilestradiol 20 μg más levonorgestrel 100 μg y valerato de estradiol 2 mg más dienogest 2 mg. Con los cuatro se observó incremento del sistema procoagulante (fibrinógeno, protrombina, plasminógeno, complejo plasmina/antiplasmina y proteína C activada), reducción del anticoagulante (actividad antitrombina, del factor inhibidor del plasminógeno activado y de la sensibilidad a la proteína C activada) y no se modificó significativamente el complejo trombina/antitrombina. Se observó notoria diferencia en la proteína S, tanto libre como total, entre los AOC de dienogest y levonorgestrel; en las usuarias de este último fue mayor la reducción. La disminución de la proteína S fue dosis dependiente del etinilestradiol, mayor disminución con la mayor concentración del estrógeno [7].

Los cambios en la coagulación y en la fibrinolisis que inducen los AOC en mujeres saludables no explican suficientemente los riesgos incrementados de enfermedad tromboembólica venosa que con ellos se han establecido. Hacen falta estudios que definan cómo las progestinas pueden modular el efecto estrogénico sobre la coagulación [109,110,111,112]. En esencia, los AOC potencialmente impactan la coagulación con distinta repercusión clínica, la existencia de condicionantes personales (genéticos, patológicos, raciales o hábitos) se deben siempre considerar.

[D] Reproducción

Es un aspecto sobre el cual se han tejido muchos mitos. No existe aumento en la incidencia de infertilidad o esterilidad después de finalizado el uso de la píldora [89], aunque sí se ha observado ligero retraso para alcanzar la gestación [108]. En mujeres que suspenden los AOC para quedar en embarazo, el 50% ha concebido a los tres meses. A los dos años, el 15% de las mujeres nulíparas y el 7% de las que ya tenían hijos, no consiguen embarazo, cifras comparables a las de infertilidad espontánea. Evans y Sutton [38] señalaron que la mediana para el regreso de las menstruaciones es de 32 días luego de suspendidos los AOC, el 99% de las mujeres regresan a sus menstruaciones espontáneas o alcanzan el embarazo dentro de los 90 días posteriores al uso de los AOC y no consideran que la duración en el uso de la píldora modifique las estimaciones señaladas.

La incidencia de aborto espontáneo no aumenta después de la suspensión de los AOC. No existen evidencias que indiquen que la píldora cause cambios o daños en las células gonadales que lleven a anomalías congénitas, no se eleva la morbimortalidad perinatal, la tasa de nacido pretérmino o el bajo peso al nacer. Se ha señalado la posibilidad de aumento dos veces mayor de gemelares dicigóticos en mujeres que se embarazan de inmediato después de suspender la píldora. En niños nacidos de madres que habían dejado de tomar AOC no se ha observado deterioro de los niveles de hemoglobina, en la puntuación de pruebas de inteligencia, ni en la valoración del crecimiento y desarrollo [108].

[E] Peso corporal

Con respecto a la relación entre los AOC y el peso corporal se han explorado tres temáticas. Los AOC como causal para el aumento del peso corporal, la eficacia de los AOC en la mujer obesa y la seguridad de los AOC en cuanto al riesgo de enfermedad tromboembólica venosa en la mujer obesa[119].

La primera genera mucha ansiedad hoy día y el incremento de peso suele ser una de las manifestaciones indeseables más frecuentes referidas por las usuarias de AOC. Dicho incremento puede estar relacionado con la retención de líquido generada por el estímulo que los estrógenos inducen sobre el sistema renina-angiotensina-aldosterona, que la mayoría de las progestinas no son capaces de neutralizar. Todas las progestinas usadas en los AOC, excepto drospirenona, carecen de efecto antimineralocorticoide significativo. No hay estudios que señalen que los AOC son causales de obesidad.

Oelkers *et al.* [120] evaluaron cambios en el peso corporal luego de seis ciclos de etinilestradiol 30 μg más levonorgestrel 150 mg en comparación con varias combinaciones de etinilestradiol más drospirenona. En las usuarias del primero se observó incremento de 0.68 kg de peso, mientras que disminuyó en 0.78 kg en el grupo de etinilestradiol 30 μg más drospirenona 3 mg. En el mismo estudio se determinó que fue de mejor impacto el etinilestradiol 15 μg más drospirenona 3 mg, lo cual puede sugerir mayor actividad o balance antimineralocorticoide.

Para tener una buena visión del impacto en peso corporal que tienen los AOC, es importante citar estudios de Huber [121] y Foidart [122]. Al comparar la píldora de etinilestradiol 30 μg más drospirenona 3 mg con otra de etinilestradiol 30 μg más desogestrel 150 mg, se observó con la segunda una ligera reducción del peso en los cuatro primeros ciclos, seguido de ligero aumento que se conservó durante los 26 meses de seguimiento. Cuando se comparó la basal con el final del estudio hubo incremento de 0.8 kg. La píldora de drospirenona disminuyó el peso corporal los primeros tres ciclos, alcanzó reducción de 0.6 kg a los trece ciclos de seguimiento y luego se produjo un incremento paulatino. A los 26 ciclos de seguimiento la diferencia fue nula con respecto a la basal. Es importante señalar que tuvieron aumento de peso superior a 2 kg al final del décimo tercer ciclo: el 14% de las que usaron drospirenona y el 17% de las que recibieron desogestrel. Presentaron pérdida superior a 2 kg el 24% del grupo drospirenona y el 21% del desogestrel. Ello permite recordar que el cambio de peso corporal es individual, y es muy posible que la capacidad y/o sensibilidad a la retención de líquidos también sea igual.

Se debe enseñar que el ligero efecto favorable sobre el peso corporal con la píldora de drospirenona no es por adelgazamiento ni pérdida de la masa grasa, sino por la reducción en la retención de líquido, como se ha señalado. Por la misma razón se presenta menos tumefacción y sensibilidad mamaria, menos adormecimiento o pesadez en dedos o manos, y menos incidencia de dolor abdominal. En mujeres con sensibilidad incrementada a la retención de líquidos corporales con los AOC, la de drospirenona es buena alternativa. Hoy es aceptado que el AOC de etinilestradiol más drospirenona se asocie a ligera reducción del peso corporal o a impacto neutro sobre el peso corporal – lo cual es más preciso– y no significa que tenga indicación para reducir de peso o para uso preferente en mujeres con sobrepeso/obesidad, sobre ambos aspectos existe desinformación y las falsas creencias son frecuentes entre las mujeres.

Se ha señalado que la combinación etinilestradiol 30 µg más clormadinona 2 mg no modifica el peso corporal luego de 20 ciclos de seguimiento. Con la píldora de etinilestradiol 30 µg más desogestrel 150 µg comparada con la de etinilestradiol 20 µg más desogestrel 150 µg /día de desogestrel, no se observan diferencias significativas en las modificaciones del índice de masa corporal. Generalmente con los AOC de microdosis, muy bajas dosis y ultra baja dosis es mínimo o nulo el impacto que se puede esperar sobre la masa corporal. Se han estudiado los niveles séricos de leptina antes del inicio de los AOC, a los tres y seis meses, sin observar diferencias, por lo que se considera que los AOC pueden no tener relación significativa con el metabolismo energético.

El segundo aspecto es referente a si el peso corporal guarda relación con la tasa de falla. Una revisión de Trussell *et al.* [123] encontraron dos estudios que concluían que la obesidad incrementaba el riesgo de falla de los AOC y seis que anotaban que la obesidad no aumentaba el riesgo de falla. Los autores consideraron que no existían datos suficientes para señalar que la efectividad de los AOC estaba ligeramente reducida en las mujeres obesas, por tener incrementado el índice de masa corporal.

La tercera temática es la seguridad de los AOC en la mujer obesa, la cual también es controversial. Es conocido que los AOC incrementan el riesgo de enfermedad tromboembólica venosa y embolismo pulmonar. El impacto sobre agregado a ambas entidades, a consecuencia estrictamente del aumento en el peso corporal, es motivo de controversia y sigue siendo motivo de preocupación [119]. En la primera década del siglo XXI la Organización Mundial de la Salud consideró el uso de los AOC como seguros en mujeres obesas y se deben seguir teniendo en cuenta si los beneficios de la anticoncepción oral superan los riesgos de uso y especialmente los relacionados con el embarazo [124]. Los criterios de elegibilidad del año 2015 clasifican al índice de masa corporal igual o superior a 30 kg/m^2 como criterio de elegibilidad-II [102,103].

[F] Tensión arterial

A finales de la década de los sesenta se observó asociación entre hipertensión arterial y AOC [18]. Estudios posteriores confirmaron dichos hallazgos, los cuales también identificaron la existencia de susceptibilidad individual. Con los AOC antiguos se produce elevación de la tensión arterial en la mayoría de las usuarias, con incrementos entre 5-7 mm Hg en la tensión sistólica y 1-2 mm Hg en la diastólica. Sin embargo, en un pequeño grupo el aumento puede ser clínicamente importante luego de varios ciclos de uso. El 5% puede presentar cifras tensionales por encima de 140/90 mm Hg.

Monterrosa [7] referencia a Godsland *et al.*, quienes evaluaron cifras de tensión arterial en usuarias de AOC de microdosis, tanto monofásicos como trifásicos de levonorgestrel, noretindrona y desogestrel, y concluyeron que es muy mínimo el impacto sobre la tensión arterial. Como fue señalado, los AOC, especialmente los que tienen progestina androgénica, pueden inducir resistencia a la insulina, dicho hiperinsulinismo causa aumento en la reabsorción de sodio y agua con aumento de la actividad de las Na-K-ATP en los túbulos renales dístales, y aumento del tono simpático por el aumento de la noradrenalina. Por otro lado, el contenido estrogénico incrementa la renina con estímulo del sistema renina-angiotensina-aldosterona, retención de agua y sodio e incremento de la tensión arterial [7]. Los AOC con progestinas poco o nada androgénicas, y con bajos contenidos de estrógenos, se asociarían a menor impacto sobre la tensión arterial. No se han encontraron cambios significativos en la tensión arterial en usuarias de etinilestradiol 30 μg más gestodeno 75 μg. La tensión arterial suele ser similar entre no usuarias de planificación y usuarias jóvenes o saludables de AOC de microdosis o de muy baja dosis, el principal factor diferenciador a considerar suelen ser las condiciones y hábitos personales de cada usuaria [77].

La drospirenona, por ser progestina derivada de la espironolactona con acción antimineralocorticoide en combinación con etinilestradiol 30 μg, se asocia a ligero descenso en la tensión arterial [79]. En estos estudios [93,106] se ha señalado que un número mayor de mujeres que utilizan AOC con drospirenona presentaron disminución de la tensión arterial sistólica, mientras que un número mayor de las que utilizaban desogestrel presentaron incremento. En la práctica diaria se sugiere que no existen variaciones de la tensión arterial con significancia clínica que se pueda relacionar con las características antimineralocorticoides de la drospirenona [93]. No existe indicación expresa para el uso de los AOC con drospirenona para reducir la tensión arterial.

[G] Teratogenicidad

No se ha observado mayor tasa de abortos espontáneos, anomalías cromosómicas ni malformaciones congénitas en nacidos de mujeres que previamente habían utilizado AOC. Tampoco se ha señalado relación entre los esteroides sexuales y anomalías congénitas del complejo VACTERL (vertebrales, anales, cardíacas, traqueoesofágicas, urinarias y de extremidades) [7]. Bracken hace muchos años [125] en un metaanálisis de 26 estudios que comparaban 6102 usuarias de AOC con 85 167 no usuarias y no observó aumento en el riesgo global de malformaciones, cardiopatías congénitas ni defectos en extremidades. Se debe informar a las usuarias de AOC que el riesgo de anomalías congénitas no es significativamente superior a la tasa general de la población, o sea del 2-3%, si se embarazan mientras la están tomando o a las que por accidente la toman en el inicio de una gestación [108]. Bukvic *et al.* [126], a partir de estudios *in vitro*, señaló que etinilestradiol más norgestrel en una proporción de 1:5 no induce alteraciones cromosómicas estructurales en cultivos de linfocitos y fibroblastos humanos. No hay razón para recomendar a las mujeres diferir sus intentos de concebir, hasta uno, dos o más meses después de suspendido el AOC.

[H] Salud sexual

Es muy subjetivo en la vida de las parejas, la evaluación del deseo sexual. Estudios comparativos de la frecuencia de relaciones sexuales y orgasmo, antes y después del uso de AOC, no han revelado diferencias. Es posible que algunas mujeres experimenten aumento del deseo sexual, que puede estar relacionado con la reducción del temor a quedar en embarazo no planeado. A su vez es posible esperar que la disminución de la testosterona libre producida por los AOC y/o el efecto antiandrogénico de algunas progestinas, guarden relación con la reducción de la libido. Son escasos los estudios sobre los AOC y la salud sexual. Caruso *et al.* [127], en un estudio preliminar en 57 mujeres saludables y sexualmente activas, encontraron que valerato de estradiol más dienogest causaba mejoría de la sexualidad, luego de seis ciclos de uso. Más recientemente Davis *et al.* [128] en un estudio doble ciego y multicéntrico, comparó los efectos del valerato de estradiol más dienogest con etinilestradiol más levonorgestrel en cuanto a la función sexual. Evaluaron con el índice de función sexual femenina, 276 mujeres que previamente habían informado disfunción sexual asociada al uso de AOC. Observaron que ambos esquemas contraceptivos mejoraron la función sexual, así como todos los componentes: deseo, excitación, lubricación, orgasmo y satisfacción sexual.

[I] Otros impactos
Los AOC no se asocian con ulcera gástrica, duodenal o enfermedad inflamatoria intestinal. No se deben recomendar a mujeres con trastorno de mala absorción digestiva por el posible fracaso contraceptivo [108]. Hace algunos años, Gardyn apuntó que los AOC reducían los niveles sanguíneos de vitamina B12, sin llegar a significancia clínica y con retorno al rango normal después de suspendido [7]. Existen resultados encontrados sobre la asociación entre laxitud de los ligamentos articulares y los niveles de estrógenos, progesterona y relaxina. No parece que los componentes hormonales de los AOC empeoren la deformidad de los eritrocitos en pacientes con anemia de células falciformes, entidad que afecta especialmente a la población afrodescendiente.

RIESGOS Y EVENTOS ADVERSOS

Las dos mayores preocupaciones que generan los AOC en el personal de la salud y en la comunidad en general son el riesgo de cáncer y el riesgo cardiovascular, situaciones que se han estudiado ampliamente. La evolución de los AOC, que ha llevado a la píldora moderna, ha buscado reducir estos riesgos por medio de dos acciones principalmente: reducir la carga estrogénica que entrega la píldora por cada ciclo y cambiar la progestina por otra menos androgénica [61]. Seguidamente se presentan aspectos referentes a los AOC con el riesgo de patologías malignas (seno, cuello uterino y hepáticos) y cardiovasculares (enfermedad tromboembólica venosa, accidente cerebrovascular e infarto de miocardio).

[A] Riesgo de patologías malignas
Tres entidades han sido las más ampliamente estudiadas y sobre ellas existen posturas para el abordaje. La de mayor expectativa

es el cáncer de seno, se diagnostica a más mujeres con cáncer de seno que ningún otro cáncer. Se calcularon que en 1980 se presentaron 572 000 casos nuevos de cáncer de seno en el mundo y se estimó que para el año 2017 se diagnosticaron 252 710 casos de cáncer de seno invasivo y 63 410 de cáncer de seno *in situ* en los Estados Unidos [129]. La incidencia etaria aumenta desde la tercera década de vida y son factores de riesgo: alto nivel socioeconómico, nuliparidad, primer parto tardío, menarquia temprana, menopausia tardía, antecedente de enfermedad mamaria benigna y antecedente familiar de cáncer de seno.

Si bien las causas del cáncer de seno siguen siendo desconocidas, las hormonas endógenas parecen jugar un importante papel. Al parecer la génesis del cáncer de seno es multifactorial y el riesgo de cáncer de seno en usuarias de AOC es tema de controversia [130]. Hoy se acepta que ambos componentes de la píldora constituyen factor hormonal de riesgo para cáncer de seno y no solo el estrógeno, como antes se pensaba. En 17 de 18 estudios de casos/ controles y 5 de cohortes, analizados por la Organización Mundial de la Salud hace varias décadas, no observaron cambios importantes del riesgo de cáncer de seno cuando se compararon mujeres que alguna vez habían usado AOC con otras que nunca los habían recibido. Cuando se estudian grupos etarios, los resultados son también disímiles. Cuando el cáncer de seno se diagnostica en mujeres menores de 35 años de edad, se ha encontrado ligero aumento en la asociación cáncer de seno y antecedente de uso de AOC, sobre todo si se utilizaron por períodos prolongados [7].

El riesgo de cáncer de seno en usuarias de AOC que empezaron a utilizarlos antes de los 25 años de edad o antes del primer embarazo llegado a término es contradictorio. Por un lado se ha sugerido desaconsejar el uso prolongado del AOC en adolescentes, ya que estudios de casos y controles han demostrado que al inicio y al final de la vida reproductiva, el uso de este método puede influir en el riesgo de cáncer de seno.

En mujeres mayores de 35 años de edad, o en aquellas que no han llevado un embarazo a término, los estudios son contradictorios; mientras algunos no señalan cambios otros indican ligero aumento en la incidencia. Existen indicios de que el riesgo asociado a los AOC de microdosis es inferior al atribuido a los de

50 o más µg de etinilestradiol. Hace veinte años el *Colaborative Group on Hormonal Factor in Breast Cancer* [131] reunió datos de 54 estudios, casi el 90% de los estudios epidemiológicos realizados en todo el mundo, que agrupaban 53 297 mujeres con cáncer de seno y 100 239 controles sin cáncer de seno, de lo cual se concluyó que las usuarias actuales de AOC están en riesgo ligeramente más alto de cáncer de seno, RR: 1.24 [IC95%: 1.15-1.33]. Cuando se discontinua la píldora, el RR disminuye progresivamente: 1.16 después de 1-4 años, 1.07 luego de 4-9 años y desaparece a los 10 años. Entre las mujeres que empezaron a utilizar AOC antes de los veinte años de edad se observó mayor riesgo que en las que empezaron más tarde, para aquellas el RR fue 1.59, que disminuyó a 1.40 entre 1-4 años después de discontinuar el uso. A los cinco años la diferencia entre las mujeres que empezaron el uso, antes de veinte años o más tarde, había desaparecido.

Marchbanks *et al.*, en el año 2002 [132], publicaron los resultados del *Women's Contraceptive and Reproductive Experiences* [Women's CARE], estudio realizado en mujeres entre 35-64 años para establecer el riesgo de cáncer de seno con los AOC. Dicho estudio informó RR: 1.0 [IC95%: 0.8-1.3] para usuarias actuales y RR: 0.9 [IC95%: 0.8-1.0] para usuarias anteriores. Resultados similares a los obtenidos en la década de los ochenta del siglo anterior por *The Cáncer and Steroid Hormone* [CASH], en el que señalaron ausencia de asociación entre el uso de AOC y cáncer de seno [73].

El estudio más reciente fue publicado en el 2017 [130] y partieron del hecho que es poco el conocimiento que se tiene con respecto a la asociación entre contracepción hormonal y el incremento en el riesgo de cáncer de seno. Utilizaron el registro nacional danés y por medio de un estudio de cohorte prospectivo de 1.8 millones de mujeres seguidas hasta por once años, señalan que el uso actual o reciente de AOC ofrece los siguientes riesgos, comparadas con mujeres que nunca utilizaron hormonas. Uso por menos de un año RR: 1.03 [IC95%: 0.89-1.19]. Uso por uno o cinco años RR: 1.17 [IC95%: 1.07-1.27]. Uso por cinco a diez años RR: 1.27 [IC95%: 1.16-1.38]. Uso por más de diez años RR: 1.46 [IC95%: 1.32-1.61]. Para cualquier tiempo de uso de AOC RR: 1.20 [IC95%: 1.14-1.26], lo que significa 13 casos de cáncer de seno por cada 100.000 mujeres/año. Similares resultados encontraron con píldoras trifásicas y monofásicas de levonorgestrel, RR: 1.21 [IC95%: 1.04-1.41] y RR: 1.45 [IC95%: 1.26-1.67], respectivamente. El mismo estudio señaló que al año de suspendido el AOC el RR: 1.05 [IC95%:0.95-1.17], entre uno y cinco años de suspendido RR: 1.00 [IC95:0.93-1.06]. Similares cifras observaron con mayor número de años desde la finalización del uso de los AOC. Señalan ligeras diferencias entre los diferentes preparados disponibles y sentencian que los ligeros incrementos observados en el riesgo de cáncer de seno con los AOC deben sopesarse con los importantes beneficios en términos de eficacia contraceptiva y la reducción en el cáncer de ovario, endometrio y quizá cáncer colorectal.

Otro estudio [83] determinó los riesgos para cáncer de seno con el uso actual o para menos de cinco años de suspendido el AOC, y encontró RR: 1.48 [IC95:1.10-1.97]; entre cinco y quince años de suspendido RR: 1.12 [IC95%: 0.9-1.3]; entre quince y veinticinco años de suspendido RR: 1.05 [IC95%: 0.88-1.24]; entre veinticinco y treinta y cinco años de suspendido RR: 1.10 [IC95: 0.94-1.28] y más de treinta y cinco años de suspendido RR: 0.75 [IC95: 0.60-0.93].

El patrón de comportamiento del cáncer de seno con respecto a los AOC es independiente a la duración del uso, el mismo comportamiento se ha observado en nulíparas, con historia familiar de cáncer de seno, residentes en países desarrollados o en desarrollo y en diferentes etnias. Adicionalmente, después de haber suspendido los AOC por diez o más años no existen diferencias en el riesgo acumulado entre las que alguna vez lo utilizaron y las que nunca lo hicieron [7,83,130]. Por años se ha considerado que el riesgo ligeramente elevado mientras se utiliza el AOC puede ser resultado de la capacidad del estrógeno para promover el crecimiento de células cancerosas ya presentes en el seno, en vez de una potencial capacidad para iniciar nuevos puntos malignos. Generalmente es más probable que el cáncer ocurra debido a una prolongada y/o elevada exposición a uno o varios agentes. En muchas circunstancias los peligros del embarazo no deseado superan con creces el pequeño aumento en el riesgo de cáncer de seno asociado al uso actual de los AOC.

En su libro de texto, Speroff [108] señala tres aspectos que se deben reproducir. Primero, el uso previo de AOC se puede asociar con disminución del riesgo de cáncer de seno metastásico y, posiblemente, con el posmenopáusico. Segundo, los AOC no incrementan el riesgo de cáncer de seno en mujeres con familiares afectadas ni en mujeres con enfermedad benigna comprobada. Tercero, la usuaria debe recibir información sobre los diversos factores de riesgo identificados, con énfasis en la necesidad de hábitos y estilos de vida saludables. Es importante fomentar el autoexamen del seno, igual que las evaluaciones clínicas periódicas que deben cumplir todas las mujeres.

La segunda entidad de importancia es el cáncer del cuello uterino. La tumoración maligna más frecuente del cuello uterino es el carcinoma escamocelular. Se estimó que en 1980 se diagnosticaron 465 000 casos nuevos en el mundo, de los cuales el 80.0% ocurrió en países en desarrollo. Su incidencia es alta en África, Centroamérica y Suramérica. Los siguientes son considerados factores de riesgo: comienzo del coito a temprana edad, alta tasa de paridad, varias parejas sexuales, consumo de cigarrillos y la infección por el virus del papiloma humano (VPH), grupo de más de 70 serotipos virales. Se ha señalado que la infección con VPH es prerrequisito para el cáncer escamocelular del cuello uterino [38].

Las publicaciones sobre el riesgo de cáncer del cuello uterino y AOC se consideran difíciles de interpretar por la existencia de importantes factores de confusión como el comportamiento sexual y la infección por el VPH. La probabilidad de que las usuarias de AOC utilicen condones puede ser menor si se les compara con las posibilidades de las no usuarias. En vista de que los condones pueden prevenir la transmisión por el VPH, las usuarias de la píldora pueden tener mayor riesgo de ser infectadas. Es posible que el riesgo de desarrollar cáncer del cuello uterino asociado al uso prolongado del AOC sea, en realidad, el resultado de infección por VPH no detectada.

Se ha indicado mayor presencia de displasias cervicales en las usuarias de AOC. Por estar en vigilancia periódica también es posible que se realicen mayor número de citologías cervicales, con el aumento en la posibilidad de detectar lesiones en estados tempranos y reducción del riesgo de cáncer invasivo. Al parecer no existe la suficiente claridad sobre si los AOC influyen en los cambios que experimenta el epitelio cervical para pasar de tejido normal a displasia, cáncer *in situ* y carcinoma invasor. No obstante, hace muchos años Delgado *et al.* [133], basados en un metaanálisis, concluyeron que los AOC son factor de riesgo para todos los estados de la historia natural de la enfermedad, existiendo relación directa con la duración del uso. Riesgo relativo de displasia a los cinco años de uso: 2.2 y 4.7 para los diez años. Para cáncer *in situ*: 1.9 y 3.1, para cáncer invasivo: 1.5 y 2.0, respectivamente. Los AOC administrados durante mediano o largo plazo se asocian con incremento del riesgo de displasias, cáncer invasivo y con la progresión de la displasia a enfermedad invasiva.

En un estudio que controlaba el número de parejas sexuales, se observó un aumento ligero en el riesgo de cáncer del cuello uterino, especialmente si el uso del AOC era prolongado. El RR para las mujeres que han usado AOC por cinco o más años se ha estimado entre 1.3-1.8 [7], lo cual coincide con lo señalado en por otros autores que concluyeron hace décadas que el RR de neoplasia cervical es casi 2.0; similar a lo señalado por Ramahandran [133]. El estudio de *Oxford/FPA* encontró incidencia de 0.9/1.000 años/mujer en usuarias de dos años de AOC e incidencia de 2.2/1.000 años/mujer después de 8 años [134]. También, estudios del *Royal Collage of General Practitioners* [RCGP], ajustados según grupos etarios, socioeconómicos, paridad, consumo de cigarrillos y antecedentes de enfermedad de transmisión sexual, encontraron que el riesgo de cáncer *in situ* y cáncer invasor del cuello uterino aumentaban con la duración del uso de la píldora. La incidencia en mujeres que habían usado AOC por diez o más años fue cuatro veces superior a la observada en nunca usuarias. Un grupo de expertos de la OMS observaron que el riesgo relativo de cáncer de cuello uterino fue mayor en usuarias de AOC que tenían varias parejas sexuales. En otros estudios se ha indicado que los riesgos son mayores si las usuarias de AOC tienen alta paridad o presentan infecciones genitales [7]. Con referencia a lo último, en el año 2002 se publicó un estudio multicéntrico de casos y controles [135] adelantado por la *International Agency for Research on Cancer*, realizado en Tailandia, Filipinas, Marruecos, Brasil, Paraguay, Colombia y España, donde se evaluó el efecto de los AOC en el riesgo de cáncer del cuello uterino en mujeres con infección por el VPH. Se observó incremento del riesgo en las usuarias por 5-9 años OR: 2.81 [IC95%: 1.46-5.42]; si el uso fue de diez o más años fue el OR: 4.03 [IC95%: 2.09-8.02).

El otro tumor maligno del cuello uterino es el adenocarcinoma, entidad rara y de patogénesis diferente. Su relación con el uso prolongado de los AOC también es controversial. Monterrosa [7] citó un estudio de casos y controles, realizado por Briton *et al.*, quienes encontraron que el riesgo relativo de adenocarcinoma fue incluso mayor que el de células escamosas. También citó trabajos de la década de los ochenta de Persson, Parazzini y Jones, en los que no se observaron esos hallazgos.

Así como se ha enfatizado en la relación entre el tiempo de uso del AOC con incremento en el riesgo de cáncer del cuello uterino, se ha señalado disminución en el riesgo con el tiempo de discontinuación del método [16]. El AOC puede ser un cofactor dentro del desarrollo de dicha patología, pese a ello, la OMS no ha considerado la necesidad de modificación en la prescripción de los AOC, teniendo en cuenta los beneficios que aporta. La incidencia de lesiones precancerosas y cancerosas cervicales se incrementa con la persistencia del virus del papiloma humano y el uso de AOC, aunque la estimación del riesgo suele estar limitado por la heterogeneidad de los estudios. El incremento en el riesgo de cáncer cervical que se observa con el uso actual, suele declinar y reducirse a la basal después de suspendido el AOC [38].

La aplicación de protocolos que incluyan educación en salud, considerar la disponibilidad y alcances de la vacunación, evaluación sanitaria de elevada calidad, la periódica y adecuada toma de la citología cervical con su correcta interpretación, hacen parte de los derechos sexuales y reproductivos de todas las mujeres, sean o no usuarias de los AOC.

Por otro lado, desde la década de los setenta se han publicado casos clínicos de tumores benignos hepáticos, sobre todo adenomas en usuarias de AOC, aunque aún no existen pruebas de relación causal. Se ha notificado regresión de adenoma hepático y de hiperplasia nodular focal cuando se suspenden los AOC. Se estima incidencia de adenoma hepático de uno por 100 000 usuarias, y posiblemente más, relacionado con el uso prolongado de las macrodosis.

Las neoplasias hepáticas son raras en mujeres en edad reproductiva. El carcinoma celular hepático es en la mayoría de los casos, el cáncer primario del hígado. En 1980 ocurrieron 250 000 casos nuevos en el mundo, con mayor frecuencia en varones que en mujeres con una relación 3:1. Existe relación entre cáncer hepático y el virus de la hepatitis B, así como con el alcohol. Por su parte, los tumores benignos del hígado suelen presentarse como una masa que puede causar hemorragia peritoneal. Prentice y Thomas, en la década de los ochenta, informaron casos de cáncer hepático en usuarias de AOC [7]. En poblaciones donde la enfermedad es poco común, es rara su asociación con AOC. En poblaciones con alta frecuencia de infección por el virus de la hepatitis B, los AOC no parecen modificar el riesgo. Son escasos los datos sobre el uso prolongado. Aunque se ha reportado relación con la ciproterona, Mármol *et al.* enfatizan que el *Multicenter International Liver Tumor Study* [MILTS] falló en demostrar en más de 2000 mujeres, incremento en el riesgo de cáncer hepático con píldoras que incluían acetato de ciproterona 2 mg. Los estudios sobre la asociación entre AOC y el riesgo de cáncer de hígado han generado resultados controvertidos. Un reciente metaanálisis del año 2015 [136], que incluyó 17 estudios de cohortes y de casos/controles encontró que no hubo asociación estadísticamente significativa entre los AOC y el riesgo de cáncer hepático, RR: 1.23 [IC95%: 0.93-1.63]. Un metaanálisis de 27 estudios observacionales [137] no identificó asociación significativa entre AOC y cáncer de páncreas, RR: 1.09 [IC95:0.96-1.23].

Una de las más completas y reciente publicaciones en las que se evaluó el impacto de los AOC en cuanto a cáncer fue realizada por Lisa Iversen en el año 2017, con datos del *Royal College of General Practitioners* del Reino Unido [83]. En el estudio se valoraron 46 022 mujeres desde 1968 y observadas por hasta 44 años, para establecer las tasas para varios tipos de cáncer según fuesen alguna vez o nunca usuarias de AOC. Entre las usuarias se identificaron 4661 mujeres que presentaron al menos un tipo de cáncer y entre las nunca usuarias 2341 tuvieron al menos un cáncer. Los AOC se asociaron a disminución en la incidencia de cáncer colorectal IRR (Incidence Rate Ratio): 0.81 [IC95: 0-66-0.99], endometrio IRR: 0.66 [IC95: 0.48-0.89], ovárico IRR: 0.67 [IC95%: 0.50-0.89], cáncer linfático y hematopoyético IRR: 0.74 [IC95%: 0.58-0.94]. Un mayor riesgo de cáncer de pulmón solo se observó entre las usuarias fumadoras. El ligero mayor riesgo de cáncer de seno y del cuello uterino que se observó en usuarias actuales o recientes, se redujo desde los cinco años de suspendido el AOC y en los años siguientes. No se observó incremento en el riesgo de ninguno de los cánceres en los años posteriores, mientras que la reducción para el cáncer endometrial, ovárico y colorectal persistió al menos treinta años.

En otra evaluación, Samson *et al.* [138] publicaron en el año 2017 el estudio de 4816 mujeres que habían presentado cáncer de seno entre 2000-2013 y por medio de una curva de Kaplan-Meier calcularon la rata de mortalidad con el uso de anticonceptivos orales. Estimaron que los anticonceptivos orales de solo progestinas se asociaron a reducción significativa en el riesgo de muerte por cáncer de seno, HR: 0.07 [IC95%:0.01.0.52] y un incremento no significativo en el riesgo de mortalidad por cualquier causa HR: 1.04 [IC95%: 0.52-2.07]. Con respecto a los AOC observaron incremento significativo en la mortalidad por cáncer de seno HR: 1.61 [IC95%: 1.14-2.28] y mortalidad por cualquier causa HR: 1.83 [IC95%:1.30-2.57].

Por su parte, Moorman *et al.* [139] en el año 2013, publicaron una revisión sistemática y metaanálisis que adelantaron para estimar el riesgo de cáncer de ovario y cáncer de seno asociado a los AOC en mujeres con alto riesgo a esas patologías por presentar las mutaciones BRCA-1 y BRCA-2 o historia familiar de esas patologías. Identificaron seis estudios que examinaban cáncer de ovario y ocho cáncer de seno, teniendo en consideración las citadas mutaciones y el uso de AOC. Observaron que las asociaciones eran cualitativamente similares a las observadas en las poblaciones en general. El uso de AOC estuvo inversamente asociado con el riesgo de cáncer de ovario, mientras que existía aumento modesto, no estadísticamente significativo, para el cáncer de seno. Consideraron que los datos existentes no son suficientemente sólidos para recomendar el uso de AOC como estrategia de quimioprevención para mujeres con alto riesgo de cáncer de ovario por presentar BRCA-1 o BRCA-2. A la inversa las mujeres con la mutación o con familiares que han presentado cáncer de seno y deseen utilizar AOC, lo pueden utilizar ya que no existe la suficiente evidencia para no recomendarlos en población de alto riesgo.

[B] Riesgo de patologías cardiovasculares

Desde los inicios de los AOC se observaron que los mayores riesgos para la salud eran las patologías del aparato circulatorio: enfermedad tromboembólica venosa, accidente cerebrovascular trombótico o hemorrágico y el infarto de miocardio [140]. Los mecanismos identificados para explicar dichos riesgos son: (a) Acción de los estrógenos sobre el sistema de la coagulación. (b) Acción de las progestinas sobre el metabolismo de los lípidos. (c) Efectos de la combinación estrógeno más progestina sobre la tensión arterial y el metabolismo de los carbohidratos. (d) Efecto de las elevadas dosis de estrógeno más progestina, que alteran el endotelio y generan proliferación de la capa íntima vascular y favorecen fenómenos obstructivos [141].

Un antiguo análisis del *Royal Collage of General Practitioners*, adelantado entre 1977-1981, determinó que el etinilestradiol es el responsable de las complicaciones en el sistema venoso, trombosis y embolias, mientras que la progestina es de las complicaciones arteriales. Este efecto está mediado por la acción sobre el receptor de andrógenos. Los AOC actualmente disponibles, ya sea de muy bajas dosis o de ultra bajas dosis, no son causa de enfermedad arterial. Los riesgos cardiovasculares venosos y arteriales tienen relación con la carga hormonal, a mayor dosis de hormonas mayor es el riesgo, sobre todo venoso. Desde décadas anteriores existen pruebas que demuestran que los AOC de microdosis presentan menor riesgo de accidentes cardiovasculares, si la mujer es sana y no fumadora [7].

El riesgo cardiovascular no está relacionado con la duración del uso del AOC y tampoco se observa entre mujeres que solían usarlos. Algunos hábitos sí son desfavorables. Hace años se señaló que las usuarias que eran fumadoras tenían riesgo más elevado de accidente circulatorio, así como aquellas que tenían características genéticas que las exponían a dichas enfermedades. Estudios epidemiológicos permiten pensar que probablemente los AOC no están asociados a incremento en el riesgo de aterosclerosis o infarto de miocardio. La hipertensión arterial sí es factor que incrementa el riesgo de accidente vascular cerebral en usuarias de AOC. No existen evidencias que soporten que las usuarias de microdosis, mayores de 35 años de edad, que no fuman, ni presenten riesgos para enfermedades del sistema circulatorio, enfrenten un grado mayor de riesgo para accidente cerebrovascular o infarto que las más jóvenes [142].

La enfermedad tromboembólica venosa (ETV) es la obstrucción de un vaso sanguíneo venoso por un coágulo, entidad de diagnóstico difícil, rara en mujeres jóvenes o saludables, y de expresión clínica variable. Su incidencia es 32 casos por millón/año en mujeres entre 20-24 años de edad, 46 casos por millón/año en mujeres entre 30-34 años de edad y 59 casos por millón/año para el rango etario entre 40-44 años [7,14]. Debora Bateson [109] en el año 2016 en una revisión sistemática y metaanálisis presentó los riesgos de ETV para varios estados de vida de la mujer. Tabla N° 9.

TABLA N° 9
RIESGOS PARA ENFERMEDAD TROMBOEMBÓLICA VENOSA

Estado vital	Riesgo por 10 000 mujeres / año
Edad reproductiva sin uso de AOC y no embarazada	4
Edad reproductiva con uso de AOC y no embarazada	7 - 10
Embarazadas	20 - 30
Dos días antes del parto y un día después del parto	200 - 400
Primeras doce semanas de posparto	20 - 30

Los AOC se asocian significativamente con ETV debido, principalmente, a la actividad procoagulante del estrógeno, lo cual es dosis dependiente [109,110,111,112]. En los primeros estudios de casos y controles realizados en los Estados Unidos y en Gran Bretaña, en usuarias de AOC con más de 50 µg de etinilestradiol, se estimó que el riesgo de ETV era 4.4-9.0 veces mayor que el observado en no usuarias. Por otro lado, estudios realizados por la Universidad de Oxford con la Asociación de Planificación Familiar, el *Royal Collage of General Practitioners* y *Walnut Creeek*, entre otros, indicaron que una dosis más baja de estrógenos conlleva menor riesgo de ETV. El riesgo relativo en usuarias de los nuevos AOC en comparación con no usuarias, se reduce del 8.3 al 2.8 [7]. La Tabla N° 10 se basa en una gráfica presentada por Burkman [71], quien señala la tasa de ETV según la dosis del etinilestradiol presente en la píldora.

TABLA N° 10 ANTICONCEPTIVOS ORALES COMBINADOS RIESGO DE ENFERMEDAD TROMBOEMBÓLICA VENOSA SEGÚN LA DOSIS DE ETINILESTRADIOL	
Concentración del estrógeno	Riesgo por 10 000 mujeres / año
Más de 50 μg de etinilestradiol	10
50 μg de etinilestradiol	7
Menos de 50 μg de etinilestradiol	4.2

Muchos estudios indican que todos los AOC incrementan el riesgo de ETV, lo cual no tiene discusión [77,140]. El riesgo de ETV para cualquier mujer que toma AOC de muy bajas dosis o ultra bajas dosis, menos de 35 μg de etinilestradiol es dos o tres veces más alto que el esperado para mujeres no usuarias [109]. El riesgo se mantiene constante aunque se prolongue el tiempo de uso y no persiste cuando se suspende el método. A manera de ejemplo se presentan datos del estudio de Sidney *et al.* [143], quienes estimaron en mujeres del rango etario entre 15-44, el OR ajustado, según raza/etnicidad, ingresos económicos e índice de masa corporal, para ETV con el uso de AOC. Tabla N° 11.

TABLA N° 11 ANTICONCEPTIVOS ORALES COMBINADOS RIESGO DE ENFERMEDAD TROBOMBOEMBÓLICA VENOSA	
Condición	OR [IC95%]
Usuarias actuales frente a no usuarias actuales	4.07 [2.77-6.00]
Usuarias actuales frente a nunca usuarias	3.22 [1.89-5.49]
Usuarias pasadas frente a nunca usuarias	0.73 [0.44-1.21]
Uso actual por menos de doce meses frente a nunca usuarias	5.43 [2.12-13.94]
Uso actual entre 12-59 meses frente a nunca usuarias	5.73 [2.98-10.99]
Uso actual superior a sesenta meses frente a nunca usuarias	3.12 [1.99-4.88]
Usuarias actuales con IMC entre 25-30 kg/metro^2 frente a nunca usuarias	1.78 [1.14-2.77]
Usuarias actuales y obesidad frente a nunca usuarias	3.47 [2.35-5.10]

Generan controversias las cifras estimadas para riesgo de las ETV por las diferentes combinaciones [109,112]; el paso de la segunda a la tercera generación de píldoras no ha significado reducción en el riesgo estimado, algunos estudios han señalado incremento y otros no han observado diferencias [7,115,109,111]. Lo más destacado e importante es que no existe evidencia de aumento en la mortalidad y morbilidad real por ETV con las nuevas progestinas, según sentencia de Speroff [108]. No obstante, al momento de la prescripción del AOC se debe ser riguroso en la búsqueda de factores de riesgo para ETV, para lo cual es fundamental el correcto interrogatorio semiológico.

Uno de los más importantes adelantos para estudiar la ETV son los marcadores de hipercoagulabilidad, uno de ellos es el factor V de Leiden, mutación que es identificada por análisis de genotipo [140]. Se ha señalado que las mujeres portadoras de la mutación tienen treinta veces más riesgo de ETV; si es homocigota, el riesgo supera las cien veces [7]. Spannaagl *et al.* [144] valoraron 80 mujeres con diagnóstico de ETV y las compararon con 406 mujeres sanas, estimaron OR ajustado de 4.1 para ETV en mujeres que no tiene mutación V de Leiden y usan AOC. Para las portadoras del factor V de Leiden y uso de AOC el OR ajustado fue 10.2. Ello confirma lo señalado sobre el incremento en el riesgo relativo de ETV en usuarias de AOC que son portadoras de la mutación [109]. La disponibilidad de una prueba clínica que establezca la presencia del factor V de Leiden, puede ser una importante estrategia para identificar mujeres en mayor riesgo de ETV. En contraste, cuando ya se ha estimado que solo diez de un millón de usuarias de AOC pueden ser positivas al factor V de Leiden, no parece razonable y práctico plantear tamizaje para toda la población general. No es necesario investigar rutinariamente el factor V de Leiden antes de prescribir un AOC.

La enfermedad venosa superficial incluye venas varicosas y trombosis venosa superficial, aunque es considerado un evento benigno, está asociada a ETV concepto que incluye trombosis venosa profunda y tromboembolismo pulmonar. Los AOC y la enfermedad venosa superficial son factores de riesgo independientes para ETV [145]. Recientemente, Tepper *et al.* [146] luego de realizar una revisión sistemática de dos estudios europeos, una cohorte prospectiva de 1978 y casos-controles del 2013, concluyen que los estudios sugieren incremento en el riesgo de ETV en usuarias con enfermedad venosa superficial, aunque no se pueden considerar los datos como definitivos debido a limitaciones en la cantidad y calidad de los estudios. Son escasas las evaluaciones de AOC y enfermedad venosa superficial. Los criterios de elegibilidad de los AOC clasifican como criterio de elegibilidad-1 a las venas varicosas y como criterios de elegibilidad-2 a la trombosis de venas superficiales [101,102,103].

Es raro el accidente cerebrovascular (ACV) en mujeres saludables en edad reproductiva [147]. Para ACV isquémico según grupos etarios se han estimado las siguientes cifras: 6 eventos por millón de mujeres/año entre 20-24 años; 10 eventos por millón de mujeres/año entre 30-34 años y 16 eventos por millón de mujeres/año entre 40-44 años. En cuanto a ACV hemorrágico se esperan 13 eventos por millón de mujeres/año entre 20-24 años, 24 eventos por millón de mujeres/año entre 30-34 años y 46 eventos por millón de mujeres/año entre 40-44 años [14,140].

TABLA N° 12
ANTICONCEPTIVOS ORALES COMBINADOS
RIESGO RALATIVO DE ACCIDENTE
CEREBROVASCULAR ISQUÉMICO

	Riesgo relativo (IC)	
	Igual o más de 50 ug/día etinilestradiol	Menos de 50 ug/día etinilestradiol
Lidegaard (1993)	2.9 (1.6 - 5.4)	1.8 (1.1 - 2.9)
OMS (1996)	5.3 (2.6 - 11.0)	1.5 (0.7 - 3.3)
Heinemann (1997)	3.5 (1.8 - 7.4)	2.6 (1.7 - 3.9)

En 1968 se realizó la primera publicación que informó la existencia de asociación entre los AOC con el ACV isquémico y en 1973 con el ACV hemorrágico [141]. Existe aumento en el riesgo de ACV isquémico y hemorrágico en usuarias de AOC, modificado por la edad y los factores de riesgo predisponentes, especialmente el consumo de cigarrillos. La patogenia se puede relacionar con el sistema de coagulación, los cambios metabólicos y el aumento de la tensión arterial. Algunas pruebas sugieren que la trombosis, no la aterosclerosis, es causa de casi todos los riesgos cardiovasculares inherente a los AOC. Como los eventos trombóticos guardan relación con la dosis del estrógeno, es de esperar que los preparados de bajas dosis conlleven menor riesgo de ACV. La Tabla N° 12 presenta el riesgo relativo de ACV isquémico con el uso de AOC frente a no usuarias y, en consideración a la dosis de estrógenos [71].

La Organización Mundial de la Salud también estableció que la incidencia de ACV isquémico es baja en mujeres en edad reproductiva, igualmente el riesgo atribuible a los AOC [7]. Dicho riesgo se puede reducir más, si la mujer no es fumadora y no tiene historia de hipertensión arterial. Además, se ha señalado que el ACV hemorrágico atribuible al AOC no se presenta en jóvenes, mientras que en mayores es solo ligeramente. El exceso de riesgo estimado para ambos tipos de ACV, asociado a AOC de microdosis y macrodosis es dos y ocho por 100 000 mujeres/año, respectivamente.

Actualmente se consideran como eventos raros, la relación entre preparados modernos de microdosis, muy bajas dosis y ultra bajas dosis con el ACV [140]. Por tanto, dicha relación se debe considerar en el contexto de todos los beneficios y riesgos. No se debe olvidar que el hábito de fumar es factor de riesgo adicional muy importante para el ACV, especialmente en mujeres mayores de 45 años. El uso de AOC con etinilestradiol 30 µg o menos, sin el hábito de fumar, no está asociado significativamente con incremento en el riesgo de ACV. El uso simultáneo de la AOC con el consumo de cigarrillos/tabaco sí causa incremento significativo en dicho riesgo [16].

Los AOC de bajas dosis no incrementan significativamente el riesgo de ACV, pero no se deben administrar a mujeres con cambios visuales o déficits neurológicos focales asociados a migraña. El RR de ACV hemorrágico para esas mujeres, si son mayores de 35 años de edad y utilizan AOC, llega a ser de 2.2 [IC95%: 1.5-3.3]. La Tabla N° 13 presenta la incidencia de ACV en mujeres en edad fértil, de acuerdo con publicación realizada por Speroff [108]. La hipertensión arterial, el hábito de fumar y la migraña asociada a aura o déficit neurológico deben ser tres preguntas en el interrogatorio médico al prescribir los AOC.

TABLA N° 13 INCIDENCIA DE ACCIDENTE CEREBROVASCULAR CEREBRAL EN MUJERES EN EDAD FERTIL	
Incidencia global de ACV isquémico	5/100 000/año
Incidencia de ACV isquémico, menores de 35 años	1-3/100 000/año
Incidencia de ACV isquémico, mayores de 35 años	10/100 000/año
Incidencia global de ACV hemorrágico	6/100 000/año
Exceso de casos en usuarias de AOC de bajas dosis. Incluidas fumadoras e hipertensas	2/100 000/año
Exceso de casos en usuarias de AOC de altas dosis. Incluidas fumadoras e hipertensas	8/100 000/año

Por otro lado, el infarto de miocardio es raro en mujeres en edad reproductiva [147]. El riesgo en mujeres saludables, de 30-34 años de edad, es de dos por cada millón de mujeres, lo cual aumenta a 20 por millón cuando están entre 40-44 años de edad [14]. *La American Heart Association*, desde hace muchos años, ha señalado la importancia de los factores de riesgo en el desarrollo de infarto de miocardio: cuantos más factores están presentes es mayor la posibilidad de desarrollar enfermedad vascular coronaria. Los factores no modificables son: edad avanzada, sexo masculino y antecedente familiar de patología coronaria. Los modificables son los relacionados con el estilo de vida: tabaquismo, ingesta elevada de grasas y sal, consumo elevado de alcohol, sedentarismo, sobrepeso u obesidad, estrés, diabetes e hipertensión arterial. En 1963 se comunicó por primera vez la asociación entre AOC e infarto de miocardio [141].

El infarto de miocardio es infrecuente en usuarias de AOC, y se limita a mayores de 35 años de edad y fumadoras. Dicho concepto es conocido desde 1981 gracias al análisis prospectivo del Royal College of General Practitioners del Reino Unido y del estudio de Oxford de Planificación Familiar publicado en 1987, en los que no se encontró asociación entre AOC e infarto del miocardio. Esos dos estudios hoy día son considerados clásicos de la anticoncepción hormonal [7]. Usuarias de AOC que consumen menos de 15 cigarrillos/día tienen aumento en el riesgo de infarto de miocardio de 1.7 veces, si el consumo es más de 15 cigarrillos/día se eleva a 4.3 veces y fumar 25 o más cigarrillos/día eleva el riesgo en más de cuarenta veces, comparadas con usuarias de AOC que no fuman [16]. Los mecanismos señalados son: aumento de la aterogénesis, aumento de la trombosis coronaria y espasmo arterial coronario.

Los antiguos AOC con dosis elevadas de progestina se asociaban a cambio adverso en el perfil lipídico, disminución de las HDL-colesterol y elevación de las LDL-colesterol, creando condición favorable para los ateromas. Aparte de eso, los estrógenos elevan las HDL-colesterol y disminuyen las LDL-colesterol, es por ello que el perfil lipídico del AOC depende del equilibrio entre el efecto estrogénico y el de la progestina. Muy probablemente el etinilestradiol de los AOC pueda proteger a las arterias coronarias de los ateromas, inhibiendo el LDL-colesterol de las paredes de los vasos sanguíneos. Se considera que las progestinas de tercera generación son de acción neutra en los lípidos, y los AOC que las contienen causarían cambios lipídicos favorables, lo cual lleva a pensar que no favorecen ateromas ni aumentan el riesgo de infarto de miocardio en usuarias no fumadoras. Un estudio trasnacional de hace décadas comparó los AOC que tenían progestinas de segunda o tercera generación, y señaló que las usuarias de las últimas tenían 70% de reducción en el riesgo relativo de infarto del miocardio, comparadas con las usuarias de píldoras con levonorgestrel ($p<0.001$) [148].

Otro estudio clásico es *The Risk of Arterial Thrombosis In relation to Oral contraceptive* [149], realizado en Holanda en pacientes con edades entre 18-49 años, que habían sido hospitalizadas por infarto de miocardio y comparadas con 925 mujeres que no tenían antecedente de enfermedad cardiovascular. Las pacientes tuvieron mayor prevalencia de factores de riesgo para infarto de miocardio que los controles y el riesgo de infarto de miocardio fue el doble en las que eran usuarias de AOC frente a las no usuarias. El riesgo de infarto en las no usuarias y fumadoras: RR: 7.9 [IC95%: 4.9-12.9], no usuarias e hipertensas RR: 5.1 [IC95%: 2.9-8.8], no usuarias y portadoras de desórdenes en lípidos RR: 3.3 [IC95%: 1.6-6.8], no usuarias y diabéticas RR: 4.2 [IC95%: 1.6-10.9] y para no usuarias obesas RR: 3.4 [IC95%: 2.2-5.3]. A su vez, aquellas situaciones que tuvieron RR significativamente más elevados en usuarias de AOC fueron: fumar 13.6, diabetes

17.4 y dislipidemias 24.4. Este estudio puntualiza la necesidad de la adecuada selección de las mujeres a las cuales se les va a prescribir AOC.

A su vez, Roach *et al.* [147] publicaron un metaanálisis Cochrane para evaluar el riesgo de infarto de miocardio y ACV isquémico en usuarias de AOC frente a nunca usuarias. Luego de identificar 1298 publicaciones consideraron 24 estudios y observaron RR: 1.6 [IC95%:1.3-1.9] para infarto de miocardio y RR: 1.7 [IC95%:1.5-1.9] para ACV isquémico. La Tabla N° 14 presenta la incidencia de infarto de miocardio en mujeres en edad fértil, en la cual se puede observar que el riesgo se asocia especialmente con el hábito de fumar [71]. No existe claridad del riesgo generado con los diferentes tipos o generaciones de progestinas, mientras que sí es señalado que el riesgo se incrementa con las altas dosis de estrógenos. [147]. Cabe finalizar este aparte señalando que el uso prolongado en el tiempo de los AOC no incrementa el riesgo de episodios cardiovasculares.

TABLA N° 14
ANTICONCEPTIVOS ORALES COMBINADOS RIESGO RELATIVO DE INFARTO DE MIOCARDIO SEGÚN HABITO DE FUMAR

Estudios	Nunca	Fumadoras	Gran Fumadora
Croft (1989)		0.9 [IC95%:0.3-2.7]	20.8[IC95%:5.2-83.1]
Rosemberg (1990)	1.0	=	30.0 [IC95%:4.91-82.0]
OMS (1997)		4.0 [IC95%:1.5-10.4]	87.0[IC95:29.8-254.0]

[C] Diversos síntomas o eventos adversos

El personal de salud debe realizar seguimiento a las usuarias de AOC, ya que es posible que sean altas las tasas de abandono si no se enfrentan o no se da respuesta a diferentes problemas que muchas veces son temores, y no eventos adversos. Es fundamental inspirar seguridad y confianza en las usuarias de cualquiera de los métodos de planificación familiar.

En general, la principal razón de discontinuación de la píldora son los síntomas o eventos adversos [7], los cuales usualmente se presentan en los primeros tres o seis ciclos. El 25% de las usuarias los pueden experimentar en el primer ciclo, mientras que los informan el 5% de las que van más allá del tercer ciclo. En muchas ocasiones las usuarias atribuyen a las píldoras síntomas que en realidad no son producidos por ellas. Los síntomas o eventos adversos se reducen con la disminución en la concentración del estrógeno, los siguientes dos estudios ejemplifican dicho concepto. Monterrosa [7] cita a Dusterberg *et al.*, quienes compararon los síntomas adversos con píldoras de etinilestradiol 20 μg más gestodeno 75 μg con otras de etinilestradiol 30 μg más gestodeno 75 μg, y encontraron: cefalea 15.7% y 25.9%, tensión mamaria 8.4% y 19.7%, nerviosismo 4.2% y 17%, náuseas 3.7% y 13.5%, vértigos 3.3% y 10.1%, depresión 1.2% y 7.9%, várices 0.7% y 4.4%, respectivamente. También cita resultados del *Gestodene Study Group*, que señalaron mayor frecuencia de mastalgia, cefalea y náuseas en un grupo de mujeres que recibió etinilestradiol 20 μg más desogestrel 150 μg (muy baja dosis), que en otro que utilizó etinilestradiol 15 μg más gestodeno 60 μg (ultra baja dosis).

El más común de los efectos adversos causado por todos los AOC es la cefalea, informado entre el 0.6% y el 13.0% de las usuarias. Si la cefalea es persistente, se debe cambiar el método y buscar patologías neurológicas. Es oportuno señalar que la cefalea tipo jaqueca, fuerte y pulsátil, precedida por alteraciones visuales y/o acompañada de náuseas, que a menudo se alivia con el sueño, de inicio con los AOC o desde antes de ser usuaria, puede ser producida por espasmo de los vasos sanguíneos. Están declarados criterios de elegibilidad para estas situaciones [101,102,103]. Si la cefalea se interpreta como sicosomática, causada por tensión psicológica o emocional con valoración neurológica normal, se pueden continuar los AOC con etinilestradiol de 20 μg o 15 μg.

La tensión mamaria la identifican entre el 0.5% y el 12.0% de las usuarias de AOC, nerviosismo hasta el 8.4%, náuseas menos del 6.0%, depresión menos del 4.0%, vértigos hasta el 3.0% y acné entre el 0.3% a 5.8%. La ganancia de peso e incremento de la tensión arterial son ocasionales, metrorragias en el 3.9% y dolor abdominal en el 3.5%, cifras globales que se han observado en diversos estudios [7].

Nappi *et al.* [64] señalaron que la tensión mamaria, así como la cefalea, dolor pélvico, náuseas y vómitos guardan relación con la fluctuación hormonal que se produce por el intervalo libre de hormonas, especialmente si dicho intervalo es de 7 días, señalan que reducir o eliminar el intervalo libre de hormonas puede ser la mejor estrategia terapéutica frente a esos síntomas. Los mismos autores [64] indicaron que utilizar AOC con valerato de estradiol más dienogest en esquema cuatrifásico de 26 días y 2 días libre de hormonas, ofrece notoria mejoría en la migraña relacionada con la menstruación. Citan los resultados de los estudios clínicos, fase III, multicéntrico y doble ciego: *Harmony-I* y *Harmony-II* que sustentan que el esquema 26/2 de valerato de estradiol más dienogest comprado con la píldora 21/7 de etinilestradiol más norgestimato y con 21/7 de etinilestradiol más levonorgestrel es significativamente mejor para reducir la frecuencia y severidad de las manifestaciones relacionadas con la menstruación, especialmente la migraña, cefalea y el dolor pélvico.

El sangrado vaginal irregular y el *spotting* o goteo son expresiones clínicas de mal control del ciclo, hacen parte de los síntomas o eventos adversos más comunes y también suelen ser motivo de abandono si la usuaria no ha sido debidamente ilustrada. Son producto de deficiencia relativa de estrógenos y de la insuficiente formación de la decidua inducida por la progestina, lo que hace que el endometrio sea plano o delgado y por ende, frágil y propenso a la desintegración. Esta sintomatología se presenta en los primeros tres a seis ciclos de uso de AOC de microdosis, muy bajas dosis y ultra baja dosis, por consiguiente, no deben ser motivo de alarma y su prevalencia se va reduciendo paulatinamente. Son más frecuentes en los primeros ciclos de usuarias de AOC trifásicos o multifásicos, que entre usuarias de monofásicos.

El profesional de la salud debe conocer suficientemente las diferentes combinaciones hormonales presentes en las píldoras, para actuar adecuadamente y mejorar el control del ciclo. Ello se consigue utilizando píldoras de mayor concentración de estrógeno que las usadas por la usuaria que presenta sangrado irregular; cambiar a píldoras que incluyan otra progestina o realizar la consejería para dejar pasar algunos ciclos, según el caso y la magnitud del sangrado. Los AOC que incluyen etinilestradiol de

15 o 20 μg realizan peor control del ciclo que los de etinilestradiol 30 μg [7]. Bruni *et al.* [150] sostienen que el gestodeno controla en mejor forma el ciclo que el desogestrel, por poseer potente actividad antigonadotrópica y antiestrogénica con escasa actividad androgénica. Además, es más antigonadotrópico que noretindrona, norgestimato, desogestrel y levonorgestrel [108].

Se debe señalar que estos eventos adversos suelen ser más frecuentes en mujeres con historia de sangrados uterinos irregulares y en casos en que las píldoras son tomadas de forma irregular. Las usuarias de AOC, que a su vez son fumadoras, experimentan entre 20-90% más *spotting* o sangrado vaginal irregular. El peso y la edad no influyen en las irregularidades del sangrado [7]. Si el sangrado vaginal irregular es abundante o persistente, se debe evaluar detenidamente a la usuaria y buscar patologías ginecológicas o generales que expliquen el sangrado. Antes se sugería tomar dos tabletas diarias del AOC o incluso cambiar a macrodosis, aspectos hoy día no aceptados.

La hipomenorrea es frecuente en usuarias de AOC de microdosis, muy bajas dosis y ultra baja dosis. El bajo contenido estrogénico presente en la píldora puede no ejercer el suficiente estímulo para hacer proliferar el endometrio y además, el predominio de la progestina puede favorecer el aplanamiento y la severa formación de la decidua, reduciendo la cantidad de tejido a descamarse en el intervalo libre de hormonas. Esta situación que causa alarma y preocupación es frecuente causa de consulta y temor. El efecto es reversible; con la reanudación de la función ovárica cuando se suspende el AOC, se restablece el crecimiento y desarrollo endometrial. Por el menor estímulo para el crecimiento endometrial, los AOC de ultra baja dosis tienen mayor tendencia a producir hipomenorrea y amenorrea que aquellas píldoras de dosis mayores. Esta tendencia a la hipomenorrea se observa incluso en pacientes con miomas uterinos, en las cuales se suelen reducir los días de flujo menstrual. Si la usuaria no se siente cómoda con la hipomenorrea se puede cambiar a un AOC que ofrezca mayor o diferente carga hormonal [7].

La ausencia de sangrado uterino en el intervalo libre de hormona, generalmente conocido como amenorrea de la píldora, es un evento adverso que genera angustia, incertidumbre y temor al embarazo no planeado, si no se realiza la consejería adecuada. Se presenta en el 0.8% de las usuarias de microdosis o muy bajas dosis y en el 7% de ultra bajas dosis. La combinación etinilestradiol 30 μg más drospirenona 3 mg genera amenorrea entre 1.0-3.0%, mientras que etinilestradiol 30 μg más desogestrel 150 mg la genera en el 0.8% [121]. Es un evento totalmente reversible al suspender la píldora, el 80% de las usuarias recuperarán su menstruación en tres meses y al año, el 95.0% tendrá ovulaciones normales. La amenorrea de la píldora se puede manejar cambiando el tipo de AOC, aunque si se hace repetitivo sería prudente cambiar de método de planificación familiar.

Otras manifestaciones adversas han sido señaladas. Hace muchos años el *Royal Collage of General Practitioners* y *Walnut Creek*, aseveró un aumento significativo del riesgo de infecciones urinarias en usuarias de todas las edades, en comparación con no usuarias, y señalaron que dicho aumento puede deberse al aumento de la actividad sexual. Sin embargo, hacen falta estudios al respecto [7]. Con los AOC de macrodosis se observó aumento en la frecuencia de colonización vaginal recurrente por *Candida*, pero esos hallazgos no han sido confirmados con bajas dosis. Hace muchos años algunos autores informaron que las hormonas de la reproducción podían afectar la inmunidad local mediada por células y recomendaron que las usuarias de AOC que presentasen candidiasis vaginal recurrente pudiesen optar por métodos no hormonales, no obstante no hay estudios suficientes y además la candidiasis vaginal recurrente es un evento nosológico que posee numerosos factores asociados [7]. También se ha sugerido que las usuarias de AOC tienen doble o triple riesgo para adquirir infección por *Chlamydea trachomatis* en el tercio inferior del aparato genital. Ello estaría relacionado con la posibilidad de que las usuarias sean sexualmente más activas que las no usuarias, o a una desviación producida por la mayor detección en mujeres con ectropión cervical, el cual se asociaría a los AOC [7]. En conclusión, se requieren estudios que dimensionen adecuadamente la relación entre AOC y diferentes microorganismos o entidades infecciosas genitales.

Otro evento adverso es el cloasma, pigmentación de la piel de la cara, similar a la mancha gravídica, que tarda tiempo para desaparecer o incluso persistir para siempre y relacionada con altos niveles de estrógenos. Condición muy temida por las mujeres, mucho más frecuente con los AOC de macrodosis y de mucha rareza con los de muy baja dosis o ultra baja dosis [7]. Se puede contribuir a su prevención sugiriendo a las usuarias de AOC que eviten la exposición repetida a los rayos solares.

Se ha estudiado la asociación de los AOC con diferentes condiciones de la salud mental. Se han asociado los AOC a cuadros de depresión, situación que se observaba con los antiguos preparados de macrodosis, ya que el estrógeno en altas dosis inhibe la síntesis del triptófano, favoreciendo cuadro de cambio de ánimo, lo cual se puede revertir con el uso de prodixina [7]. Recientemente Horibe *et al.* [151] señalaron en una amplia revisión retrospectiva realizada en una base de datos en la que se valoró anticoncepción hormonal por varias rutas, que las mujeres usuarias de píldoras que incluyen drospirona tendrían mayor riesgo de depresión posparto, OR: 5.4 [IC95%:2.7–10.9]. A su vez, Skovlund [152] evaluaron el uso de diferentes anticonceptivos hormonales frente a nunca usuarias, en cuanto al riesgo de suicidio, en un estudio de cohorte de mujeres de Dinamarca que no tuviesen diagnóstico psiquiátrico, encontraron RR: 1.97 [IC95%:1.85-2-10] para todas las rutas de administración de contraceptivos hormonales. Para los AOC fue RR: 2.29 [IC95%:1.77-2.95], para el anillo vaginal combinado RR: 2.58 [IC95%:2.06-3.22] y para los parches combinados anticonceptivos RR: 3.28 [IC95%:2.08-5.16]. Muchos más estudios se necesitan para realizar mayores precisiones en cuanto a la asociación entre AOC y diversos cuadros patológicos de la salud mental.

Se ha considerado la necesidad de evaluar la asociación entre AOC y la adquisición o desarrollo del virus de inmunodeficiencia humana (VIH), debido a que se ha observado que las dosis altas de progestinas incrementan la adquisición de dicho virus en primates femeninos no humanos. También se ha señalado que existiría plausibilidad biológica de relación entre la anticoncepción hormonal y el VIH, debido a que las progestinas de la contracepción que inducen estados de hipoestrogenismo con adelgazamiento de la mucosa vaginal pueden llevar a efectos no adecuados en el sistema de inmunidad humoral y celular. No obstante Hofmeyr *et al.* [153] en una reciente revisión Cochrane señalan que no existe actualmente una evidencia robusta dada por los suficientes ensayos clínicos que valoren contracepción hormonal y adquisición de VIH. Ensayos clínicos de alta calidad son necesarios para poder informar adecuadamente a las mujeres y para respaldar políticas de atención sanitaria.

CRITERIOS DE ELEGIBILIDAD

La OMS publicó la quinta edición de los criterios de elegibilidad para el uso de los métodos de planificación familiar en el año 2015 [101]. A su vez, U.S. *Department of Health and Human Services Centers for Disease Control and Prevention (CDC)*, que en el año 2016 publicó la actualización de los *U.S. Medical Eligibility Criteria for Contraceptive Use* [102], otros criterios para seleccionar los métodos de control de la natalidad. La misma entidad en el año 2017 publicó la Tabla resumida de los criterios médicos de elegibilidad para el uso de anticonceptivos [103]. Esta última herramienta, sencilla y gráfica la debe tener el profesional de la salud a la mano a la hora de prescribir los métodos de planificación. La Tabla N° 15 presenta las cuatro categorías definidas para la prescripción de los AOC. A su vez, la Tabla N° 16 presenta una síntesis de los criterios de elegibilidad establecidos para la prescripción de los AOC, de acuerdo a las propuestas de la OMS [101] y el CDC [102,103].

TABLA N° 15 ANTICONCEPTIVOS ORALES COMBINADOS CATEGORÍAS DE LOS CRITERIOS DE ELEGIBILIDAD	
Primera categoría	Se puede utilizar libremente por no existir restricción.
Segunda categoría	Se pueden usar. Las ventajas exceden los riesgos comprobados o teóricos. Se puede ameritar más que un seguimiento rutinario.
Tercera categoría	Generalmente no se recomienda a menos que no se disponga de otros métodos más apropiados o que los métodos disponibles no sean aceptados por la usuaria. Los riesgos teóricos o comprobados exceden las ventajas, es el método de última elección y de ser seleccionado se ameritará cercano seguimiento.
Cuarta categoría	No se debe utilizar. La afección o la condición representan riesgo inaceptable para la salud de la mujer si el método es ordenado.

TABLA N° 16
CRITERIOS DE ELEGIBILIDAD PARA LOS ANTICONCEPTIVOS ORALES COMBINADOS

Condición	categoría	Condición	categoría
Desde la menarquia hasta los 40 años de edad	1	Edad superior a 40 años de edad	2
Nulíparas, primíparas, multíparas	1	Primípara o multípara	1
Lactancia y menos de seis semanas de posparto	4	Lactancia, más de seis semanas y menos de seis meses de posparto, con factores de riesgo para enfermedad tromboembólica venosa	3
Lactancia y seis o más meses de postparto, sin factores de riesgo para enfermedad tromboembólica venosa	2	Menos de 21 días de posparto, sin lactancia y con factores de riesgo para enfermedad tromboembólica venosa	4
Menos de 21 días de posparto, sin lactancia y sin factores de riesgo para enfermedad tromboembólica venosa	3	Entre 22 y 42 días de posparto, sin lactancia y con factores de riesgo para enfermedad tromboembólica venosa	3
Entre 22 y 42 días de posparto, sin lactancia y sin factores de riesgo para enfermedad tromboembólica venosa	2	Más de 42 días de posparto sin lactancia	1
Inmediatamente posterior a aborto del primero o segundo trimestre	1	Inmediatamente posterior a aborto séptico	1
Antecedente de embarazo ectópico	1	Antecedente de cirugía pélvica	1
Fumadoras de menos de 35 años	2	Fumadoras de más de 35 años de edad y uso de menos de 15 cigarrillos diarios	3
Fumadoras de más de 35 años de edad y uso de más de 15 cigarrillos diarios	4	Obesidad, IMC $\geq$ 30 kg/m^2	2

— sigue —

— continuación —

Múltiples factores de riesgo para enfermedad cardiovascular arterial, (edad avanzada, hipertensión arterial, diabetes, dislipidemia, hábito de fumar)	3/4*	Antecedente de hipertensión arterial, incluyendo hipertensión gestacional, cuando las cifras no pueden ser evaluadas	3
Hipertensión arterial adecuadamente controlada, cuando las cifras pueden ser revisadas	3	Tensión arterial sistólica entre 140-159 mm Hg o diastólica entre 90-99 mm Hg	3
Tensión arterial sistólica igual o superior a 160 mm Hg o diastólica igual o superior a 100 mm Hg	4	Antecedente de hipertensión gestacional, cuando las cifras son revisadas y son normales	2
Antecedente de trombosis venosa profunda o embolismo pulmonar	4	Trombosis venosa profunda o embolismo pulmonar agudo	4
Trombosis venosa profunda o embolismo pulmonar estabilizado con terapia anticoagulante	4	Antecedente familiar de trombosis venosa profunda o embolismo pulmonar	2
Necesidad de cirugía mayor con inmovilización prolongada	4	Necesidad de cirugía mayor sin inmovilización prolongada	2
Necesidad de cirugía menor sin inmovilización	1	Portadoras de mutaciones trombogénicas (factor V Leiden, mutaciones de la protrombina, proteína S, proteína C y deficiencias de la antitrombina)	4
Venas varices	1	Trombosis de venas superficiales	2
Antecedente o enfermedad cardíaca isquémica actual	4	Antecedente o accidente cerebrovascular actual	4
Dislipidemia sin otros factores de riesgo cardiovascular	2	Enfermedad valvular cardíaca no complicada	2
Enfermedad valvular cardíaca complicada (hipertensión pulmonar, riesgo para fibrilación auricular, historia de endocarditis bacteriana)	4	Lupus eritematoso sistémico con anticuerpos antifosfolípidos positivos	4

— sigue —

— continuación —

Lupus eritematoso sistémico con severa trombocitopenia o en tratamiento inmunosupresor	2	Cefaleas no migrañosas (leves/ severas) antes de ser usuarias	1/2*
Cefaleas migrañosas sin aura en menores de 35 años de edad	2/3*	Cefaleas migrañosas sin aura en mayores de 35 años de edad	3/4*
Cefaleas migrañosas con aura a cualquier edad	4	Epilepsia	1
Desordenes depresivos	1	Patrones de sangrado genital irregular, incluyendo sangrado abundante y prolongado	1
Sangrado vaginal inexplicado con sospecha de lesiones serias	2	Endometriosis	1
Dismenorrea severa	1	Quistes y tumores benignos del ovario	1
Enfermedad trofoblástica gestacional	1	Ectropión cervical	1
Neoplasia intraepitelial cervical y cáncer del cuello uterino	2	Masas no diagnosticadas en seno	2
Enfermedad benigna del seno	1	Antecedente familiar de cáncer de seno	1
Cáncer de seno actual	4	Cáncer de seno anteriormente, sin recurrencia en los últimos cinco años	3
Cáncer endometrial	1	Cáncer de ovario	1
Miomas uterinas con o sin distorsión de la cavidad endometrial	1	Enfermedad pélvica inflamatoria previa o actual	1
Enfermedad de transmisión sexual incluyendo cervicitis mucopurulenta actual por chlamydia o gonococo	1	Vaginitis por *Trichomonas vaginalis* o vaginosis bacteriana	1
Riesgo incrementado para enfermedades de transmisión sexual	1	Riesgo elevado para VIH	1

— sigue —

— continuación —

VIH en cualquier estado de gravedad	1	Esquistosomiasis, malaria, tuberculosis	1
Antecedente de diabetes gestacional	1	Diabetes sin enfermedad vascular, insulinodependiente o no insulinodependiente	2
Diabetes con nefropatía, retinopatía, neuropatía y otras complicaciones vasculares	3/4*	Diabetes de veinte o más años de evolución	3/4*
Bocio, hipertiroidismo, hipotiroidismo	1	Enfermedad de la vesícula biliar, asintomática o tratada con colecistectomía	2
Enfermedad de la vesícula biliar, sintomática y tratada medicamente	3	Antecedente de colestasis relacionada con el embarazo	2
Antecedente de colestasis relacionada con anticonceptivos orales combinados	3	Hepatitis viral aguda	3/4*
Hepatitis viral, portador o crónica	1	Cirrosis hepática compensada	1
Cirrosis hepática descompensada	4	Hiperplasia focal nodular hepática	2
Adenoma hepático o hepatocelular	4	Tumor maligno hepático (hepatoma)	4
Talasemia, anemia ferropénica	1	Anemia de células falciformes	2
Terapia antiretroviral con inhibidores nucleósidos de la transcriptasa reversa [NRTIs] (abacavir, tenofovir, zidovudine, lamivudine, didanosine, emtricitabine, estavudine)	1	Terapia antiretroviral con inhibidores no nucleosidos de la transcriptasa reversa [NNRTIs] (etravirine, rilpivirine)	1
Terapia antiretroviral con inhibidores no nucleosidos de la transcriptasa reversa [NNRTIs] (efavirenz, nevirapine)	2	Terapia antiretroviral con inhibidores de la proteasa [PIs] (ritonavir reforzado con atazanavir, ritonavir reforzado con lopinavir, ritonavir reforzado con darunavir, ritonavir)	2

— sigue —

— continuación —

Terapia antiretroviral con inhibidores de la integrasa (raltegravir)	1	Terapia anticonvulsivante con fenitoína, carbamazepina, barbitúricos, primidona, topiramete, oxcarbazapine, lamotrigine	3
Terapia con antifúngicos o antiparasitarios	1	Terapia con rifampicina o rifabutin	3
Terapia con cualquiera de los demás antibióticos	1	Antecedente de cirugía bariátrica, procedimientos retrictivos	1
Antecedente de cirugía bariátrica, procedimientos que inducen mala absorción	3	Enfermedad inflamatoria intestinal (crohn´s, colitis ulcerosa)	2/3*
Hiperplasia endometrial	1	Artritis reumatoides con o sin tratamiento	2
Terapia con inhibidores selectivos de la recaptación de serotonina [ISRSs]	1	Terapia o ingesta de la Hierba de San Juan	2

* *Inicio / continuación*

INTERACCIONES FARMACOLÓGICAS

Los AOC como cualquier otra droga o medicación terapéutica pueden interactuar con otras sustancias, ya sea afectando el sustrato, interfiriendo en la absorción, inhibiendo los receptores o induciendo enzimas metabólicas. Las interacciones farmacológicas pueden ocurrir cuando una medicación altera los picos de otros medicamentos o sus metabolitos [53].

El citocromo P450-3A4 (CYP3A4) está involucrado en el metabolismo del estrógeno y las progestinas. La efectividad de los AOC se puede afectar por algunos de los medicamentos que hacen parte de los anticonvulsivantes y antirretrovirales. Es bien conocida la interacción farmacológica de los AOC con la rifampicina y la griseofulvina. A su vez, los AOC pueden afectar los niveles séricos de algunos medicamentos. La Tabla N° 17 enumera una serie de sustancias farmacológicas o no farmacológicas, incluidas las sustancias de libre uso que generan interacciones con los AOC.

TABLA N° 17 INTERACCIONES FARMACÉUTICAS DE LOS ANTICONCEPTIVOS ORALES COMBINADOS		
Sustancias que pueden causar falla de los anticonceptivos orales combinados	Anticonvulsivantes	Barbitúricos, Carbamazepina, Clobazam, Feniteoínas, Oxcarbamazepina, Primidona, Topiramate, Rufinamide
	Inhibidores de la proteasa (Hepatitis C)	Boceprevir, Telaprevir
	Inhibidores de la proteasa (VIH)	Atazanavir, Darunavir, Fosamprenavir, Lopinavir/Ritonavir, Nelfinavir, Ritonavir, Tipranavir
	Captadores de ácidos biliares	Colestiramina, Colestipol Colesevelam,
	Bosentan	
	Dabrafenib	
	Deferasirox	
	Exenatide	
	Fosaprepitant	
	Modafinil	
	Ácido micofenólico	
	Purcalopride	
	Rifampicina	
	St. John's Wort (Hierba de San Juan)	
	Acetato de ulipristal	
Sustancias que pueden incrementar la actividad de los anticonceptivos orales combinados	Hierbas con efecto estrogénico	Alfalfa, Black cohosh, Bloodroot, Ginseng, Hops, Kudzu, Licorice, Trébol rojo, Saw palmetto, Soybean, Thyme, Wild yam, Yuca
	Antifúngicos	Fluconazol, Voriconazol
	Eritromicina	
	Jugo de uvas	
	Hierbas con efecto progestagénico	Bloodroot, Chasteberry, Damiana, Oregano, Yuca

— sigue —

— continuación —

Sustancias que pueden incrementar la actividad de los anticonceptivos orales combinados	Rosuvastatina	
	Inhibidores de la recaptación de serotonina	Fluoxetina, Fluvoxamine, Sertralina
	Vitamina C	
	Acetaminofén	
	Amiodarone	
Medicaciones cuyo efecto puede ser alterado por los anticonceptivos orales combinados	Benzodiacepinas	Alprazolam, Triazolam, Clordiazepoxido, Diazepam, Midazolam
	Agente beta-bloqueadores	Acebutolol, Propranolol
	Anastrozole	
	Anticoagulantes	
	Productos con altas concentraciones de cafeína	
	Corticosteroides	
	Ciclosporina	
	Antidepresivos tricíclicos	Amitriptilina, Doxepin, Clomipramina, Desipramina, Imipramine, Nortriptilina
	Fosamprenavir (FPV)	
	Lamotrigine	
	Mifepristona	
	Fenitopínas	
	Ropinirole	
	Selegiline	
	Teofilinas y derivados	
	Productos tiroideos	
	Tizanidine	
	Acido tranexámico	
	Ursodiol	
	Acetato de ulipristal	
	Voriconazole	
	Zolmitriptan	

Recientemente se ha señalado la existencia de interacción farmacológica entre los AOC y el acetato de ulipristal, el cual suele ser utilizado como anticoncepción de emergencia. Por lo tanto es recomendado que las usuarias de AOC que ameritan anticoncepción de respaldo, utilicen anticoncepción de emergencia con solo levonorgestrel, sobre todo si la mujer va a continuar utilizando el AOC. La píldora se puede reiniciar al día siguiente después de la toma de la anticoncepción de emergencia de levonorgestrel. Un método de barrera o abstinencia coital se debe cumplir en los primeros siete días de reinicio de la píldora. Si la anticoncepción de emergencia se realizó con ulipristal, se deben esperar cinco días para reiniciar la píldora. Un método de barrera o abstinencia coital se debe cumplir en esos cinco días y en los primeros siete de reinicio de la píldora. Esto es, si la usuaria de AOC recibió anticoncepción de emergencia con ulipristal, es benéfico sugerir un segundo método de respaldo, sea de barrera o abstinencia coital, por doce días desde el inicio del uliprostal [53,62].

MIGRACIÓN ENTRE MÉTODOS DE CONTROL NATAL

El consenso Canadiense de Anticoncepción [53] recientemente ha publicado un esquema para intercambiar entre métodos de planificación de forma segura. La Tabla N° 18 fue realizada tomando en cuenta las recomendaciones realizadas por dicha reunión académica. Se presentan solo los conceptos referentes a los AOC.

La anticoncepción oral combinada es una importante herramienta de intervención sanitaria, cumple un papel central en la atención primaria en salud sexual y reproductiva, contribuyendo a mejorar las condiciones y la calidad de vida de la población, mientras impacta condicionantes que son considerados indicadores de subdesarrollo y pobreza. La anticoncepción oral combinada ha contribuido a reducir las tasas de natalidad en muchos países, con lo cual ha aportado mejores condiciones para el crecimiento y desarrollo de la humanidad, no solo desde el punto de vista de la salud, sino desde la perspectiva holística de la sociedad.

TABLA N° 18 PAUTAS GENERALES PARA CAMBIAR CON SEGURIDAD LOS ANTICONCEPTIVOS ORALES COMBINADOS POR OTROS MÉTODOS DE PLANIFICACIÓN FAMILIAR	
DE UNA PRESENTACIÓN FARMACÉUTICA DE ANTICONCEPTIVOS ORALES COMBINADOS A OTRA	
Comenzar la primera píldora de la nueva presentación farmacéutica que desea utilizar inmediatamente el día siguiente de la última píldora activa de la presentación farmacéutica que no se desea continuar. La usuaria no debe dejar días libres de hormonas, o sea, no debe realizar pausa o tomar placebo entre las dos presentaciones farmacéuticas. Siempre debe realizar el cambio al finalizar la última píldora activa de la caja.	
DE UN ANTICONCEPTIVO ORAL COMBINADO A UNO DE LOS SIGUIENTES MÉTODOS	
Parches contraceptivos	Con la toma de las píldoras activas del AOC aplique el parche contraceptivo de la primera semana. Tomar una píldora activa el día de la aplicación y otra píldora el día siguiente. Por dos días se usan ambos métodos.
Anillo vaginal contraceptivo	No se debe dejar día libre de hormonas entre los métodos. Insertar el anillo vaginal al día siguiente de la toma de una píldora activa del AOC que se desea suspender.
Anticonceptivo oral de solo progestina	No se debe dejar día libre de hormonas entre los métodos. Con la toma de las píldoras activas del AOC, inicie la minipíldora. Al día siguiente tome una minipíldora y una píldora del AOC. Por dos días se toman los dos preparados al tiempo.
Inyectables de solo progestina trimestral	No se debe dejar día libre de hormonas entre los métodos. Aplique el inyectable mientras se toman píldoras activas del AOC, se debe asegurar que el AOC se siga utilizando por siete días. Es decir, por siete días se están utilizando dos métodos.
Implantes de solo progestina	No se debe dejar día libre de hormonas entre los métodos. Aplique el implante mientras se toman píldoras activas del AOC, se debe asegurar que el AOC se siga utilizando por siete días. Es decir, por siete días se están utilizando dos métodos.
Sistema intrauterino liberador de levonorgestrel	No se debe dejar día libre de hormonas entre los métodos. Aplique el Sistema intrauterino mientras se toman píldoras activas del AOC, se debe asegurar que el AOC se siga utilizando por siete días. Por tanto, durante siete días se están utilizando dos métodos.

— sigue —

— continuación —

Dispositivo intrauterino de cobre	Insertar el dispositivo intrauterino al día siguiente de la última píldora activa del AOC que se desea suspender o hasta máximo cinco días de finalizada. Prefiera realizarlo al final de la presentación farmacéutica.
DE UNO DE LOS SIGUIENTES MÉTODOS A UN ANTICONCEPTIVO ORAL COMBINADO	
Parches contraceptivos	No se deja intervalo libre de hormonas. Tomar la primera píldora activa un día antes de la fecha de retiro del parche contraceptivo. Por dos días se utilizan los dos métodos.
Anillo vaginal contraceptivo	No se deja intervalo libre de hormonas. Tomar la primera píldora activa un día antes de la fecha de retiro del anillo vaginal contraceptivo. Por dos días se utilizan los dos métodos.
Anticonceptivo oral de solo progestina	No se deja intervalo libre de hormonas. Se debe iniciar con una píldora activa del AOC seleccionado siete días antes de finalizar la minipíldora. Por siete días se utilizan los dos métodos.
Inyectables de solo progestina trimestral	No se dejan intervalos libres de hormonas. Tomar la primera píldora activa del AOC escogido antes de que se completen las trece semanas después de la última inyección aplicada.
Implantes de solo progestina	No se deja intervalo libre de hormonas. Se deben iniciar una píldora activa del AOC seleccionado, siete días antes de retirar el implante. Por siete días se utilizan los dos métodos.
Sistema intrauterino liberador de levonorgestrel	No se deja intervalo libre de hormonas. Se debe iniciar con una píldora activa del AOC seleccionado siete días antes de retirar el sistema intrauterino. Por siete días se utilizan los dos métodos.
Dispositivo intrauterino de cobre	Se debe iniciar con una píldora activa del AOC seleccionado siete días antes de retirar el dispositivo intrauterino de cobre. Por siete días se utilizan los dos métodos.
Tabla basada en datos aportados por: The Reproductive Health Access [Acceso: Abril-2018]. https://www.reproductiveaccess.org/	

La anticoncepción oral combinada es un hito en la historia de la medicina y su presencia es universal como herramienta terapéutica [154]. El aprendizaje producto de más de sesenta años de uso impulsa el desarrollo de nuevas sustancias, combinaciones, dosificaciones y vías de administración. El ser humano no solo es sexualidad y reproducción, en su diario discurrir hacen presencia tradiciones, costumbres, hábitos, preferencias, percepciones, limitaciones socioeconómicas y patologías biológicas o mentales, de una u otra manera con todos esos espacios se articulan los AOC. Los profesionales de la salud debemos estar atentos a los actuales y nuevos derroteros, a profundizar en el conocimiento y realizar la consejería y el acompañamiento suficiente, con miras a preservar la correcta toma de la píldora y mantener la adherencia suficiente, para que la efectividad sea la que los estudios han identificado.

REFERENCIAS BIBLIOGRAFICAS

1. *Bahamondes L, Bahamondes MV, Shulman LP. Non-contraceptive benefits of hormonal and intrauterine reversible contraceptive methods. Hum Reprod Update. 2015;21:640-651.*
2. *London A, Jensen JT. Rationale for eliminating the hormone-free interval in modern oral contraceptives. Int J Gynaecol Obstet. 2016;134(1):8-12.*
3. *Nappi RE, Kaunitz AM, Bitzes J. Extended regimen combined oral contraception: A review of evolving concepts and acceptance by women and clinicians. Eur J Contracept Reprod Health. 2016;21(2):106-115.*
4. *Nelson AL. An update on new orally administered contraceptives for women. Expert Opin Pharmacother. 2015;16(18):2759-72.*
5. *Monterrosa-Castro A. Anticonceptivos orales de solo progestina. Rev Col de Obstet y Ginecol. 2006;57(1):45-53.*
6. *Kakaiya R, Lopez LL, Nelson AL. Women's perceptions of contraceptive efficacy and safety. Contraception and Reproductive Medicine. 2017;2:19:1-6.*
7. *Monterrosa-Castro A. Anticoncepción oral en perspectiva. 1° Edición. 2005.*
8. *U.S. Food & Drug Administration [FDA] Mircette/Desogestrel/ethinyl estradiol and ethinyl estradiol tablets. Application No: 20713. Approval Date: 4/22/1998. [Acceso: Diciembre-8-2017]. Disponible en: https://www.accessdata.fda.gov/drugsatfda_docs/nda/98/20713.cfm*
9. *Archer D. New Contraceptive options. Clinical Obstet and Gynecol. 2001;44(1):122-126.*

10. *Coata G, Ventura F, Lombardini R, et al. Effect of low dose oral Tripasic contraceptives on blood viscosity, coagulation and lipid metabolism. Contraception. 1995;52:151-157.*
11. *Ferguson H, Vree ML, Wilpshaar J, et al. Multicenter study of the efficacy, cycle control and tolerability of a triphasic desogestrel containing oral contraceptive. Eur J Contracep Reprod Health Care. 2000;5(1):35-45.*
12. *Ndefo UA, Mosely N. Estradiol valerate and estradiol valerate/dienogest (natazia) tablets: the first four-phasic oral contraceptive. P T. 2010;35(11):614-617.*
13. *Fruzzetti F, Trémollieres F, Bitzer J. An overview of the development of combined oral contraceptives containing estradiol: focus on estradiol valerate/dienogest. Gynecol Endocrinol. 2012;28(5):400-408.*
14. *American Society for Reproductive Medicine. The Practice Committee of the American Society for Reproductive Medicine. Hormonal contraception: recent advances and controversies. Fertil Steril. 2004;82(2):520-526.*
15. *Kaunitz AM. Enhancing oral contraceptive success: the potential of new formulations. Am J Obstet Gynecol. 2004;190:S23-S29.*
16. *Edwards L. An update and oral contraceptive options. Formulary. 2004;39:104-121.*
17. *Kiley JW, Shulman LP. Estradial valerate and dienogest: a new approach to oral contraception. Int J Women's Health. 2011;3:281-286.*
18. *Yang LP, Plosker GL. Nomegestrol acetate/estradiol: in oral contraception. Drugs. 2012;72(14):1917-1928.*
19. *Stanczyk FZ, Archer DF, Bhavnani BR. Ethinyl estradiol and 17β-estradiol in combined oral contraceptives: pharmacokinetics, pharmacodynamics and risk assessment. Contraception. 2013;87:706-727.*
20. *Sitruk-Ware R. Progestogens in hormonal replacement therapy: new molecules, risks and benefits. Menopause. 2002;9(1):6-15.*
21. *Scala C, Maggiore ULR, Remorgida V, Venturini PL, Ferrero S. Drug safety evaluation of desogestrel. Expert Opinion on Drug Safety. 2013;12(3):433-444.*
22. *Yildiz BO. Approach to the Patient: Contraception in women with polycystic ovary syndrome. J Clin Endocrinol Metab. 2015;100(3):794-802.*
23. *Słopień R, Milewska E, Rynio P, Męczekalski B. Use of oral contraceptives for management of acne vulgaris and hirsutism*

in women of reproductive and late reproductive age. Menopause Rev. 2018;17(1):1-4.

24. *Raudrant D, Rabe T. Progestogens with Antiandrogenic Properties. Drugs. 2003;63(5):463-492*
25. *Grandi G, Napolitano A, Xholli A, Tirelli A, Di Carlo C, Cagnacci A. Effect of oral contraceptives containing estradiol and nomegestrol acetate or ethinyl-estradiol and chlormadinone acetate on primary dysmenorrhea. Gynecol Endocrinol. 2015;31(10):774-778.*
26. *Jaisamrarn U, Santibenchakul S. A comparison of combined oral contraceptives containing chlormadinone acetate versus drospirenone for the treatment of acne and dysmenorrhea: a randomized trial. Contracept Reprod Med. 2018;3(5):1-9.*
27. *Barriga PP, Ambrosi Penazzo N, Franco Finotti M, Celis AA, Cerdas O, Chávez JA, Cuitiño LA, Fernandes CE, Plata MA, Tirán-Saucedo J, Vanhauwaert PS. At 10 years of chlormadinone use in Latin America: a review. Gynecol Endocrinol. 2016;32(7):517-520.*
28. *Pluchino N, Lenzi E, Merlini S, Giannini A, Cubeddu A, Casarosa E, Begliuomini S, Luisi M, Cela V, Genazzani AR. Selective effect of chlormadinone acetate on brain allopregnanolone and opioids content. Contraception. 2009;80(1):53-62*
29. *Brucker C, Hedon B, The HS, Höschen K, Binder N, Christoph A. Long-term efficacy and safety of a monophasic combined oral contraceptive containing 0.02 mg ethinylestradiol and 2 mg chlormadinone acetate administered in a 24/4-day regimen. Contraception. 2010;81:501-509.*
30. *Lapi F, Simonetti M, Cricelli I, Cricelli C, Cassano N, Vena GA. Prescription Appropriateness of Cyproterone Acetate/Ethinylestradiol in Primary Care: A Population-Based Study in Italy. Clin Drug Investig. 2017;37(8):755-762.*
31. *Cea Soriano L, Asiimwe A, García Rodríguez LA. Prescribing of cyproterone acetate/ethinylestradiol in UK general practice: a retrospective descriptive study using The Health Improvement Network. Contraception. 2017;95(3):299-305.*
32. *Bezemer ID, Smits E, Penning-van Beest FJA, Asiimwe A, Herings RMC. Thrombotic risk minimization for Diane-35 and generics. Pharmacoepidemiol Drug Saf. 2017;26(11):1411-1417.*
33. *Lam Ch, Zaenglein AL. Contraceptive use in acne. Clinics in Dermatology. 2014;32:502-515.*
34. *Schmidt TH, Shinkai K. Evidence-based approach to cuta-*

neous hyperandrogenism in women. J Am Acad Dermatol. 2015;73:672-690.

35. *Oelkers W. Drospirenone, a progestogen with antimineralocorticoid properties: a short review. Molecular and cellular endocrinology. 2004;217:255-261.*
36. *Spona J, Feichtinger W, Kindermann C, Schneider B, Mellinger U, Walter F, Moore C, Gräser T. Double-blind, randomized, placebo controlled study on the effects of the monophasic oral contraceptive containing 30 micrograms ethinyl estradiol and 2.00 mg dienogest on the hemostatic system. Contraception. 1997;56(2):67-75.*
37. *Spona J, Feichtinger W, Kindermann C, Moore C, Mellinger U, Walter F, Gräser T. Modulation of ovarian function by an oral contraceptive containing 30 micrograms ethinyl estradiol in combination with 2.00 mg dienogest. Contraception. 1997;56(3):185-191.*
38. *Evans G, Sutton EL. Oral Contraception. Med Clin N Am. 2015;99:479-503.*
39. *Edelman A, Micks E, Gallo MF, Jensen JT, Grimes DA. Continuous or extended cycle vs. cyclic use of combined hormonal contraceptives for contraception. Cochrane Database of Systematic Reviews. 2014;7:CD004695.*
40. *Kroll R, Seidman L, Ricciotti N, Howard B, Weiss H. A phase 1, multicentre, open-label study to evaluate ovarian follicular activity and hormone levels with an extended-regimen combined oral contraceptive with low-dose ethinylestradiol supplementation. Eur J Contracept Reprod Health Care. 2015;20:249-258.*
41. *Nappi RE, Pellegrinelli A, Campolo F, Lanzo G, Santamaria V, Suragna A, Spinillo A, Benedetto C. Effects of combined hormonal contraception on health and wellbeing: women's knowledge in northern Italy. Eur J Contracept Reprod Health Care. 2015;20(1):36-46.*
42. *Mendoza N, Lobo P, Lertxundi R, Correa M, Gonzalez E, Salamanca A, Sánchez-Borrego R. Extended regimens of combined hormonal contraception to reduce symptoms related to withdrawal bleeding and the hormone-free interval: a systematic review of randomised and observational studies. Eur J Contracept Reprod Health Care. 2014;19(5):321-339.*
43. *Howard B, Trussell J, Grubb E, Lage MJ. Comparison of rates of and charges from pregnancy complications in users of extended and cyclic combined oral contraceptive (COC) regimens: a*

brief report. Contraception. 2014;89(5):396-399.

44. *Panicker S, Mann S, Shawe J, Stephenson J. Evolution of extended use of the combined oral contraceptive pill. J Fam Plan Reprod Health Care. 2014;40:133-141.*
45. *Anderson FD, Gibbons W, Portman D. Safety and efficacy of an extended-regimen oral contraceptive utilizing continuous low-dose ethinyl estradiol. Contraception. 2006;73:229-234.*
46. *Portman DJ, Kaunitz AM, Howard B, Weiss H, Hsieh J, Ricciotti N. Efficacy and safety of an ascending-dose, extended-regimen levonorgestrel/ethinyl estradiol combined oral contraceptive. Contraception. 2014;89:299-306.*
47. *Darwish M, Bond M, Ricciotti N, Hsieh J, Fiedler-Kelly J, Grasela T. A comparison of the pharmacokinetic profile of an ascending-dose, extended-regimen combined oral contraceptive to those of other extended regimens. Reprod Sci. 2014;21:1401-1410.*
48. *Sillem M, Schneidereit R, Heithecker R, Mueck AO. Use of an oral contraceptive containing drospirenone in an extended regimen. Eur J Contracept Reprod Health Care. 2003;8(3):162-169.*
49. *Jensen JT, Garie SG, Trummer D, Elliesen J. Bleeding profile of a flexible extended regimen of ethinylestradiol/drospirenone in US women: an open-label, three-arm, active-controlled, multicenter study. Contraception. 2012;86(2):110-118.*
50. *Kaunitz AM, Portman DJ, Hait H, Reape KZ. Adding low-dose estrogen to the hormone-free interval: impact on bleeding patterns in users of a 91-day extended regimen oral contraceptive. Contraception. 2009;79:350-355.*
51. *Klipping C, Duijkers I, Fortier MP, Marr J, Trummer D, Elliesen J. Long-term tolerability of ethinylestradiol 20 μg/drospirenone 3 mg in a flexible extended regimen: results from a randomised, controlled, multicentre study. J Fam Plann Reprod Health Care. 2012;38(2):84-93.*
52. *Strowitzki T, Kirsch B, Elliesen J. Efficacy of ethinylestradiol 20 μg drospirenone 3 mg in a flexible extended regimen in women with moderate-to-severe primary dysmenorrhoea: an open-label, multicentre, randomised, controlled study. J Fam Plann Reprod Health Care. 2012;38(2):94-101.*
53. *Black A, Guilbert E, Costescu D, Dunn S, Fisher W, Kives S, Mirosh M, Norman W. No. 329-Canadian Contraception Consensus. Part 4 of 4 Chapter 9: Combined hormonal contraception. J Obstet Gynaecol Can. 2017;39(4):229-268.*
54. *Speroff L, Darney P. Oral contraception. A clinical guide for*

contraception. ed 5. Philadelphia, PA: Lippincott, Williams & Wilkins; 2010.

55. *Dinh A, Sriprasert I, Williams AR, et al. A review of the endometrial histologic effects of progestins and progesterone receptor modulators in reproductive age women. Contraception. 2015;91:360-367.*
56. *Seidman L, Kroll R,Howard B, Ricciotti N,Hsieh J,Weiss H. Ovulatory effects of three oral contraception regimens: a randomized, open-label, descriptive trial. Contraception. 2015;91(6):495-502.*
57. *Dinger J, Bardenheuer K, Heinemann K. Cardiovascular and general safety of a 24-day regimen of drospirenone-containing combined oral contraceptives: final results from the International Active Surveillance Study of Women Taking Oral Contraceptives. Contraception. 2014;89(4):253-263.*
58. *Zimmermann T, Dietrich H, Wisser KH, Hoffmann H. The efficacy and tolerability of Valette: a post marketing surveillance study. Eur J Contracep Reprod Health Care. 1999;4(3):155-164.*
59. *Dinger JC, Cronin M, Mohner S, et al. Oral contraceptive effectiveness according to body mass index, weight, age, and other factors. Am J. Obstet Gynecol. 2009;201:263.e1-9.*
60. *Dinger J, Minh TD, Buttmann N, et al. Effectiveness of oral contraceptive pills in a large U.S. cohort comparing progestogen and regimen. Obstet Gynecol. 2011;117:33-40.*
61. *Lawrie TA, Helmerhorst FM, Maitra NK, Kulier R, Bloemenkamp K, Gülmezoglu AM. Types of progestogens in combined oral contraception: effectiveness and side-effects (Review). The Cochrane Library 2011, Issue 5.*
62. *Guilbert E, Dunn D, Black A. Addendum to the Canadian Consensus on Contraception e Emergency Contraception: 1) Excluding pre-existing pregnancy when inserting copper IUD and 2) Initiation of hormonal contraception after emergency contraception. J Obstet Gynaecol Can. 2016;38:1150-1151.*
63. *Dorea JG. Oral contraceptives do not affect magnesium in breast milk. Int J Gynaecol Obstet. 2000;7(1):25-31.*
64. *Nappi RE, Serrani M, Jensen JT. Noncontraceptive benefits of the estradiol valerate/dienogest combined oral contraceptive: a review of the literature. International Journal of Women's Health. 2014;6:711-718*
65. *ACOG Practice Bulletin No. 110: noncontraceptive uses of hormonal contraceptives. Obstet Gynecol. 2010;115(1):206-218.*

66. *Jensen JT, Speroff L. Health benefits of oral contraceptives. Obstet Gynecol Clin North Am. 2000;27(4):705-721.*
67. *Monterrosa-Castro A. Dismenorrea primaria: visión actual. Revista Colombiana de Obstetricia y Ginecología. 2001;52(4):342-354.*
68. *Williams JK. Noncontraceptive benefits of oral contraceptive use: an evidence- based approach. Int J Fertil Women's Med. 2000;45(3):241-247.*
69. *Schindler AE. Non-Contraceptive Benefits of Oral Hormonal Contraceptives. Int J Endocrinol Metab. 2013;11(1):41-47.*
70. *Zorbas KA, Economopoulos KP, Vlahos NF. Continuous versus cyclic oral contraceptives for the treatment of endometriosis: a systematic review. Arch Gynecol Obstet. 2015;292:37-43.*
71. *Burkman R, Schlesselman J, Zieman M. Safety concerns and health benefits associated with oral contraception. Am J Obstet Gynecol. 2004;190:s5-s22.*
72. *Farquhar C, Brown J. Oral contraceptive pill for heavy menstrual bleeding. Cochrane Database Syst Rev. 2009;4:CD000154.*
73. *Ahrendt HJ, Makalova D, Parke S, Mellinger U, Mansour D. Bleeding pattern and cycle control with an estradiol-based oral contraceptive: a seven-cycle, randomized comparative trial of estradiol valerate/dienogest and ethinyl estradiol/levonorgestrel. Contraception. 2009;80:436-444.*
74. *Fraser IS, Parke S, Mellinger U, Machlitt A, Serrani M, Jensen J. Effective treatment of heavy and/or prolonged menstrual bleeding without organic cause: pooled analysis of two multinational, randomised, double-blind, placebo-controlled trials of oestradiol valerate and dienogest. Eur J Contracept Reprod Health Care. 2011;16:258-269.*
75. *Jensen JT, Parke S, Mellinger U, Machlitt A, Fraser IS. Effective treatment of heavy menstrual bleeding with estradiol valerate and dienogest: a randomized controlled trial. Obstet Gynecol. 2011;117:777-787.*
76. *Endrikat J, Parke S, Trummer D, Schmidt W, Duijkers I, Klipping C. Ovulation inhibition with four variations of a four-phasic estradiol valerate/ dienogest combined oral contraceptive: results of two prospective, randomized, open-label studies. Contraception. 2008;78(3):218-225.*
77. *De Medeiros SF. Risks, benefits size and clinical implications of combined oral contraceptive use in women with polycystic ovary syndrome. Reproductive Biology and Endocrinology.*

2017;15:93:1-17.

78. *Guido M, Romualdi D, Giuliani M, et al. Drospirenone for the treatment of hirsute women with polycystic ovary syndrome: A clinical, endocrinological, metabolic pilot study. J Clin Endocrinol Metab. 2004;89:2817-2823.*
79. *Gadducci A, Sergiampietri C, Tana R. Alternatives to risk-reducing surgery for ovarian cancer. Ann Oncol. 2013;24(Suppl-8):-viii47–viii53.*
80. *Cancer and steroid hormone study. The reduction in risk of ovarian cancer associated with oral contraceptive use. N Engl J Med. 1987;316:650-655.*
81. *Collaborative Group on Epidemiological Studies of Ovarian Cancer, Beral V, Doll R, Hermon C, Peto R, Reeves G. Ovarian cancer and oral contraceptives: collaborative reanalysis of data from 45 epidemiological studies including 23,257 women with ovarian cancer and 87,303 controls. Lancet. 2008;371(9609):303-314.*
82. *Havrilesky LJ, Moorman PG, Lowery WJ, Coeytaux RR, Urrutia RP, Lowery WJ, Dinan M, McBroom AJ, Wing L, Sanders GD et al. Oral contraceptive pills as primary prevention for ovarian cancer: a systematic review and meta-analysis. Obstet Gynecol. 2013;122:139-147.*
83. *Iversen L, Sivasubramaniam S, Lee AJ, Fielding S, Hannaford PC. Lifetime cancer risk and combined oral contraceptives: the Royal College of General Practitioners' Oral Contraception Study. Am J Obstet Gynecol 2017;216:580.e1-9.*
84. *Reade CJ, McVey RM, Tone AA, Finlayson SJ, McAlpine JN, Fung-Kee-Fung M, Ferguson SE. The fallopian tube as the origin of high grade serous ovarian cancer: review of a paradigm shift. J Obstet Gynaecol Can. 2014;36:133-140.*
85. *Horst KE, Modesitt SC. Hormonal contraceptive use for endometrial cancer prevention: physician attitudes and practices. Obstet Gynecol. 2014;123(Suppl-1):183S.*
86. *Hannaford PC, Iversen L, Macfarlane TV, Elliott AM, Angus V, Lee AJ. Mortality among contraceptive pill users: cohort evidence from Royal College of General Practitioners' Oral Contraception Study. BMJ. 2010;340:c927.*
87. *Dossus L, Allen N, Kaaks R, Bakken K, Lund E, Tjonneland A, Olsen A, Overvad K, Clavel-Chapelon F, Fournier A et al. Reproductive risk factors and endometrial cancer: the European Prospective Investigation into Cancer and Nutrition. Int J Cancer.*

2010;127:442-451.

88. *Burkman RT. Oral contraceptives: current status. Clin Obstet Gynecol. 2001;44(1):62-72.*
89. *Del Marmol V, Teichmann A, Gertsen K. The role of combined oral contraceptives in the management of acne and seborrhea. Eur J Contracept Reprod Health Care. 2004;9(2):107-124.*
90. *Koulianos Gt. Treatment of acne with oral contraceptives. Criteria for pill selection. Cutis. 2000;66(4):281-286.*
91. *Rabe T, Kowald A, Ortmann J. Inhibition of skin 5 alpha reductase by oral contraceptive progestins in vitro. Gynecol Endocrinol. 2000;14(4):223-230.*
92. *Arowojolu AO, Gallo MF, Lopez LM, Grimes DA. Combined oral contraceptive pills for treatment of acne (Review). The Cochrane Library 2012,Issue 7.*
93. *Sangthawan M, Taneepanichskul S. A comparative study of monophasic oral contraceptives containing either drospirenone 3 mgs or Levonorgestrel 150 ug on premenstrual symptoms. Contraception. 2005;71(1):1-7.*
94. *Pearlstein TB, Bachmann GA, Zacur HA, Yonkers KA. Treatment of premenstrual dysphoric disorder with a new drospirenone-containing oral contraceptive formulation. Contraception. 2005;72:414-421.*
95. *Yonkers KA, Brown C, Pearlstein TB, Foegh M, Sampson-Landers C, Rapkin A. Efficacy of a new low-dose oral contraceptive with drospirenone in premenstrual dysphoric disorder. Obstet Gynecol. 2005;106:492-501.*
96. *Coffee AL, Kuehl TJ, Willis S, Sulak PJ. Oral contraceptives and premenstrual symptoms: comparison of a 21/7 and extended regimen. Am J Obstet Gynecol. 2006;195:1311-1319.*
97. *Kuohung W, Borgatta L, Stubblefield P. Low dose oral contraceptive and bone mineral density: an evidence based analysis. Contraception. 2000;61:77-82.*
98. *Newcomb PA, Pocobelli G, Chia V. Why hormones protect against large bowel cancer: old ideas, new evidence. Adv Exp Med Biol. 2008;617:259-269.*
99. *Bosetti C, Bravi F, Negri E, La Vecchia C. Oral contraceptives and colorectal cancer risk: a systematic review and meta-analysis. Hum Reprod Update. 2009;15:489-498.*
100. *Brändstedt J, Wangefjord S, Nodin B, Eberhard J, Jirström K, Manjer J. Associations of hormone replacement therapy and oral contraceptives with risk of colorectal cancer defined by cli-*

nicopathological factors, beta-catenin alterations, expression of cyclin D1, p53, and microsatellite-instability. BMC Cancer. 2014,14:371:1-12.

101. World Health Organization. Medical eligibility criteria for contraceptive use. 5th ed. [Acceso: septiembre-16-2017], disponible en: http://apps.who.int/iris/bitstream/10665/181468/1/9789241549158_eng.pdf

102. U.S. Department of Health and Human Services Centers for Disease Control and Prevention. U.S. Medical Eligibility Criteria for Contraceptive Use, 2016. Morbidity and Mortality Weekly Report (MMWR). Recommendations and Reports. 2016;65(3):1-108.

103. U.S. Department of Health and Human Services Centers for Disease Control and Prevention. Tabla Resumida de los Criterios Médicos de Elegibilidad para el Uso de Anticonceptivos. Actualizada 2017. Acceso: octubre-22-2017], Disponible en: https://www.cdc.gov/reproductivehealth/contraception/pdf/Summary-Chart_Spanish-Web-508_tagged.pdf

104. Baldwin MK, Jensen JT. Contraception during the perimenopause. Maturitas 2013;76(3):235-242.

105. Apter D, Borsos A, Baumgärtner W, Melis GB, Vexiau-Robert D, Colligs-Hakert A, Palmer M, Kelly S. Effect of an oral contraceptive containing drospirenone and ethinylestradiol on general well-being and fluid-related symptoms. Eur J Contracept Reprod Health Care. 2003;8(1):37-51.

106. Gaspard U, Endrikat J, Desager JP, Buicu C, Gerlinger C, Heithecker R. A randomized study on the influence of oral contraceptives containing ethinylestradiol combined with drospirenone or desogestrel on lipid and lipoprotein metabolism over a period of 13 cycles. Contraception. 2004;69:271-278.

107. Balogh A1, Kauf E, Vollanth R, Gräser G, Klinger G, Oettel M. Effects of two oral contraceptives on plasma levels of insulin-like growth factor I (IGF-I) and growth hormone (hGH). Contraception. 2000;62(5):259-269.

108. Fritz MA, Speroff L. Clinical Gynecologic Endocrinology and Infertility. Eighth Edition. 2011. Philadelphia. Wolters Kluwer. Lippincott. Williams & Wilkins.

109. Bateson D, Butcher BE, Donovan C, Farrell L, Kovacs G, Mezzini T, Raynes-Greenow C, Pecoraro G, Read C, Baber R. Risk of venous thromboembolism in women taking the combined oral contraceptive: A systematic review and meta-analysis.

Aust Fam Physician. 2016;45(1):59-64.

110. *Ziller M, Ziller V, Haas G, Rex J, Kostev K. Risk of venous thrombosis in users of hormonal contraceptives in German gynaecological practices: A patient database analysis. Arch Gynecol Obstet. 2014;289(2):413-419.*
111. *De Bastos M, Stegeman BH, Rosendaal FR, Van Hylckama Vlieg A, Helmerhorst FM, Stijnen T, Dekkers OM. Combined oral contraceptives: Venous thrombosis. Cochrane Database Syst Rev.2014;3:CD010813.*
112. *Vinogradova Y, Coupland C, Hippisley-Cox J. Use of combined oral contraceptives and risk of venous thromboembolism: Nested case control studies using the QResearch and CPRD databases. BMJ. 2015;350:h2135.*
113. *Weinges KF, Wenzel E, Hellstern P, Geurts TB, Dieben TO. The effects of two phasic oral contraceptives on hemostasis and platelet function. Adv. In contraception. 1995;11:227-237.*
114. *Jick SS, Kaye JA, Russmann S, Jick H.. Risk of nonfatal venous thromboembolism with oral contraceptives containing norgestimate or desogestrel compared with oral contraceptives containing levonorgestrel. Contraception. 2006;73(6):566-570.*
115. *Suissa S, Spitzer WO, Rainville B, Cusson J, Lewis M, Heinemann L. Recurrent use of newer oral contraceptives and risk of venous thromboembolism. Hum Reprod. 2000;15(4):817-821.*
116. *Middeldorp S, Meijers JC, van den Ende AE, van Enk A, Bouma BN, Tans G, Rosing J, Prins MH, Büller HR. Effects on coagulation of levonorgestrel- and desogestrel-containing low dose oral contraceptives: a cross-over study. Thromb Haemost. 2000;84(1):4-8.*
117. *Tans G, Curvers J, Middeldorp S, Thomassen MC, Meijers JC, Prins MH, Bouma BN, Büller HR, Rosing J. A randomized cross-over study on the effects of levonorgestrel- and desogestrel-containing oral contraceptives on the anticoagulant pathways. Thromb Haemost. 2000; 84(1):15-21.*
118. *Carter CJ. Oral contraceptives and thrombosis. Curr Opin Pulm Med. 2000;6(4):296-300.*
119. *Reifsnider E, Mendias N, Davila Y, Babendure JB. Contraception and the obese woman. J Am Assoc Nurse Pract. 2013;25(5):223-233.*
120. *Oelkers W. Drospirenone, a new progestogen with antimineralocorticoid activity, resembling natural progesterone. Eur J Contracept Reprod Health Care. 2000;5(suppl3):17-24.*

121. *Huber J, Foidart JM, Wuttke W, Merki-Feld GS, The HS, Gerlinger C, Schellschmidt I, Heithecker R. Efficacy and tolerability of a monophasic oral contraceptive containing ethinylestradiol and drospirenone. Eur J Contracept Reprod Health Care. 2000;5(1):25-34.*

122. *Foidart JM1, Wuttke W, Bouw GM, Gerlinger C, Heithecker R. A comparative investigation of contraceptive reliability, cycle control and tolerance of two monophasic oral contraceptives containing either drospirenone or desogestrel. Eur J Contracept Reprod Health Care. 2000;5(2):124-134.*

123. *Trussell J, Schwarz EB, Guthrie K. Obesity and oral contraceptive pill failure. Contraception. 2009;79(5):334-338.*

124. *Trussell J, Guthrie KA, Schwarz EB. Much ado about little: Obesity, combined hormonal contraceptive use, and venous thrombosis. Contraception. 2008; 77(3):143-146.*

125. *Bracken MP. Oral contraceptive and congenital malformations in offspring. A review and meta-analysis of the prospective studies. Obstet Gynecol. 1990;76:552-562.*

126. *Bukvic N, Susca F, Bukvic D, Fanelli M, Guanti G. 17-alpha-ethinylestradiol and norgestrel in combination induce micronucleus increases and aneuploidy in human lymphocyte and fibroblast cultures. Teratog Carcinog Mutagen. 2000;20(3):147-159.*

127. *Caruso S, Agnello C, Romano M, et al. Preliminary study on the effect of four-phasic estradiol valerate and dienogest (E2V/DNG) oral contraceptive on the quality of sexual life. J Sex Med. 2011;8(10):2841-2850.*

128. *Davis SR, Bitzer J, Giraldi A, et al. Change to either a nonandrogenic or androgenic progestin-containing oral contraceptive preparation is associated with improved sexual function in women with oral contraceptive-associated sexual dysfunction. J Sex Med. 2013;10(12):3069-3079.*

129. *Cancer.Net. Información al paciente aprobada por el médico. American Society of Clinical Oncology. [Accedido abril-16-2018]. Disponible en: https://www.cancer.net/es/tipos-de-c%C3%A1ncer/c%C3%A1ncer-de-mama/estad%C3%ADsticas*

130. *Mørch LS, Skovlund CW, Hannaford PC, Iversen L, Fielding S, Lidegaard Ø. Contemporary Hormonal Contraception and the Risk of Breast Cancer. N Engl J Med. 2017;377(23):2228-2239.*

131. *Collaborative Group on Hormonal Factors in breast cancer. Breast*

cancer and hormonal contraceptives. Lancet. 1996;347:1713-1727.

132. *Marchbanks PA1, Curtis KM, Mandel MG, Wilson HG, Jeng G, Folger SG, McDonald JA, Daling JR, Bernstein L, Malone KE, Wingo PA, Simon MS, Norman SA, Strom BL, Ursin G, Weiss LK, Burkman RT, Spirtas R. Oral contraceptive formulation and risk of breast cancer. Contraception. 2012;85(4):342-350.*
133. *Ramachandran B. Functional association of oestrogen receptors with HPV infection in cervical carcinogenesis. Endocr Relat Cancer. 2017;24(4):R99-R108.*
134. *Smith JS, Green J, Berrington de Gonzalez A, Appleby P, Peto J, Plummer M, Franceschi S, Beral V. Cervical cancer and use of hormonal contraceptives: a systematic review. Lancet. 2003;361:1159-1167.*
135. *Moreno V, Bosch FX, Muñoz N, Meijer CJ, Shah KV, Walboomers JM, Herrero R, Franceschi S. International Agency for Research on Cancer. Multicentric Cervical Cancer Study Group. Multicentre Cervical Cancer Study Group. Effects on oral contraceptives in women with human papillomavirus. Lancet. 2002;359(9312):1085-1092.*
136. *An N. Oral Contraceptives Use and Liver Cancer Risk A Dose–Response Meta-Analysis of Observational Studies. Medicine. 2015;94(43):e1619.*
137. *Tang B, Lv J, Li Y, Yuan S, Wang Z, He S. Relationship between female hormonal and menstrual factors and pancreatic cancer. A meta-analysis of observational studies. Medicine. 2015;94(7):e177.*
138. *Samson ME, Adams SA, Mulaty CM, Zhang J, Bennett CL, Hebert J, Steck SE. Types of oral contraceptives and breast cancer survival among womenenrolled in Medicaid: A competing-risk model. Maturitas. 2017;95:42-49.*
139. *Moorman PG, Havrilesky LJ, Gierisch JM, Coeytaux RR, Lowery WJ, Urrutia RP, Dinan M, McBroom AJ, Hasselblad V, Sanders GD, Myers ER. Oral contraceptives and risk of ovarian cancer and breast cancer among high-risk women: A systematic review and meta-analysis. J Clin Oncol. 2013;31:4188-4198.*
140. *Dulicek P, Ivanova E, Kostal M, Sadilek P, Beranek M, Zak P, Hirmerova J. Analysis of risk factors of stroke and venous thromboembolism in females with oral contraceptives use. Clin Appl Thromb Hemost. 2017;1: DOI: 10.1177/1076029617727857.*

141. *Rosendaal FR, Helmerhorst FM, Vandenbroucke JP. Female hormones and thrombosis. Arterioscler Thromb Vasc Biol. 2002;22:201-210.*
142. *Heineemann LA. Emerging evidence on oral contraceptives and arterial disease. Contraception. 2000;62(2-Suppl): 29S-36S.*
143. *Sidney S, Petitti DB, Soff GA, Cundiff DL, Tolan KK, Quesenberry CP Jr. Venous thromboembolic disease in users of low-estrogen combined estrogen-progestin oral contraceptives. Contraception. 2004;70:3-10.*
144. *Spannalgl M, Heinemann LA, Schramm W. Are factor V Leiden carriers who use oral contraceptives at extreme risk for venous thromboembolism? Eur J Contracept Reprod Health Care. 2000;5(2):105-112.*
145. *Brown KR, Rossi PJ. Superficial venous disease. Surg Clin North Am. 2013;93:963-982.*
146. *Tepper NK, Marchbanks PA, Curtis KM. Superficial venous disease and combined hormonal contraceptives: a systematic review. Contraception. 2016;94(3):275-279.*
147. *Roach RE, Helmerhorst FM, Lijfering WM, Stijnen T, Algra A, Dekkers OM. Combined oral contraceptives: the risk of myocardial infarction and ischemic stroke (Review). Cochrane Database Syst Rev. 2015 Aug 27;(8):CD011054.*
148. *Spitzer WO. Oral contraceptives and cardiovascular outcomes: cause or bias? Contraception. 2000;622(2Suppl):3S-9S.*
149. *Kemmeren JM, Tanis BC, van den Bosch MA, Bollen EL, Helmerhorst FM, van der Graaf Y. Risk of arterial thrombosis in relation to oral contraceptives (RATIO) study: oral contraceptives and the risk of ischemic stroke. Stroke. 2002;33(5):1202-1208.*
150. *Bruni V, Croxatto H, De La Cruz J, Dhont M, Durlot F, Fernandes MT, Andrade RP, Weisberg E, Rhoa M. A comparison of cycle control and effect on well-being of monophasic gestodene-, triphasic gestodene- and monophasic desogestrel-containing oral contraceptives. Gestodene Study Group. Gynecol Endocrinol. 2000;14(2):90-98.*
151. *Horibe M, Hane Y, Abe J, Matsui T, Kato Y, Ueda N, Sasaoka S, Motooka Y, Hatahira H, Hasegawa S, Kinosada Y, Hara H, Nakamura M. Contraceptives as possible risk factors for postpartum depression: A retrospective study of the food and drug administration adverse event reporting system, 2004–2015. Nursing Open. 2018;5:131-138.*

152. Skovlund CW, Mørch LS, Kessing LV, Lange T, Lidegaard Ø. Association of Hormonal Contraception With Suicide Attempts and Suicides. Am J Psychiatry. 2018;175(4):336-342.

153. Hofmeyr GJ, Singata M, Sneden J. Hormonal contraception for women exposed to HIV infection. (Review). The Cochrane Library. 2014, Issue 5.

154. Escobar-Morreale HF, Lasuncion MA, Sancho J. Treatment of hirsutism with ethinyl estradiol desogestrel contraceptive pills has beneficial effects on the lipid profile and improves insulin sensitivity. Fertil Steril. 2000,74(4):816-819.

CAPÍTULO TERCERO

MINIPÍLDORA O ANTICONCEPTIVOS ORALES DE SOLO PROGESTINA

La evidencia no sugiere mayor riesgo de trombosis venosa o arterial en mujeres con hipertensión o lupus usando minipíldoras. La evidencia tampoco sugiere un aumento en el riesgo de accidente cerebrovascular o infarto de miocardio con el uso de cualquier minipíldora

Tepper NK, Whiteman MK, Marchbanks PA, James AH, Curtis KM
2016

Es bien conocido que el predominio de los estrógenos en el torrente sanguíneo hace que el moco cervical sea fluido, claro, transparente, filante y acelular, condiciones que facilitan viabilidad y migración de los espermatozoides. Por lo contrario, el predominio de progesterona o progestina disminuye la cantidad de moco cervical, aumenta su viscosidad, lo torna grueso, denso, opaco y con alta densidad de células, lo que dificulta la migración espermática [1,2].

A partir de lo anterior se definieron los anticonceptivos orales de solo progestina, también denominados píldora de solo progestina o minipíldora (MP), por la baja concentración hormonal que aportan. No son tan conocidas y su uso no es tan generalizado, solamente el 0.4% de todas las mujeres en edad reproductiva en los Estados Unidos los utilizan [3]. Se diferencian de los anticonceptivos orales combinados (AOC) por estar libres de estrógeno y tener menor concentración de progestina. Esa pequeña dosis de progestina administrada diariamente sin intervalo libre de hormonas, actúa especialmente alterando las características biofísicas del moco cervical, el cual se convierte en una barrera que impide el ascenso de los espermatozoides al canal cervical y a la cavidad uterina. Ese es el principal mecanismo de acción de la MP [2], estudios *in vitro* han demostrado que se produce deterioro de la motilidad espermática [1]. No obstante, es importante anotar que el efecto sobre la capacidad de penetración de los espermatozoides en el moco cervical es de corta duración, y disminuye en gran medida a las 24 horas de la última tableta ingerida [1,4,5].

Un segundo mecanismo de acción de la MP es la disminución en la motilidad de los cilios y de la fuerza contráctil muscular de las trompas de Falopio [4,5]. Tanto el efecto en el moco cervical como en las trompas retarda el desplazamiento de los gametos por el tracto genital interno, con lo cual se previene la fertilización, que es el objetivo primario de la MP [1].

Sin ser su mecanismo principal de acción, la MP baja los picos de LH y FSH a la mitad del ciclo, alterando el ciclo menstrual. Las MP tradicionales (noretisterona, noretindrona, diacetato de etinodiol, linestrenol, norgestrel, levonorgestrel) solo inhiben la ovulación en el 50-70% de las usuarias, a diferencia de la MP de desogestrel o drospirenona que son mucho más eficaces al respecto [4,6]. Estas inhiben la ovulación por retroalimentación negativa de la LH lo que mejora la efectividad anticonceptiva [1].

Aunque todas las MP alteran la receptividad endometrial, no es considerado un mecanismo de acción, ya que ellas fundamentalmente evitan la fertilización. El endometrio se torna secretor, delgado e incluso atrófico, aspectos poco favorables para la implantación del óvulo fecundado [1]. Además, con el uso continuo de la progestina a lo largo del ciclo menstrual se observa mala conformación biológica y funcional del cuerpo lúteo, con lo cual se afecta la morfología del endometrio y señales intracrinas o endocrinas relacionadas con la implantación [5]. La MP crea un ambiente uterino inhóspito para los espermatozoides y los óvulos, al igual que los AOC no interrumpen el embarazo, no causan abortos ni defectos al nacer [7].

Con el uso perfecto de la MP la tasa de fracaso en el primer año es de 0.3-0.5%, sin embargo, se estima que la tasa de falla típica es más cercana al 5.0-9.0%, debido a píldoras tardías u olvidadas, cifra similar a la que ofrecen los AOC [1]. Por lo tanto, para acercarse a la perfección, la prescripción de MP tradicional obliga a recomendar la toma horaria estricta, y si hay retraso de tres o más horas es obligatorio indicar medidas anticonceptivas de respaldo [5,6]. A diferencia la MP de desogestrel y de drospirenona, que ofrecen inhibición de la ovulación, permiten mayor tiempo de atraso de la píldora sin causar disminución en la efectividad anticonceptiva, pero también se debe indicar la toma horaria estricta [8]. De todas las MP disponibles, al parecer las más efectivas son la de desogestrel y levonorgestrel [1]. A las usuarias que olvidan la toma de las tabletas muy frecuentemente es mejor sugerirles otros métodos menos exigentes en la puntualidad de la administración.

La MP tiende a causar quistes ováricos simples, que en realidad son folículos inmaduros persistentes. Cerca del 50% de las usuarias de MP los van a presentar; suelen alcanzar entre cuatro y diez centímetros de diámetro e involucionan espontáneamente al cabo de algunas semanas. No ofrecen riesgo, no ameritan tratamiento médico ni intervenciones operatorias, y no son causal para suspender la MP [1]. Raramente se hacen sintomáticos o llegan a grandes tamaños, pero si ocurre, se recomienda suspender la MP y pasar a un método diferente a los de solo progestina [5]. El antecedente personal de quistes ováricos funcionales no es razón suficiente para contraindicar el uso de la MP [1].

Todas las MP son seguras en la lactancia materna, no reducen la producción de leche, y una cantidad reducida de la progestina está presente en ella, sin que genere efecto negativo en el crecimiento o desarrollo del lactante [9,10]. No se ha observado modificación en la adquisición del peso, circunferencia del brazo, ni en el desarrollo de las capacidades auditivas, motoras o del lenguaje. Se recomienda iniciarlas a la sexta semana de posparto, aunque no se han registrado efectos adversos en los lactantes que han sido expuestos a progestinas a edad más temprana [11]. La razón para esperar la sexta semana de posparto en mujeres lactantes es aprovechar el efecto anticonceptivo natural de la lactancia materna exclusiva o casi exclusiva, asociada a amenorrea. Esta definida la estrategia de planificación familiar MELA (método de lactancia y amenorrea) que ofrece protección en las primeras semanas de posparto, si existe lactancia exclusiva más amenorrea. La MP tiene importante espacio en la anticoncepción posparto de mujeres lactantes, las cuales tienen condiciones endocrinológicas que elevan su efectividad contraceptiva [5], aunque es probable que el efecto anticonceptivo sea mediado a través de acciones locales en el moco cervical de manera similar a lo que sucede en las mujeres que menstrúan [12].

El alargamiento del periodo intergenésico ha demostrado beneficios para la salud de la mujer y sus hijos, por tanto, es necesaria la anticoncepción después del parto y su inicio de manera oportuna. El método anticonceptivo a indicar debe ser coherente con la historia clínica médica, factores anatómicos, aspectos hormonales, lactancia materna y la preferencia de la mujer. La disponibilidad y uso de métodos anticonceptivos reversibles inmediatamente después del parto son herramientas para reducir la tasa de embarazos no deseados [9,13].

La MP disminuye en general la tasa de embarazos, pero en caso de falla cerca del 10% son extrauterinos, situación que se ha relacionado con la alteración de la motilidad de los cilios de las trompas de Falopio [5]. Algunos autores han señalado que la MP es más efectiva para prevenir embarazos intrauterinos que extrauterinos, mientras que otros indican que la incidencia de embarazo ectópico es similar a la de otros métodos (0.095/100 mujeres/año) [14]. No obstante, siempre se debe pensar y descartar el embarazo ectópico si una gestación se presenta como consecuencia de falla de la MP. Según el Consenso Canadiense de Contracepción esta es una recomendación III-A [1].

El retraso o disminución de la fertilidad al suspender la MP es una creencia infundada, que carece de soporte científico. Se ha enfatizado que las mujeres que usaron MP tienen las mismas probabilidades de gestación que las parejas fértiles que nunca las utilizaron, 25% en el primer mes de coitos sin protección, 60% luego de seis meses, 90% posterior al primer año y 95% en los dos primeros años [13,15].

Como la MP es administrada diariamente sin intervalo libre de hormonas y sin estrógeno para estabilizar el endometrio, no existe supresión hormonal y no se presenta sangrado cíclico programado, por ello los sangrados o manchados son impredecibles. Vienen a ser el principal efecto adverso y la principal causa de abandono del método [1,16]. La duración y el volumen del flujo sanguíneo, así como la longitud de los ciclos suelen variar ampliamente. El 20% de las usuarias de MP tienen amenorreas o periodos menstruales infrecuentes, 44% ciclos normales y 14-30% ciclos cortos. Comparadas con usuarias de AOC tendrán más días de sangrado/manchado que requiere protección, pero menos días de *spotting* (manchado muy escaso que no requiere protección); muchas no presentan *spotting* en absoluto [1]. Ante los episodios de sangrado no se amerita intervención medicamentosa y se debe tranquilizar a la usuaria; ofrecer consejería es la mejor estrategia [5], ello es coherente con Abdel-Aleem *et al.* [17] cuando luego de una revisión sistemática señalan que varios regímenes se han indicado para tratar o regular el sangrado producto de todos los anticonceptivos de solo progestinas, y si bien algunos pueden ser prometedores, ninguno ha alcanzado suficientes resultados para ser recomendados de rutina.

Debido a los efectos sobre el moco cervical y endometrio que impide o minimiza el ascenso bacteriano por el aparato genital, se ha señalado que probablemente la MP ejerza efecto protector contra la enfermedad pélvica inflamatoria [5]. La MP no impide infecciones del tracto reproductor bajo, se desconoce si tiene interacción con el papiloma humano, no ejerce protección contra el virus de la inmunodeficiencia humana ni frente a otras enfermedades de transmisión sexual. El uso correcto del condón masculino se sugiere para prevenir esas entidades [1]. Además, como las progestinas causan estabilización de la membrana del glóbulo rojo, es de esperar que las mujeres con anemia de células falciformes experimenten menor número de crisis hemolíticas. Este efecto favorable es debatido y todavía se carece de suficientes evidencias para señalarlo como un beneficio importante [18].

Por el efecto continuo endometrial que ejerce la MP es buen inhibidor de la proliferación endometrial, acción que favorece cambios secretores y potencialmente reduce la tasa de cáncer endometrial. Aunque se ha señalado, no existen las suficientes evidencias que demuestren efecto protector contra el cáncer de ovario. Al parecer la MP no tiene impacto sobre el riesgo de cáncer del cuello del útero, hepático o colorectal [15]. Estudios en casos de administración inadvertida de MP en gestantes o por falla del método, no han señalado que se produzca efecto nocivo sobre el feto [13]. Un metaanálisis encontró que la MP no incrementa el riesgo de infarto de miocardio [19].

Samson *et al.* [20] por medio de una revisión sistemática señalaron que la MP no aumenta el riesgo de cáncer de seno, aunque los estudios son pequeños. En un estudio de casos y controles emparejado, Marchbanks *et al.* [21] examinaron el riesgo de cáncer de seno entre mujeres de 35-64 años y encontraron que la MP no se asoció con elevación en el riesgo de cáncer de seno entre usuarias actuales o anteriores en comparación con las que nunca la utilizaron. Cualquier uso actual o anterior, duración del uso, edad en el primer uso e intervalo desde el último uso no alteró el riesgo. A su vez, Kumle *et al.* [22] en un estudio prospectivo de cohorte realizado en Noruega y Suecia encontraron que independientemente de la duración, no hubo asociación estadísticamente significativa entre el uso de MP y el cáncer de seno en comparación con nunca usuarias. Cuando se agruparon mujeres según edad de inicio de la MP, 30-39 y 40-49 años, comparadas con nunca usuarias se observó RR: 1.7 [IC95%:0.8-3.7] y RR: 1.6 [IC95%:0.9-2.6], respectivamente. En otro estudio de cohortes, Fabre *et al.* [23] no encontraron asociación significativa entre la MP y el riesgo de cáncer de seno en comparación con nunca usuarias, RR: 1.01 [IC95%:0.93-1.11] y tampoco con el uso inferior a 4.5 años, RR: 1.09 [IC95%: 0.92-1.29]. Sin embargo, encontraron incremento significativo con el uso superior a 4.5 años, RR: 1.44 [IC95%:1.03-2.00). Con cada año adicional de uso el riesgo aumentó, RR: 1.03 [IC95%:1.01-1.06].

La MP la pueden utilizar usuarias con patologías o condiciones que impiden la administración de estrógenos [2,16], aunque las tradicionales se deben limitar especialmente a las mujeres lactantes [24]. Al respecto, el Consenso Canadiense de Anticoncepción señala que debido a las anotaciones de etiquetado y prescripción de clases, las MP se usan en gran medida en posparto y lactancia, sin embargo la mayoría de las mujeres pueden usar MP en cualquier punto durante sus años reproductivos [1]. Anotamos que debiesen ser las MP de desogestrel, que inhiben la ovulación y tienen mayor tasa de efectividad anticonceptiva, las preferidas para las mujeres no lactantes [10].

Debido a que la concentración de progestina es sumamente reducida existe baja frecuencia de los siguientes efectos secundarios: nauseas, vómitos, cefalea, tensión mamaria, vértigos, dolor abdominal, cansancio, disminución de la libido, fatiga, aumento del apetito y aumento de peso [1]. Todas estas manifestaciones suelen ser muy leves o pasajeras y son menos del 10% de las causas de abandono de la MP [5]. López *et al.* [25] señalaron en una revisión sistemática que la evidencia es limitada al valorar el aumento de peso con la MP. Encontraron ganancia media inferior a dos kg en la mayoría de los estudios a doce meses. El cambio de peso para el grupo de MP generalmente no difirió significativamente del grupo de comparación que usaba otro anticonceptivo. Además, indican que dos estudios que evaluaron la composición corporal mostraron que las usuarias de MP tenían mayor aumento en grasa corporal y disminución en masa corporal magra, en comparación con usuarias de métodos no hormonales. El asesoramiento adecuado sobre variaciones en el peso puede ayudar a reducir la interrupción de los anticonceptivos debido a incorrectas percepciones. Las mujeres obesas pueden tener limitaciones para utilizar AOC pero no MP [25].

La MP es buena elección en intolerancia a los preparados con estrógenos, que se manifiestan con problemas gastrointestinales, cefalea o mastalgia. Son buen recurso cuando los estrógenos están relativa o absolutamente contraindicados: hipertensión arterial, dislipidemias, hipertrigliceridemia, hipercoagulabilidad sanguínea, diabetes, enfermedad cardiovascular, enfermedad venosa, fenómenos trombóticos o embólicos, lupus eritematoso sistémico, cefaleas migrañosas complicadas o relacionadas con fenómenos neurológicos severos. Adicionalmente, la MP es de gran utilidad para mujeres en la transición a la menopausia, para fumadoras sobre todo si son mayores de 35 años de edad y para casos seleccionados con antecedentes personales de trombosis [3,16]. No obstante, Hall *et al.* [3] señalaron que pocas mujeres con riesgo aumentado de tromboembolismo consideran MP al elegir anticoncepción oral. A su vez, Le Moigne *et al.* [26]

sostienen, basados en un estudio de cohorte, que sus resultados refuerzan las pautas actuales que recomiendan la prescripción de MP o sistemas intrauterinos liberadores de levonorgestrel en mujeres que han tenido un primer evento tromboembólico venoso. También se ha anotado que la MP no aumenta el riesgo cardiovascular, no facilita el desarrollo de trombosis, no causa migraña, no altera la libido ni provoca incremento del peso corporal [3].

Las interacciones medicamentosas con la MP son menos conocidas que las sucedidas con los AOC [1]. Como las progestinas se metabolizan a través de la vía del citocromo P450, los fármacos que inducen esta vía pueden conducir a mayor eliminación del medicamento y reducir la efectividad anticonceptiva. Se debe evitar el uso concurrente de MP con barbitúricos, carbamazepina, oxcarbazepina, fenitoína, primidona, topiramato, bosentán, hierba de San Juan, rifampina/rifabutina, moduladores selectivos del receptor de progesterona e inhibidores de proteasa (darunavir/ritonavir, fosamprenavir/ritonavir, lopinavir/ritonavir y nelfinavir), [27,28]. Con respecto a este grupo de fármacos, en un estudio se observó reducción en el aclaramiento de la MP de noretindrona con aumento en el área bajo la curva en mujeres con VIH que simultáneamente utilizaban inhibidores de proteasa [29], no obstante, en otro estudio más reciente [30] se comparó la puntuación del moco cervical en mujeres que utilizaban MP de 0.35 mg de noretindrona con inhibidores de proteasa y sin ellos. Las mujeres VIH positivas que al tiempo usaban los inhibidores de la proteasa tuvieron moco cervical engrosado, similar al de mujeres VIH positivas que no toman inhibidores de proteasa, lo cual puede sugerir que no existen diferencias en la eficacia anticonceptiva de las MP en mujeres VIH positivas que toman inhibidores de proteasa.

La Tabla N° 1 presenta las diferentes progestinas que están aprobadas como MP. Para finales del año 2017 un empaque con 28 tabletas de dienogest 2 mg está disponible en muchos países para el tratamiento del dolor pélvico asociado a la endometriosis, pero no tiene aprobación para utilizarse como anticonceptivo. Aunque los estudios han demostrado que inhibe la ovulación se recomienda el uso de un método anticonceptivo confiable no hormonal en las mujeres que lo utilizan [1].

TABLA N° 1 CLASIFICACIÓN DE LAS MINIPÍLDORAS		
Grupos	Progestina	Concentración por tableta
Administración continua sin días de pausa		
Minipíldoras tradicionales	Noretisterona	0.350 mg; 0.500 mg; 0.600 mg
	Noretindrona	0.350 mg
	Diacetato de etinodiol	0.500 mg
	Linestrenol	0.500 mg
	Norgestrel	0.075 mg
	Levonorgestrel	0.030 mg
Minipíldora de desogestrel	Desogestrel	0.075 mg
Administración 24 días y 4 de pausa		
Minipíldora de drospirenona	Drospirenona	4.0 mg

MINIPÍLDORAS TRADICIONALES

Las píldoras de solo progestinas que contienen noretisterona, noretindrona, diacetato de etinodiol, linestrenol, norgestrel o levonorgestrel se agrupan bajo el término MP tradicionales, se utilizan a nivel mundial y todas tienen sitial en la actual anticoncepción hormonal. Ofrecen similares expectativas en efectividad anticonceptiva, control del ciclo, tienen baja capacidad inhibitoria sobre la ovulación y se prescriben preferiblemente en la lactancia. Como se administran diariamente y sin pausa, su principal mecanismo es afectar el moco cervical y la histología endometrial. En este tejido inducen glándulas subdesarrolladas y sin el estroma intermedio edematoso que caracteriza la fase secretora normal. Con la administración prolongada de la MP, las glándulas se hacen pequeñas, escasas, pierden su tortuosidad y las paredes de los vasos sanguíneos se adelgazan. Luego de tres meses de uso de la MP de noretindrona se observa proliferación endometrial reprimida, cambios secretores irregulares y áreas de atrofia endometrial, mientras que con MP de desogestrel se observan a las seis semanas. Las diferencias observadas con las dos progestinas se deben al hecho de que el desogestrel suprime altamente la ovulación, lo que no realiza ninguna de las MP tradicionales [31].

Las MP tradicionales son preparados de elevado nivel de seguridad, bajos efectos secundarios, mal control del ciclo y por tanto, elevada tasa de sangrados irregulares, con buena efectividad anticonceptiva durante la lactancia, pero mal Índice de Pearl fuera de la lactancia: 1.17 (0.7 al 3.0 según los estudios), lo cual es superior e inaceptable al compararlo con lo observado con los AOC. El Índice de Pearl de 2.1 se ha estimado para mujeres no lactantes de 25-29 años con las MP tradicionales, valor mucho más alto del que ofrecen los AOC, es por eso que no se recomiendan a este grupo etario. A diferencia el Índice de Pearl de 0.3 que se ha observado en mayores de 40 años es adecuado y favorable [32].

La edad de la mujer, el peso corporal, la presencia de condicionantes para mala absorción intestinal, interacciones farmacológicas y el incumplimiento en la toma son factores que participan en la efectividad anticonceptiva de la MP. Desde un punto de vista general, la probabilidad de embarazo con el uso correcto de la MP de levonorgestrel es del 0.5%, lo cual se suele aplicar para mujeres con menos de 60 kilos. Cuando la mujer supera dicho peso, la tasa de falla puede llegar al 1.3%. Cuanto mayor sea la grasa corporal, más progestina se requiere para lograr el mismo nivel de efectividad anticonceptiva [25]. Por otro lado, las MP tradicionales, por el efecto androgénico de las progestinas, pueden causar acné e hirsutismo y por ser de dosis muy bajas no parece aumenten de peso [1,25].

Es importante señalar que si la MP de levonorgestrel no se toma a la misma hora o si hay olvidos de tabletas, la probabilidad de falla puede llegar a ser del 5%, ello debido a que la vida media del levonorgestrel es alrededor de veinte horas. Por tal motivo se hace necesaria e imprescindible la toma diaria y puntual en cuanto a la hora seleccionada. El efecto del levonorgestrel sobre el moco cervical comienza a disminuir a las 22 horas después de administrada una dosis [2]. Ante el atraso en horas de la toma o el olvido de una dosis, se recomienda emplear adicionalmente un método de barrera. Estos conceptos se aplican a todas las otras MP del grupo.

Debido al Índice de Pearl estimado y la necesidad de la toma horaria puntal, la MP de levonorgestrel se ha propuesto especialmente como anticoncepción oral para la lactancia. Al finalizarse la lactancia, si la usuaria de MP de levonorgestrel desea continuar con anticoncepción hormonal, se puede recomendar AOC, inyectables mensuales, parches o anillos vaginales anticonceptivos. Si desea utilizar hormonales libres de estrógenos, está disponible la MP de desogestrel, también los inyectables trimestrales de medroxiprogesterona, los implantes subcutáneos y los sistemas intrauterinos liberadores de levonorgestrel. Siempre se deben tener en cuenta los criterios de elegibilidad y las preferencias de la mujer [13,15,32,33].

MINIPÍLDORAS CON DESOGESTREL

El desogestrel, también denominado etonogestrel, es una progestina potente del grupo de los gonanos, muy selectiva y con baja actividad androgénica. Se absorbe rápidamente en el tubo digestivo y a su paso por el hígado es transformado en el metabolito activo: 3-ceto-desogestrel. Fue estudiado como MP a 30, 50 y 75 µg/día, se observó inhibición de la ovulación con todas las dosis y en todos los ciclos. Se prefirió para uso clínico la dosis de 75 µg por mostrar el grado más bajo de desarrollo folicular y el patrón de sangrado más aceptable [10]. La MP de desogestrel está disponible desde los primeros años del siglo XXI.

La administración diaria de 75 µg de desogestrel inhibe de forma consistente la ovulación, sin incrementar los efectos androgénicos adversos y alcanza satisfactorio Índice de Pearl de 0.14, similar al alcanzado con los AOC (0.05-0.4 según los estudios), por lo cual se convierte en una alternativa importante y confiable para mujeres que desean anticoncepción oral, están o no en lactancia, tienen cualquier edad, no pueden tomar estrógenos, no desean aumentar de peso, padecen dismenorrea o desean menor sangrado menstrual [34]. En mujeres que no están en lactancia, la efectividad anticonceptiva de la MP de desogestrel es superior a la de otras MP y en lactantes es del 100%, superior a la esperada en no lactantes [10].

Con la MP de desogestrel se observa reducción del pico de LH, menor producción de hormonas ováricas y menor desarrollo folicular, se considera que la anovulación suele suceder en el 97% de los ciclos, sin efecto clínico sobre lípidos, metabolismo de los carbohidratos y hemostasia [35]. En un estudio aleatorio controlado doble ciego comparando 75 μg de desogestrel con 30 μg de levonorgestrel y publicado en 1998 [35] se observó que ambas preparaciones no causaban cambios significativos en la tensión arterial sistólica o diastólica, en el peso corporal, en el índice de masa corporal o en la frecuencia cardíaca. Además, tenían efectos similares y potencialmente benéficos sobre la hemostasia, los niveles plasmáticos de parámetros de la coagulación como el fibrinógeno y el complejo trombina/antitrombina-III, sin modificaciones en antitrombina-III y proteína C. En general, observaron pequeños cambios en indicadores bioquímicos de fibronólisis y antifibrinólisis, en favor de menor pro coagulación, lo cual contrasta con el incremento relativo que inducen los AOC.Coinciden con lo anunciado por otros autores [1,26,36,37] que no se observan fenómenos trombóticos o embólicos con la MP. La conclusión importante del estudio [35] fue que la MP, levonorgestrel y desogestrel, tiene influencia favorable sobre el sistema de coagulación, y no aumenta el riesgo trombótico o embólico venoso. Varios estudios de cohorte, casos/controles y un metaanálisis no han demostrado aumento significativo del riesgo de tromboembolismo venoso con la MP, pudiendo ser opción anticonceptiva para mujeres con riesgo aumentado de evento tromboembólico [1,26].

Sumado al efecto beneficioso sobre la enfermedad venosa se han observado datos favorables con respecto a enfermedad arterial. En un estudio [35] tanto levonorgestrel como desogestrel indujeron reducción significativa de la actividad del factor-VII, variable de riesgo independiente para enfermedad arterial y además, ambos preparados redujeron el fibrinógeno y el PAI-I, los cuales al elevarse plantean riesgo de enfermedad arterial como señala Schindler [37].

La MP de desogestrel también se debe administrar siempre a la misma hora, aunque por tener efecto inhibidor de la ovulación se pueda esperar que un atraso hasta de doce horas no afecte la efectividad anticonceptiva, ya que la restauración del eje hipotálamo-hipófisis-ovario toma más tiempo [38]. En la práctica se debe insistir en la toma diaria y a hora fija.

The Collaborative Study Group on the Desogestrel Containing Progestogen Only Pill publicó hace años [10] los resultados de un estudio multicéntrico realizado en mujeres sanas no lactantes de 44 instituciones de seis países europeos: Alemania, Reino Unido, Holanda, Noruega, Finlandia y Suecia. Estudio doble ciego, comparativo de la eficacia anticonceptiva, aceptabilidad y seguridad de la MP de desogestrel 75 μg y levonorgestrel 30 μg. 989 participantes recibieron desogestrel y 331 levonorgestrel, por trece periodos consecutivos de 28 días. El Índice de Pearl para desogestrel fue 0.14 y para levonorgestrel 1.17, diferencia significativa. El desogestrel mostró supresión más pronunciada del eje hipotálamo-hipófisis-ovario con inhibición ovulatoria más consistente, ello puede explicar el Índice de Pearl alcanzado y la diferencia con la otra progestina. Si desogestrel posee mejor acción inhibitoria sobre la ovulación se puede esperar que ocurran menos embarazos ectópicos que los esperados con levonorgestrel. En el estudio citado [10] se observó un embarazo ectópico con levonorgestrel y ninguno con desogestrel. Con ambas MP se observó proporción relativamente elevada de alteraciones en el patrón de sangrado: amenorrea, sangrado infrecuente, sangrado frecuente y sangrado prolongado.

Desde hace muchos años se ha señalado que al inhibirse la ovulación se podían mejorar los episodios dolorosos relacionados con la menstruación, evento denominado dismenorrea. Además, como las progestinas decidualizan las capas funcionales del endometrio, impidiendo su crecimiento y maduración, es de esperar reducción en la producción de las prostaglandinas, evento importante en la patogénesis de la dismenorrea [15]. Existen estudios que señalan que la MP de desogestrel puede mejorar la dismenorrea en magnitud similar a como lo realizan los AOC, y es uno de sus beneficios no contraceptivos [15,34]. La MP puede disminuir el dolor relacionado con la endometriosis y mejorar la tensión premenstrual [15,34].

Un buen grupo de usuarias de MP de desogestrel puede presentar amenorrea desde el inicio, lo cual puede ser favorable si la usuaria se siente cómoda con el hecho y ha sido adecuadamente informada. Se debe enfatizar que a lo largo del tiempo con el uso de la MP de desogestrel se sucede reducción en la cantidad y frecuencia de los sangrados: la amenorrea se hace más larga, los manchados menos frecuentes y los sangrados abundantes/ repetidos tienden a ser menos comunes [1].

La disponibilidad de la MP de desogestrel es una oportuna alternativa oral [32]. Existen circunstancias en las cuales los AOC no se deben indicar por los riesgos o efectos indeseables del estrógeno, tales como: hábito de fumar, enfermedades vasculares, diabetes, lupus, enfermedad arterial coronaria, insuficiencia cardíaca congestiva, riesgo o antecedentes de trombosis o embolias venosas, cefaleas migrañosas o intolerancia a los estrógenos, entre otras [26]. En estos casos si se desea anticoncepción hormonal oral, la MP de desogestrel tiene total cabida, se esté o no en lactancia [1]. Nappi *et al.* [39] señala que existen evidencias preliminares basadas en diarios de cefalea que sugieren que la MP de desogestrel tiene efecto positivo en el curso de la migraña con aura o sin aura en la mayoría de las mujeres, reduciendo el número de días con migraña, el número de analgésicos y la intensidad de los síntomas. También se puede considerar para mujeres que no desean utilizar estrógenos o incluso como método anticonceptivo de primera línea para muchas mujeres, a la par de los AOC. La MP puede ser apropiada para mujeres mayores de 35 años de edad [1,33] y también puede prevenir la pérdida ósea en el posparto [40,41].

MINIPÍLDORAS CON DROSPIRENONA

En el año 2002, Rosembaum *et al.* [42] publicaron un estudio multicéntrico, randomizado, abierto, evaluando drospirenona, para esa época una nueva progestina, de perfil farmacológico diferente, derivada de 17 alfa-espirolactona, con propiedades similares a la progesterona natural, efecto antiandrogénico y antimineralocorticoide [43]. Evaluaron la inhibición de la ovulación en 48 mujeres saludables con edades entre 19-35 años de edad, randomizadas en cuatro grupos para recibir una MP de drospirenona 0.5 mg, 1.0 mg, 2.0 mg o 3.0 mg. Se pudo comprobar que la inhibición de la actividad ovárica y ovulación era dosis dependiente: 36% con 0.5 mg, 25% con 1.0 mg, 50% con 2.0 mg y 91% entre las que recibieron 3.0 mg. Se presentó ovulación en el 9% de las que recibieron las tres dosis inferiores, mientras en entre las que recibieron 3 mg no se presentó ovulación.

Mucho tiempo después, Duijkers *et al.* [8] estudiaron una nueva presentación farmacéutica para administrar MP con 4.0 mg de drospirenona, recurriendo al esquema 24/4 (cuatro días de intervalo libre de hormonas como se ha venido utilizando en los AOC), para tratar de mejorar el patrón de sangrado. Mujeres con ciclos ovulatorios probados fueron aleatorizadas a dos grupos para recibir MP por dos ciclos de 28 días cada uno. Un grupo recibió MP de desogestrel sin pausa entre ciclos y el otro MP de drospirenona con cuatro días libres de hormonas entre los ciclos. Ambos esquemas de intervalo inhibieron eficazmente la ovulación. El diámetro folicular, los niveles de E2 y los puntajes de Hoogland fueron iguales, lo que demostró supresión ovárica eficiente. La permeabilidad del moco cervical se suprimió en ambos grupos y el número de días de sangrado o manchado fue menor en el de drospirenona. Con ambos esquemas la ovulación no ocurrió antes del día noveno en el ciclo posterior al de intervención. La MP de drospirenona inhibió la ovulación con la misma eficacia que la de desogestrel, a pesar del intervalo de cuatro días sin hormona.

En ese mismo año, Archer *et al.* [44] publicaron los resultados de un estudio prospectivo, multicéntrico, no comparativo que se realizó en 41 centros europeos en 713 mujeres sanas con riesgo de embarazo, con edades entre 18-45 años que recibieron MP de 4.0 mg de drospirenona por 24 días y 4 días de placebo durante trece meses, para completar 7638 ciclos de seguimiento. El Índice global de Pearl estimado fue 0.51 [IC95% 0.1053-1.4922]. La proporción de participantes con sangrado de cualquier magnitud se redujo del 72.7% en el primer ciclo al 40% en el sexto y al 32.1% en el décimo tercero. El sangrado no esperado disminuyó del 49.1% en el primer ciclo al 22.8% al final de la evaluación. El sangrado abundante/prolongado también disminuyó del 6.5% durante los ciclos 2-4 al 4.2% durante los ciclos 11-13. No se informó trombosis venosa profunda, embolia pulmonar o hiperkalemia, ningún cambio relevante en pruebas de laboratorio, peso corporal, índice de masa corporal, presión arterial o frecuencia cardíaca. El 82% de las participantes consideró la aceptabilidad como excelente/buena.

Regidor *et al.* [36] no encontraron efectos desventajosos con la MP de drospirenona 4.0 mg sobre distintos parámetros hemostáticos; la consideraron segura en cuanto a coagulación sanguínea, sin efecto sobre los factores de coagulación dependiente del hígado. Anotan que debido a sus propiedades farmacológicas puede ser alternativa válida frente a otras MP e incluso AOC, ya que no conferirá riesgo tromboembólico. Los efectos antiandrogénicos y antimineralocorticoides pueden favorecer la reducción de algunos eventos como el acné y el aumento de peso, lo que en última instancia conduciría a alto nivel de aceptabilidad y conformidad.

Uno de los problemas de la MP es la reducción en la efectividad anticonceptiva con el retraso u olvido de la toma, sobre todo con la de levonorgestrel, por ello la necesidad de horarios rigurosos. Duijkers *et al.* [4] en el año 2016, publicaron un estudio utilizando la MP de drospirenona 4.0 mg en 127 mujeres sanas durante dos ciclos, para valorar si la inhibición de la ovulación se conservaba a pesar de cuatro atrasos de 24 horas. En el grupo A se programaron retrasos los días 3, 6, 11 y 22 durante el segundo ciclo y en el grupo B los mismos días del primer ciclo. Los diámetros foliculares en los ciclos de ingesta regular y en los de los ciclos con retraso fueron similares. La tasa global de ovulación fue 0.8%. Solo una mujer del grupo A durante el segundo ciclo cumplió con los criterios de ovulación. A pesar del periodo libre de hormonas de cuatro días y múltiples retrasos intencionales de 24 horas, se mantuvo la inhibición de la ovulación. La MP de drospirenona 4.0 mg en esquema 24/4, a diferencia de otras MP, ofrecería una importante ventana de efectividad contraceptiva a pesar de los retrasos u olvidos en la toma de la píldora.

Estos estudios [4,8,36,41,44] abren puertas a la MP de drospirenona 4.0 mg con régimen 24/4, de efectividad anticonceptiva similar a los AOC, buen perfil de seguridad y control de ciclo más favorable con respecto a otras MP. A finales del 2017 aún no cuenta con registro por los entes reguladores. Si los resultados iniciales son confirmados en estudios más grandes, la MP de drospirenona será importante anticonceptivo sin estrógenos y libre de la mayor desventajas de las otras MP: la alta frecuencia de sangrado impredecible. Dicha manifestación explica en parte el porqué no se utiliza ampliamente la MP de desogestrel de importante efectividad anticonceptiva [8,41].

La disponibilidad de una MP (libre de estrógenos) efectiva, bien tolerada y especialmente con patrón de sangrado predecible, es buena noticia. Son bien conocidos los riesgos cardiovasculares (arteriales como venosos) inherentes a los estrógenos. Desde ese punto de vista, la MP es más segura que los AOC [8]. ¿La MP de drospirenona en esquema 24/4 iniciará el fin de los AOC? El tiempo y los estudios lo señalarán.

CRITERIOS DE ELEGIBILIDAD Y RECOMENDACIONES

Solo del 0.6-1.6% de las mujeres tienen contraindicaciones para la MP, por ello la propuesta de la disponibilidad sin el requisito de prescripción médica [1]. La Organización Mundial de la Salud (OMS) ha publicado la quinta edición de los criterios de elegibilidad para el uso de los métodos de planificación familiar en el año 2015, estableciendo cuatro categorías [33]. Primera categoría: la MP se puede utilizar libremente por no existir restricción. Segunda categoría: se pueden usar; las ventajas exceden los riesgos comprobados o teóricos y se puede ameritar más que un seguimiento rutinario. Tercera categoría: generalmente no se recomienda a menos que no se disponga de otros métodos más apropiados o que los métodos disponibles no sean aceptados por la usuaria; los riesgos teóricos o comprobados exceden las ventajas, es el método de última elección y de seleccionarlo se ameritará cercano seguimiento. Cuarta categoría: no se debe utilizar, la afección o la condición representan riesgo inaceptable para la salud de la mujer si el método es ordenado.

Igual categorización utiliza *U.S. Department of Health and Human Services Centers for Disease Control and Prevention (CDC)*, que en el año 2016 publicó la actualización de los *US-MEC (U.S. Medical Eligibility Criteria for Contraceptive Use)* [45], otros criterios para seleccionar los métodos de control de la natalidad. La misma entidad en el año 2017 publicó la *Tabla resumida de los criterios médicos de elegibilidad para el uso de anticonceptivos* [46]. Esta última herramienta, sencilla y gráfica la debe tener el profesional de la salud a la mano a la hora de prescribir los métodos de planificación.

La Tabla N° 2 presenta los criterios de elegibilidad para diferentes condiciones en relación al uso de la MP de acuerdo a la propuesta de la OMS y el CDC [33,44,45]. La Tabla N° 3 presenta un listado de recomendaciones para tener en cuenta al prescribir la MP, algunas fueron sugeridas hace años por Family Health Internacional [32] y tienen plena vigencia para los momentos actuales.

A su vez, la Tabla N° 4 entrega una guía general que ayuda a decidir si se elige AOC o MP, según la presencia de algunas condiciones médicas. Está basada en la propuesta realizada por Burkett y Hewitt [7] para adolescentes, no obstante, se puede considerar también para otros grupos de edades y complementarse con los criterios de elegibilidad de la OMS y/o del CDC.

La prescripción de MP, al igual que los demás métodos que regulan la natalidad debe estar precedida por una adecuada consejería. El profesional de la salud debe colocar en su verdadera dimensión los métodos disponibles, con sus ventajas, desventajas y efectos secundarios [41, 47]. La usuaria escogerá el método de su preferencia. Es deber y responsabilidad del profesional de la salud aportar instrucciones, recomendaciones y acompañamiento, solo así se brindará la efectividad anticonceptiva y la protección esperada. No se debe indicar MP a mujeres con falta de disciplina con el uso riguroso de los medicamentos [47]. La MP es probablemente menos eficaz que otros métodos anticonceptivos de solo progestinas de liberación prolongada: implantes subcutáneos, inyectables trimestrales o el sistema intrauterino liberador de levonorgestrel.

TABLA N° 2
CRITERIOS DE ELEGIBILIDAD PARA LA MINIPÍLDORA

Condición	Categoría	Condición	Categoría
Desde la menarquia hasta los 45 años de edad	1	Edad superior a 45 años de edad	1
Nulípara, primípara o multípara	1	Menos de seis semanas de posparto y lactancia	2
Más de seis semanas de posparto y lactancia	1	Desde el primer día de posparto en adelante sin lactancia	1

— sigue —

— continuación —

Condición	Categoría	Condición	Categoría
Desde el primer día de aborto del primero o segundo trimestre	1	Desde el primer día de aborto séptico	1
Antecedente de embarazo ectópico	2	Antecedente de cirugía pélvica	1
Fumadoras de cualquier edad	1	Fumadoras de cualquier número de cigarrillos	1
Obesidad	1	Múltiples factores de riesgo para enfermedad cardiovascular	2
Antecedente de hipertensión arterial	2	Hipertensión arterial controlada	1
Tensión arterial sistólica entre 140-150 mm Hg	1	Tensión arterial diastólica entre 90-99 mm Hg	1
Tensión arterial sistólica superior a 160 mm Hg	2	Tensión arterial diastólica superior a 100 mm Hg	2
Antecedente de hipertensión en el embarazo	1	Antecedente de trombosis venosa profunda o embolismo pulmonar	2
Trombosis venosa profunda o embolismo pulmonar actual	3	Trombosis venosa profunda o embolismo pulmonar estabilizado o en terapia anticoagulante	2
Antecedente familiar de trombosis venosa profunda	1	Antecedente familiar de embolismo pulmonar	1
Trombosis venosa profunda o embolismo pulmonar y cirugía mayor con inmovilización prolongada	2	Trombosis venosa profunda o embolismo pulmonar y cirugía mayor sin inmovilización prolongada	1
Trombosis venosa profunda o embolismo pulmonar y cirugía menor sin inmovilización	1	Mutaciones trombogénicas (Factor V de Leiden, mutación de la protrombina, deficiencias de la proteína S, proteína C o antitrombina)	2
Venas varices, tromboflebitis de venas superficiales	1	Enfermedad coronaria previa	2
Enfermedad coronaria tomando MP	3	Accidente vascular cerebral previo	2
Accidente vascular cerebral tomando MP	3	Dislipidemias conocidas sin otros factores de riesgo cardiovascular conocidos	2

— sigue —

— continuación —

Condición	Categoría	Condición	Categoría
Enfermedad valvular cardíaca complicada o no complicada	1	Lupus eritematoso sistémico con anticuerpos antifosfolípidos positivos	3
Lupus eritematoso sistémico con severa trombocitopenia o en tratamiento inmunosupresor	2	Lupus eritematoso sistémico sin nada de lo anterior	2
Antecedente de cirugía bariátrica, procedimientos restrictivos	1	Antecedente de cirugía bariátrica, procedimientos que inducen mala absorción	3
Cefaleas no migrañosas	1	Cefaleas migrañosas sin aura previamente	1
Cefaleas migrañosas sin aura tomando MP	2	Cefaleas migrañosas con aura previamente	2
Cefaleas migrañosas con aura tomando MP	3	Desordenes convulsivos	1
Desordenes depresivos	1	Endometriosis	1
Tumores ováricos benignos	1	Dismenorrea	1
Enfermedad trofoblástica gestacional	1	Ectropión cervical, neoplasia intraepitelial cervical, cáncer cervical	1
Masas en senos no diagnosticadas	2	Enfermedad benigna del seno	1
Antecedente familiar de cáncer de seno	1	Cáncer de seno en el presente	4
Cáncer de seno sin recurrencia de cinco años	3	Cáncer endometrial	1
Cáncer ovárico	1	Mioma con o sin distorsión cavidad útero	1
Enfermedad pélvica inflamatoria previa o actual	1	Enfermedad de transmisión sexual incluyendo cervicitis mucopurulenta actual por Chlamydia o gonococo	1
Vaginitis o vaginosis bacteriana	1	Otras enfermedades de transmisión sexual incluyendo VIH y hepatitis	1
Riesgo elevado para VIH	1	VIH en cualquier estado de gravedad	1

— sigue —

— continuación —

Condición	Categoría	Condición	Categoría
Esquistosomiasis, malaria, tuberculosis	1	Antecedente de diabetes gestacional	1
Diabetes con o sin complicaciones	1	Bocio, hipertiroidismo, hipotiroidismo	1
Enfermedad de la vesícula biliar, actual o previa	2	Antecedente previa de colestasis relacionada con embarazo	1
Antecedente de colestasis relacionada con anticonceptivos orales combinados	2	Hepatitis viral (portador, aguda, crónica)	1
Cirrosis hepática compensada	1	Cirrosis hepática descompensada	3
Hiperplasia focal nodular hepática	2	Adenoma hepático o hepatocelular	3
Tumor maligno hepático (hepatoma)	3	Anemia ferropénica, anemia de células falciformes, talasemia	1
Terapia antirretroviral con inhibidores nucleósidos de la transcriptasa reversa [NRTIs] (abacavir, tenofovir, zidovudina, lamivudina, didanosina, emtricitabina, estavudina)	1	Terapia antiretroviral con inhibidores no nucleósidos de la transcriptasa reversa [NNRTIs] (efavirenz, nevirapine)	2
Terapia antiretroviral con inhibidores no nucleósidos de la transcriptasa reversa [NNRTIs] (etravirina, rilpivirina)	1	Terapia antiretroviral con inhibidores de la proteasa [PIs] (atazanavir reforzado con ritonavir, lopinavir reforzado con ritonavir, darunavir reforzado con ritonavir, ritonavir)	2
Terapia antiretroviral con inhibidores de la integrasa (raltegravir)	1	Terapia anticonvulsivante con fenitoía, carbamazepina, barbitúricos, primidona, topiramato, oxcarbazeoina	3
Terapia anticonvulsivante con lamotrigine	1	Terapia con antifúngicos o antiparasitarios	1
Terapia con rifampicina o rifabutin	3	Terapia con cualquiera de los demás antibióticos	1

TABLA N° 3 RECOMENDACIONES GENERALES AL PRESCRIBIR MINIPÍLDORA	
1	Antes de la prescripción se debe realizar adecuada valoración clínica y descartar la presencia de embarazo.
2	Si existen episodios de sangrado genital anormal se deben realizar los estudios necesarios y llegar al diagnóstico.
3	En no lactantes con ciclos menstruales, la MP se debe iniciar en los primeros cinco días de menstruación y debe ser desogestrel. El efecto es inmediato y no se necesita anticonceptivo de respaldo.
4	Si la MP se inicia en cualquier otro día del ciclo se debe utilizar condón en los siguietes siete días. Es posible que exista protección desde el segundo día pero por seguridad se debe utilizar ese número de días.
5	La MP de levonorgestrel se debe utilizar solo durante la lactancia.
6	Las mujeres con lactancia exclusiva pueden comenzar la MP después de la sexta semana de posparto, en general antes de ese tiempo no hay ovulación. Administrarla antes de la sexta semana aumenta la posible influencia hormonal adversa en el inicio de la producción de leche. Después que la producción de leche está establecida, la MP no la interfiere.
7	Si la lactancia no es exclusiva existe mayor riesgo de ovulación antes de las seis semanas de posparto, se sugiere iniciar la MP desde la tercera semana.
8	En la lactancia, amenorrea, ausencia de coitos en el posparto o si se ha descartado el embarazo se puede iniciar MP en cualquier momento, enfatizando el respaldo con método de barrera en las primeras 48-72 horas.
9	La MP se debe tomar diariamente y a la misma hora, incluso si no se tienen coitos frecuentemente.
10	Si la usuaria está lactando, la MP se debe iniciar a las seis semanas posparto y puede ser cualquiera de las progestinas disponibles (noretindrona o similares, levonorgestrel o desogestrel).
11	Si la usuaria no está lactando, ha tenido aborto, óbito fetal o muerte neonatal, la MP se puede iniciar inmediatamente el día posterior al parto o aborto. Se sugiere desogestrel.
12	Si usuaria no está lactando, la MP se puede iniciar dentro de los primeros 21 días después del parto sin necesitar otro método anticonceptivo adicional. Si se va a iniciar después de ese número de días, se debe utilizar protección adicional por dos o siete días, lo más usual es el condón.

— sigue —

— continuación —

13	Las usuarias que no estén lactando pueden cambiar de MP a AOC en cualquier momento, de preferencia el primer día de sangrado y sin interesar si coincide con la finalización del empaque.
14	Si la usuaria no es lactante y desea cambiar de AOC a MP, lo debe hacer después de la última píldora combinada activa. De esta manera no existirá interrupción del efecto anticonceptivo.
15	Si desea cambiar de un inyectable a MP, se inicia el día que la inyección debería ser administrada.
16	Si desea cambiar de dispositivo intrauterino a MP se inicia el día de la retirada del dispositivo.
17	Ante el olvido de una tableta, la paciente debe tomarla tan pronto se acuerde, utilizar método de barrera o abstinencia las siguientes 48-72 horas. La píldora siguiente debe tomarse a la hora habitual, lo cual puede significar tomar dos tabletas en un solo día. Esto se aplica si el atraso supera las seis horas.
18	Si la usuaria presenta vómito o diarrea puede perder parte de la progestina recibida. Se recomienda recurrir a protección con método de barrera durante 48-72 horas.
19	Si tuvo relaciones sexuales y ha olvidado tomar una tableta, es probable que esté sin protección. Por ello, debe aplicar anticoncepción de emergencia antes de las 72-120 horas, según el régimen. Puede continuar la MP y si se hace necesario, vigilancia y seguimiento del profesional de la salud.
20	Si sucede embarazo utilizando MP, esta debe suspenderse de inmediato, y descartar la presencia de embarazo ectópico.
21	La MP se puede dejar de tomar en cualquier momento, sin necesidad de finalizar el paquete.
22	La fecundidad regresa muy pronto, en término de pocos días, una vez sea suspendida la MP.
23	No utilizar MP en mujeres que padecen convulsiones y reciben fenitoína, carbamazepina, primidona y fenobarbital, sustancias inductoras de enzimas que aceleran la depuración de progestinas y reducen la efectividad anticonceptiva.
24	Se puede utilizar MP en mujeres que padecen convulsiones y reciben ácido valproico, que no induce enzimas hepáticas que aceleran la depuración de progestinas.
25	Algunos autores sugieren evitar la MP en mujeres con cuadros depresivos, debido a que las progestinas pueden empeorarlos, no obstante la OMS lo considera categoría uno.
26	Los antibióticos no disminuyen la efectividad de la MP, excepto la rifampicina y su derivado rifabutina.

TABLA N° 4 ELECCIÓN DE LA ANTICONCEPCIÓN ORAL DE ACUERDO A CONDICIONES MÉDICAS		
Condiciones médicas	MP	AOC
Prolapso de válvula mitral asintomática	SÍ	SÍ
Prolapso de válvula mitral sintomática	SÍ	NO
Prolapso de válvula mitral asociada a hábito de fumar, historia de tromboembolismo o desordenes de la coagulación	SÍ	NO
Desordenes valvulares no complicados	SÍ	SÍ
Desordenes valvulares complicados	SÍ	NO
Hipertensión arterial	SÍ	NO
Hipertensión limitada al embarazo	SÍ	SÍ
Hipertensión no controlada	SÍ	NO
Múltiples factores de riesgo cardíaco	SÍ	NO
Enfermedad cardíaca congénita	SÍ	NO
Trombosis venosa profunda aguda o embolismo pulmonar	NO	NO
Trombosis venosa profunda o embolismo pulmonar resuelto	SÍ	NO
Historia familiar de trombosis venosa profunda o embolismo pulmonar	SÍ	SÍ
Desordenes trombogénicos heredados	SÍ	NO
Desordenes adquiridos de la coagulación	SÍ	NO
Dislipidemias no controladas, LDL superior a 160	SÍ	SÍ
Cefaleas no migrañosas	SÍ	SÍ
Cefaleas migrañosas sin aura	SÍ	SÍ
Cefaleas migrañosas con aura	SÍ	NO
Cefaleas migrañosas con síntomas neurológicos	SÍ	NO
Cefaleas migrañosas con factores de riesgo para accidente cerebrovascular	SÍ	NO
Desordenes convulsivos	SÍ	SÍ
Diabetes	SÍ	SÍ
Diabetes con daño en órgano blanco	SÍ	NO

— sigue —

— continuación —

Condiciones médicas	MP	AOC
Anemia de células falciformes	SÍ	SÍ
Hepatitis aguda	NO	NO
Hepatitis crónica	SÍ	NO
Tumores hepáticos	SÍ	NO
Cirrosis hepática leve/moderada	SÍ	NO
Cirrosis descompensada	NO	NO
Enfermedad activa de la vesícula biliar	SÍ	NO
Historia de colecistectomía	SÍ	SÍ
Enfermedad de Wilson	SÍ	NO
Trasplante hepático	SÍ	SÍ

REFERENCIAS BIBLIOGRÁFICAS

1. *Black A, Guilbert E. Canadian Contraceptive Consensus. Clinical practice guideline. J Obstet Gynaecol Can. 2016;38(3):279-300.*
2. *Edwards L. An update and oral contraceptive options. Formulary. 2004; 39:104-121.*
3. *Hall KS, Trussell J, Schwarz EB. Progestin-only contraceptive pill use among women in the United States. Contraception. 2012;86:653-658.*
4. *Duijkers IJM, Heger-Mahn D, Drouin D, Colli E, Skouby S. Maintenance of ovulation inhibition with a new progestogen-only pill containing drospirenone after scheduled 24-h delays in pill intake. Contraception. 2016 Apr;93(4):303-309.*
5. *McCann MF, Potter LS. Progestin-only oral contraception: a comprehensive review. Contraception 1994;50(Suppl 1):S9-195.*
6. *Milsom I, Korver T. Ovulation incidence with oral contraceptives: a literature review. J Fam Plann Reprod Health Care. 2008;34:237-246.*
7. *Burkett AM, Hewitt GD. Progestin only contraceptives and their use in adolescents: clinical options and medical indications. Adolesc Med. 2005;16:553-567.*
8. *Duijkers IJ, Heger-Mahn D, Drouin D, Skouby S. A randomised study comparing the effect on ovarian activity of a progestogen-only pill (POP) containing desogestrel and a new POP*

containing drospirenone in a 24/4 regimen. Eur J Contracept Reprod Health Care. 2015;20(6):419-427.

9. *Espey E, Ogburn T, Leeman L, Singh R, Schrader R. Effect of progestin vs. combined oral contraceptive pills on lactation: A double-blind randomized controlled trial. Obstet Gynecol. 2012;119(1):5-13.*
10. *Collaborative Study Group on the Desogestrel containing progestogen only pill. A double blind study comparing the contraceptive efficacy, acceptability and safety of two progestogen only pills containing desogestrel 75 ug/day or Levonorgestrel 30 ug/day. Eur J Contracept Reprod Health Care. 1998;3(4):169-178.*
11. *Pieh Holder KL. Contraception and Breastfeeding. Clin Obstet Gynecol. 2015;58(4):928-935.*
12. *Perheentupa A, Critchley HOD, Illingworth PJ, McNeilly AS. Effect of progestin-only pill on pituitary– ovarian axis activity during lactation. Contraception. 2003;67:467-471.*
13. *Sober S, Schreiber CA. Postpartum contraception. Clin Obstet Gynecol. 2014;57(4):763-776.*
14. *Paltieli Y, Eibschitz I, Ziskind G, Ohel G, Silbermann M, Weichselbaum A. High progesterone levels and ciliary dysfunctionda possible cause of ectopic pregnancy. J Assist Reprod Genet. 2000;17:103-106.*
15. *Raymond E. Progestin-Only Pills. In: Hatcher RA, Trussell J, Nelson AL, Cates W, Kowal D, MS P, editors. Contraceptive technology. 20th ed. New York: Ardent Media; 2011. p. 237-247.*
16. *The American college of Obstetricians and Gynecologist. Practice bulletin. Noncontraceptive uses of hormonal contraceptives. Obstet Gynecol. 2010;115(1):206-218.*
17. *Abdel-Aleem H, d'Arcangues C, Vogelsong KM, Gaffield ML, Gülmezoglu AM. Treatment of vaginal bleeding irregularities induced by progestin only contraceptives (Review). Cochrane Database of Systematic Reviews 2013, Issue 10. Art. No: CD003449.*
18. *Legardy JK, Curtis KM. Progestogen-only contraceptive use among women with sickle cell anemia: a systematic review. Contraception. 2006;73:195-204.*
19. *Chakhtoura Z, Canonico M, Gompel A, Scarabin PY, Plu-Bureau G. Progestogen-only contraceptives and the risk of acute myocardial infarction: a meta-analysis. J Clin Endocrinol Metab. 2011;96:1169-1174.*
20. *Samson M, Porter N, Orekoya O, Hebert JR, Adams SA, Ben-*

nett CL, Steck SE. Progestin and Breast Cancer Risk: A Systematic Review. Breast Cancer Res Treat. 2016;155(1):3-12.

21. *Marchbanks PA, McDonald JA, Wilson HG, Folger SG, Mandel MG, Daling JR, et al. Oral Contraceptives and the Risk of Breast Cancer. N Engl J Med. 2002;346(26):2025-2032.*
22. *Kumle M, Weiderpass E, Braaten T, Persson I, Adami H-O, Lund E. Use of oral contraceptives and breast cancer risk: The Norwegian-Swedish Women's Lifestyle and Health Cohort Study. Cancer Epidemiol Biomark Prev Publ Am Assoc Cancer Res Cosponsored Am Soc Prev Oncol. 2002; 11(11):1375–1381.*
23. *Fabre A, Fournier A, Mesrine S, Desreux J, Gompel A, Boutron-Ruault M-C, et al. Oral progestagens before menopause and breast cancer risk. Br J Cancer. 200713;96(5):841-844.*
24. *Hussain SF. Progestogen only pills and high blood pressure: is there an association? A literature review. Contraception. 2004;69:89-97.*
25. *Lopez LM, Edelman A, Chen M, Otterness C, Trussell J, Helmerhors FM. Progestin-only contraceptives: effects on weight. Cochrane Database Syst Rev. 2013; 7: CD008815.*
26. *Le Moigne E, Tromeur C, Delluc A, Gouillou M, Alavi Z, Lacut K, Mottier D, Le Gal G. Risk of recurrent venous thromboembolism on progestin-only contraception: a cohort study. Haematologica. 2016;101(1):e12-e14.*
27. *Tseng A, Hills-Nieminen C. Drug interactions between antiretrovirals and hormonal contraceptives. Expert Opin Drug Metab Toxicol. 2013;9:559-572.*
28. *Canadian Pharmacists Association. Norethindrone drug interactions. Ottawa, Ontario: Canadian Pharmacists Association; 2014. Available at: Norethindrone drug interactions. In Lexi-Interact [Electronic version]. Retrieved from e-Therapeutics, Canadian Pharmacists Association 2014. Dalhousie University Libraries. Accessed June 15, 2016.*
29. *Atrio J, Stanczyk FZ, Neely M, Cherala G, Kovacs A, Mishell DR Jr. Effect of protease inhibitors on steady-state pharmacokinetics of oral norethindrone contraception in HIV-infected women. J Acquir Immune Defic Syndr. 2014;65:72-77.*
30. *Atrio J, Stek A, Vora H, Sanchez-Keeland L, Zannat F, Natavio M. The effect of protease inhibitors on the cervical mucus of HIV-positive women taking norethindrone contraception. Eur J Contracept Reprod Health Care. 2015;20:149-153.*
31. *Dinh A, Sriprasert I, Williams AR, Archer DF. A review of*

the endometrial histologic effects of progestins and progesterone receptor modulators in reproductive age women. Contraception. 2015;91(5):360-367.

32. *Monterrosa A. Anticonceptivos orales combinados. Tercera Edición. Editorial Impresos Calidad. Bogotá. 2003.*
33. *World Health Organization. Medical eligibility criteria for contraceptive use. 5th ed. [Acceso: septiembre-16-2017], disponible en: http://apps.who.int/iris/bitstream/10665/181468/1/9789241549158_eng.pdf*
34. *Jeng CJ, Chuang L, Shen J. A comparison of progestogens or oral contraceptives and gonadotropin-releasing hormone agonists for the treatment of endometriosis: a systematic review. Expert Opin Pharmacother. 2014;15:767-773.*
35. *Winkler UH, Howie H, Buhler K, et al. A Randomized controlled double blind study of the effects on hemostasis of two progestogen only pills containing 75 ug desogestrel or 30 ug levonorgestrel. Contraception. 1998;57:385-392.*
36. *Regidor PA, Colli E, Schindler AE. Drospirenone as estrogen-free pill and hemostasis: coagulatory study results comparing a novel 4 mg formulation in a 24+4 cycle with desogestrel 75 mg per day. Gynecol Endocrinol. 2016;Early Online:1-3.*
37. *Schindler AE. Differential effects of progestins on hemostasis. Maturitas. 2003;46:31-37.*
38. *Korver T, Klipping C, Heger-Mahn D, Duijkers I, van Osta G, Dieben T. Maintenance of ovulation inhibition with the 75-µg desogestrel-only contraceptive pill (Cerazette®) after scheduled 12-h delays in tablet intake. Contraception 2005;71:8-13.*
39. *Nappi RE, Merki-Feld GS, Terreno E, Pellegrinelli A, Viana M. Hormonal contraception in women with migraine: is progestogen-only contraception a better choice? J Headache Pain. 20131;14:66.*
40. *Costa ML, Cecatti JG, Krupa FG, Rehder PM, Sousa MH, Costa-Paiva L. Progestin-only contraception prevents bone loss in postpartum breastfeeding women. Contraception. 2012;85:374-380.*
41. *Grimes DA, Lopez LM, O'Brien PA, Raymond EG. Progestin-only pills for contraception. Cochrane Database Syst Rev. 2013;11:CD007541.*
42. *Rosenbaum P, Schmidt W, Helmerhorst FM, et al. Inhibition of ovulation by a novel progestogen drospirenone alone or in combination with ethinylestradiol. Eur J Contracept Reprod Health Care. 2000;5(1):16-24.*

43. *Elger W, Beier S, Pollow K, Garfeld R, Qing Shi S, Hillisch A. Conception and pharmacodynamic profile of drospirenone. Steroids 2003;68:891-905.*
44. *Archer DF, Ahrendt HJ, Drouin D. Drospirenone-only oral contraceptive: results from a multicenter noncomparative trial of efficacy, safety and tolerability. Contraception. 2015;92(5):439-444.*
45. *U.S. Department of Health and Human Services Centers for Disease Control and Prevention. U.S. Medical Eligibility Criteria for Contraceptive Use, 2016. Morbidity and Mortality Weekly Report (MMWR). Recommendations and Reports. 2016;65(3):1-108.*
46. *U.S. Department of Health and Human Services Centers for Disease Control and Prevention. Tabla Resumida de los Criterios Médicos de Elegibilidad para el Uso de Anticonceptivos. Actualizada 2017. Acceso: octubre-22-2017], Disponible en: https://www.cdc.gov/reproductivehealth/contraception/pdf/Summary-Chart_Spanish-Web-508_tagged.pdf*
47. *Monterrosa-Castro A. Anticonceptivos orales de solo progestina. Rev Col Obste Ginecol. 2006;57(1):45-53.*

CAPÍTULO CUARTO

ANTICONCEPCIÓN DE EMERGENCIA

> *"La anticoncepción de emergencia es el último chance que tienen las mujeres para prevenir un embarazo no planeado, para maximizar el potencial de la anticoncepción de emergencia mujeres y sus parejas tienen la necesidad de conocerla"*
>
> *Amanda Black, Edith Guilbert*
> *Canadian Contraception Consensus*
> *2015*

La anticoncepción de emergencia (AE) o anticoncepción posterior al coito, que antes erróneamente era denominada "píldora de la mañana siguiente", solo tiene fundamentos válidos desde lo científico, cuando se enmarca en el hecho de prevenir el embarazo cuando ya se han tenido relaciones coitales sin protección pero antes de la implantación [1]. Es la segunda oportunidad o el plan B para realizar planificación familiar, sin que sea uno de los métodos regulares [2]. La razón de ser de la AE es la prevención; es una estrategia eficaz para prevenir el embarazo no deseado, el aborto inducido, sobre todo el realizado en condiciones de riesgo, por tanto, reduce la morbilidad y la mortalidad materna [3].

La AE es una estrategia de planificación familiar eficaz que no interrumpe la gestación establecida, si se considera la gestación desde el inicio de la implantación embrionaria, como la define el *American College of Obstetricians and Gynecologist*. Esta misma asociación sostiene en sus boletines que existe confusión entre los medicamentos que inducen abortos, los cuales son usados para terminar el embarazo, y la AE. Esta última se realiza con preparados que son efectivos si se administran antes que se establezca la implantación del embrión [4,5]. Una vez se ha producido la implantación del huevo fecundado, la AE no tiene sentido por ser ineficaz. Aunque los mecanismos de acción son cada vez más claros y se enfatiza que su principal efecto es antes de la implantación [5], existen fuertes corrientes que la consideran una estrategia abortiva, por lo cual suele ser mirada con desconfianza o rechazo.

A pesar de la disponibilidad y conocimiento de los diversos y eficaces métodos anticonceptivos regulares, el uso de ellos suele ser menor de lo esperado y algunos embarazos, por no decir muchos, no son planeados. Estas gestaciones pueden conllevar mayor riesgo de morbilidad y mortalidad, especialmente si son resueltos recurriendo al aborto y si además son practicados en condiciones de riesgo [6]. La Organización Mundial de la Salud ha estimado que cada año los embarazos no planeados, no buscados o no deseados conducen a más de veintidós millones de abortos inducidos y producen la muerte de más de ochenta mil mujeres [6]. Langer [7] analizó el impacto adverso que sobre la salud y la sociedad de América Latina y el Caribe tiene el embarazo no planeado. Ofertar y facilitar el uso de la AE puede ayudar a reducir esos embarazos no deseados, previniendo abortos en condiciones de riesgo, los cuales afectan negativamente la salud en general y en especial la salud sexual y reproductiva de las mujeres, especialmente en aquellas que son muy jóvenes o tienen edad avanzada para llevar adelante una gestación [3].

Las indicaciones básicas de la AE son: (a) uso incorrecto de un método regular de planificación o percance durante su aplicación, (b) coito sin protección de un método de planificación cuando no se desea alcanzar embarazo, (c) víctima de abuso o agresión sexual [1].

En la población general suele ser limitado el conocimiento acerca de la AE. Según la Encuesta Nacional de Demografía y Salud de Colombia (ENDS-2015) [8], el 73.1% de las mujeres en edad fértil, sin importar su estado social, conocen la existencia de la AE. A su vez, el método es conocido por el 69.9% de las mujeres casadas o actualmente unidas, por el 88.3% de las no unidas con experiencia sexual y con actividad sexual reciente; por el 61.8% de las mujeres que nunca han tenido relaciones sexuales y por el 77.9% de las actualmente unidas que residen en áreas urbanas, mientras que solo el 45.6% de las residentes en áreas rurales lo conocen. Es conocida la AE por el 42.9% de las jóvenes con 13-14 años y por el 75.2% de las adolescentes (15-19 años). La AE ha sido utilizada alguna vez por el 18.7% de las mujeres colombianas con edades entre 13-49 años, cifra que se incrementó desde el año 2010 cuando se informó el 10.8%. Entre mujeres no unidas con actividad sexual reciente, el uso de AE alguna vez fue 40.6%, si eran adolescentes (13-14 años) fue 32.9% y si tenían 15-19 años lo había utilizado el 39.4%.

De hecho, desde la antigüedad distintas comunidades han practicado la AE; existen relatos acerca del uso de emplastos de estiércol de cocodrilo o grasa de conejo, mezclas de raíces, hierbas y vinagre, colocados en la vagina para evitar el embarazo después del coito. También se recomendaba la danza, los saltos y los estornudos para expulsar los espermatozoides después de la relación sexual sin protección. En el año 1960 se comentaba sobre el uso de la Coca-Cola en duchas poscoitales [2]. Todas esas acciones empíricas carecen por completo de validez a la luz de los conocimientos actuales; hoy día están disponibles diversas medidas hormonales y no hormonales para realizar eficazmente la anticoncepción cuando se desea prevenir una gestación después del coito sin protección [9].

Tal como fue señalado, no es adecuado denominar a la AE como "píldora de la mañana siguiente" o "del día siguiente", ya que se aleja del verdadero concepto y forma de administración [3]. No es para la mañana siguiente, porque no se debe, necesariamente, esperar hasta el otro día para iniciarla. Incluso, el momento adecuado va más allá de la mañana siguiente, se puede administrar en las primeras 72 o 120 horas después del coito sin protección, según sea el esquema a utilizar [10]. Además, puede no ser una sola píldora, en algunos países se encuentran empaques específicos de AE que están compuestos por dos o cuatro tabletas. En algunas circunstancias puede seguir siendo válido obtener un número determinado de tabletas desde un empaque tradicional de anticonceptivos orales combinados o de solo progestinas. La AE no se debe enmarcar en el concepto de píldora o tableta anticonceptiva, puesto que puede no ser hormonal, el dispositivo intrauterino de cobre (DIU-Cu) aplicado en los primeros cinco días después de una relación coital sin protección ofrece elevada eficacia, con la ventaja de convertirse inmediatamente en un método de planificación de uso regular [4,5,9].

La AE de tipo hormonal se inició a mediados de los años setenta, cuando el pionero de la planificación familiar, Arie Haspels en Alemania, fue el primero en administrar altas dosis de estrógenos poscoitales a una joven de trece años de edad víctima de abuso sexual. Así surgió el primer régimen de uso de hormonas esteroides para prevenir un embarazo no deseado [9]. A principios de la década de los setenta se recomendaba dietilestilbestrol a dosis elevadas, 25 mg dos veces al día por 15 días, iniciados en los primeros tres días después de un coito sin protección. Pronto se señaló que dicho compuesto estaba relacionado con adenosis vaginal y adenocarcinoma de vagina en las hijas de mujeres que lo habían utilizado, lo que llevó a buscar otros estrógenos que no tuviesen efecto teratogénico u oncogénico. Desde entonces el dietilestilbestrol dejó de ser utilizado como herramienta terapéutica [11].

ETINILESTRADIOL MÁS LEVONORGESTREL

En 1974, el médico canadiense Albert Yuzpe [9,12,13,14] propuso el esquema que se identifica como método Yuzpe, en el cual se administran dos tabletas de anticonceptivos orales combinados de macrodosis (50 µg de etinilestradiol más 250 µg de levonorgestrel) antes de las primeras 72 horas del coito sin protección, luego se repite la dosis doce horas más tarde [15]. En el año 1994 el método de Yuzpe fue respaldado por la IPPF y en 1995 fue recomendado por la Organización Mundial de la Salud [9].

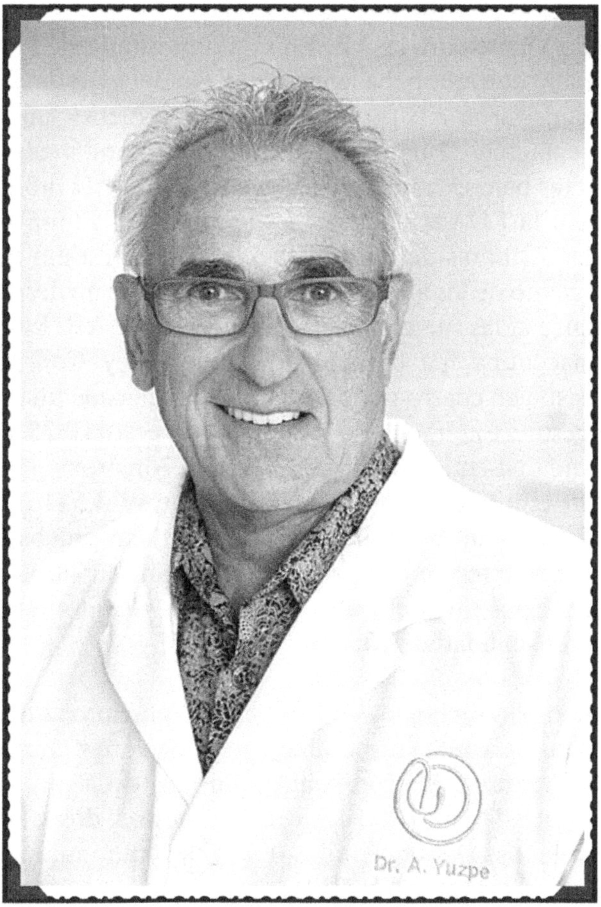

Abraham Albert "Al" Yuzpe nació en Canadá en 1936. Obstetra y ginecólogo que se dedicó especialmente al estudio de la fertilidad humana y la AE. Propuso el método que lleva su nombre en el cual se administran anticonceptivos orales combinados para realizar la AE, considerado por muchos años como la primera alternativa. Publicó en 1974 en el Journal of Reproductive Medicine sus primeros resultados [12]. Tres años después en la revista Fertil Steril profundizó en sus hallazgos [13] y cinco años más adelante (1982) los respaldó con un estudio multicéntrico [14]. Su método sigue siendo aceptado y es utilizado como comparativo para nuevas propuestas. Ha participado en el perfeccionamiento de gonadotropinas para el tratamiento de la fertilidad.
https://www.facebook.com/photo.php?fbid=1595360600685060&set=a.1595360627351724.1073741826.100006334050096&type=3&theater

Desde 1997 la FDA de los Estados Unidos estudiaba la administración de anticonceptivos orales combinados según el método de Yuzpe para la AE. En un comunicado de prensa de 1998 anunció que aprobaba la introducción del método de Yuzpe para administrar la AE [9]. La compañía Gynétics lanzó la primera presentación de anticonceptivos orales combinados con cuatro tabletas bajo el nombre de Preven®, el primer producto aprobado por la FDA para prevenir el embarazo, administrado dentro de las 72 horas después del coito [15]. Se estimó que casi el 50 por ciento de los abortos y de los embarazos no deseados podrían evitarse si las mujeres tuvieran acceso a la AE. La presentación farmacéutica fue denominada Emergency Contraceptive Kit, consistía en cuatro píldoras de color azul, cada una contenía una progestina totalmente sintética, levonorgestrel 0.25 mg (18,19-Dinorpregn-4-en-20-yn-3-one,13-Ethyl-17-hydroxy-,(17a)-(-) + 0.05 mg de etinilestradiol (19-Nor-17a-pregna-1,3,5,(10)-trien-20-yne-3,17-diol) y un Pregnancy Test para realizar prueba de embarazo en orina antes de iniciar la ingesta de las tabletas, que utilizaba anticuerpos monoclonales y detectaba gonadotropina coriónica con sensibilidad de 20-25 mIU/ml [16].

Pronto en muchos países, sobre todo en Europa occidental, comenzaron a estar disponibles presentaciones comerciales específicas para la AE con cuatro píldoras, cada una con 50 μg de etinilestradiol más 250 μg de levonorgestrel: dos tabletas iniciales y otras dos a las doce horas. Es considerado un método seguro, económico y accesible [15].

En aquellos lugares donde la presentación específica no está disponible, como sucede en la mayoría de los países de Latinoamérica, las tabletas necesarias para cada dosis se pueden tomar del envase convencional de anticonceptivos orales combinados que contengan etinilestradiol más levonorgestrel. Si son de macrodosis (50 μg de etinilestradiol más 250 μg de levonorgestrel) se administrarán dos tabletas iniciales y dos a las doce horas. Si son de microdosis (30 μg de etinilestradiol más 150 μg de levonorgestrel) se suministrarán cuatro tabletas y otras cuatro a las doce horas. Si son anticonceptivos orales de baja dosis (20 μg de etinilestradiol más 100 μg de levonorgestrel) serán cinco tabletas iniciales y otras cinco a las doce horas. Siempre se debe iniciar la toma de las tabletas en las primeras 72 horas posteriores al coito.

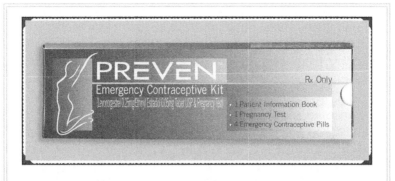

Preven®, primera presentación comercial de la anticoncepción de emergencia utilizando el método de Yuzpe.
https://static1.squarespace.com/static/54a306d2e4b05ba62c563773/t/54b6f1fbe4b0fee4b014c2e0/1421275644370/m05_BD.jpg

El método de Yuzpe reemplazó por completo el uso del dietilestilbestrol para prevenir embarazos después del coito [9]. No se ha comprobado si otros anticonceptivos orales combinados que incluyan otras progestinas pueden ser utilizados en la AE.

Croxatto *et al.* [17] demostraron que la combinación estrógeno/progestina de la AE puede inhibir o retardar la ovulación, ya que es el principal mecanismo de acción para explicar la elevada efectividad cuando se utiliza en la primera mitad del ciclo. También se ha señalado que alteraciones bioquímicas e histológicas se presentan en el endometrio, las cuales alteran la receptividad endometrial para los procesos de implantación [3,5]. Se han descrito como potenciales mecanismos de acción: la interferencia en la función del cuerpo lúteo, el espesamiento del moco cervical que impide el ascenso de espermatozoides, las alteraciones en el transporte tubárico de los gametos y la inhibición directa de la fertilización. La elevada eficacia del método de Yuzpe sugiere la presencia de varios mecanismos de acción que actúan simultáneamente [3].

Es importante enfatizar que, al igual que sucede con todos los métodos que hacen parte de la anticoncepción hormonal, es fundamental que la administración se realice correctamente para conservar la eficacia. Si la mujer presenta vómitos antes de tres horas desde el momento en que realizó la primera o la segunda toma de las píldoras, debe prescribirse metoclopramida y treinta minutos después, la paciente debe realizar una nueva ingesta [18]. Para reemplazar la vía oral en casos de vómitos persistentes se sugirió colocar todas las tabletas por vía vaginal en dosis única. Kives *et al.* [18], al estudiar la biodisponibilidad relativa del estrógeno y la progestina presente en el método de Yuzpe administrado por vía vaginal, señalaron haber observado que la concentración máxima era menor y el tiempo de máxima concentración era más tardío que al utilizarse la vía oral, sugieren que al menos tres veces la dosis oral recomendada pudiese ser lo necesario al utilizar la vía vaginal. La alternativa no tuvo suficiente eco y no se conocen otros estudios al respecto.

El sangrado menstrual se suele presentar en la fecha esperada o antes, si ocurre atraso menstrual se debe identificar la existencia de embarazo. Al prescribir la AE se debe hacer consejería para concientizar y motivar a la mujer sobre la necesidad de iniciar un método regular de control de la natalidad. En todas las circunstancias para el resto del ciclo se debe utilizar un método de barrera al tener nuevos coitos [1].

Ho [19] aseveró que el método de Yuzpe puede prevenir más del 74% de los posibles embarazos, pero la presencia de efectos adversos, especialmente gastrointestinales, es alta. El 46% de las mujeres presenta nauseas, el 22% vómitos, el 23% vértigo, el 20% tensión mamaria y es frecuente la cefalea [18]. Estos efectos generalmente no demoran más de 24 horas. Trussell *et al.* [3] también señalaron que el método de Yuzpe reduce el riesgo de embarazo en el 75%, señalan que si cien mujeres tienen coito sin protección durante la segunda o tercera semana del ciclo, ocho van a quedar en gestación. Si utilizan el método de Yuzpe los embarazos van a ser dos, estimando 2% como tasa de falla. Otros autores [1,20] también comparten la disminución: 75.4% [IC95%: 65.5%-82.4%], lo que significa que el riesgo de embarazo se reduce cuatro veces.

Se ha señalado que la efectividad declina significativamente con el incremento en el tiempo entre el coito y el inicio de la AE. No obstante, no parece biológicamente plausible que la eficacia llegue a cero a las 72 horas posteriores al coito, por lo cual se propuso considerar la aplicación hasta 120 horas después de ser necesario [20]. Esa propuesta no tiene presencia en ninguna de las guías de prescripción [1].

El método de Yuzpe es seguro, incluso en mujeres que no pueden tomar regularmente anticonceptivos orales. Aunque la concentración del estrógeno y la progestina es alta, por ser muy corto el tiempo de administración, se puede utilizar sin ningún temor incluso en mujeres con patología cardiovascular activa. La Organización Mundial de la Salud asevera que la única contraindicación para usar píldoras en el esquema de anticoncepción de emergencia es la existencia de embarazo [3,21]. Si el método de Yuzpe fracasa no está demostrado efecto deletéreo sobre la organogénesis ni sobre consideraciones neonatales [3].

El método Yuzpe fue la estrategia de primera línea por muchos años. Desde el inicio del siglo XXI ha dado paso a otros esquemas que ofrecen algunas ventajas, sin embargo no existen razones para abandonarlo totalmente. Su prescripción debe estar entre las opciones a recomendar cuando la mujer ha tenido un coito sin protección y no tiene planeado quedar en embarazo, especialmente si otras herramientas no están disponibles [1].

SOLO LEVONORGESTREL

Fundamentalmente para evitar las náuseas y vómitos que se presentan con los anticonceptivos orales combinados que se administran como AE, se estudió la administración de dosis altas de progestina. Se escogió el levonorgestrel, enantiómero levorrotatorio de la mezcla racémica del norgestrel, una progestina derivada de la 19-nortestosterona. Se valoró 0.75 mg de levonorgestrel en las primeras 72 horas posteriores a un coito sin protección, con una segunda dosis a las doce horas [3]. Desde sus estudios iniciales se observó que era más efectivo y mejor tolerado que el método de Yuzpe [15].

El esquema de solo levonorgestrel fue aprobado por la FDA en julio de 1999 e inmediatamente aparecieron a nivel mundial presentaciones específicas de AE que contenían dos tabletas con 0.75 mg de levonorgestrel. Más adelante y para asegurar la adecuada adherencia, los 1.5 mg de levonorgestrel se incluyeron en una tableta para administrar en dosis única. Ello a partir de un estudio multicéntrico realizado por la Organización Mundial de la Salud [22], en el que se observó que no existe diferencia significativa en la eficacia de ambas presentaciones, una dosis tuvo fracción de prevención 82% (IC95%:70.9-88.7) y dos dosis 77% (IC95%:64.9-85.4), RR: 0.83 (IC95%:0.46-1.50), por tanto recomendaron que una tableta de 1.5 mg podía sustituir las dos dosis de 0.75 mg. Las dos presentaciones actualmente están vigentes, son equivalentes en cuanto a efectos adversos, tolerancia y están presentes en casi todos los países. También en otro estudio se reportaron once embarazos (1%) en 1118 mujeres participantes, siete en el grupo de dos dosis y cuatro en dosis única. El riesgo relativo de embarazo en los dos grupos fue similar, la efectividad para dos dosis fue de 86.8%, estadísticamente menor que la dosis única de 92.2%, $p<0.05$; los autores concluyen que de todas formas ambos esquemas de administración son efectivos y seguros [23].

De forma global la AE con levonorgestrel reduce el riesgo de embarazo en un 88% [23], cuando cien mujeres tienen coito sin protección y no utilizan AE se pueden esperar ocho embarazos. Si cien mujeres tienen coitos sin protección y utilizan AE con levonorgestrel, se podría esperar un embarazo, es decir, reducción de ocho veces el riesgo. Siete de cada ocho mujeres que quedaron embarazadas, lo habrían evitado de haber utilizado la AE con levonorgestrel. Además, la incidencia de náuseas y vómitos fue 50 y 70% menor a la esperada con el método de Yuzpe [15].

En casos de vómito persistente, se puede ordenar la toma de las dos tabletas en dosis única. Kives *et al.* [18] estudiaron la biodisponibilidad del levonorgestrel administrado por vía vaginal y señalan que la concentración máxima es menor y el tiempo de máxima concentración es más tardío, tal como lo observaron con píldoras combinadas. Sugieren que tres veces la dosis oral recomendada sería la dosis vaginal. No se conocen pronunciamientos con respecto a dicha recomendación.

La administración lo más temprano posible después del coito, antes de las 72 horas, puede inhibir o retrasar la ovulación o interferir con la migración de los espermatozoides [3]. La AE con levonorgestrel funciona previniendo la ovulación al modificar el funcionamiento del eje hipotálamo-hipófisis-ovario. Es posible que impida la fertilización del óvulo por un efecto deletéreo sobre el moco cervical, limitando el ascenso espermático por el canal cervical. No afecta la receptividad endometrial, la implantación y no es abortivo. La mejor evidencia disponible sugiere que su capacidad para prevenir el embarazo no está relacionada con eventos posteriores a la fertilización. No produce alteración en el embarazo si las tabletas se toman después de la implantación [1]. No existen estudios con otras progestinas con fines de AE.

Recientemente, la FDA se ha pronunciado sobre la efectividad de la AE con levonorgestrel en mujeres que pesan más de 165 libras o tienen índice de masa corporal superior a 25 kg/m2. Señaló que los datos son contradictorios y limitados para llegar a una conclusión definitiva sobre si la efectividad se reduce en este grupo y no consideró realizar modificaciones. Todas las mujeres, independientemente del peso, pueden usar la AE con levonorgestrel para prevenir un embarazo no planeado después de sostener relaciones coitales sin protección o falla en el uso de un método regular. Adicionalmente señala que el factor más importante que afecta la eficacia de la AE es la tardanza en su inicio [24]. Por más de diez años ha sido el levonorgestrel la primera elección para la AE, con igual o mayor efectividad que el método de Yuzpe y menor incidencia de náuseas o vómitos [3]. Si bien está dando paso a otra molécula, no es razón suficiente para dejar de considerar su prescripción.

ACETATO DE ULIPRISTAL

Tal como sucedió con las investigaciones iniciales de la AE con levonorgestrel, fue la Organización Mundial de la Salud la pionera en estudiar los Moduladores Selectivos del Receptor de Progesterona (SPRM) para desarrollar la AE [1,15]. Producto de esos estudios es el acetato de ulipristal, que en dosis de 30 mg ha mostrado ser buena alternativa y para el presente es la primera opción hormonal para realizar la AE, por su mayor eficacia y similar seguridad al levonorgestrel. Se puede administrar hasta 120 horas después del coito sin protección, lo que brinda ventaja frente al método de Yuzpe y levonorgestrel [15,25].

En el año 2009 se inició su comercialización en Europa, luego de la aprobación por la *European Medicines Agency* [EMEA], al año siguiente fue aprobado por la FDA de los Estados Unidos y paulatinamente fue introducido en muchos países [26,27]. Se presenta en estuches con una tableta de 30 mg. El acetato de ulipristal es también denominado CDB-2914 o VA-2914, por sus códigos de investigación. Corresponde al nombre químico 17α-acetoxi-11β-[4-N,N-dimetilaminofenil-19-norpregna-4,9-dieno-3,20-diona y fórmula: C30H37NO4. Tiene acción progestágena o antiprogestágena de acuerdo al tejido blanco; es promisorio su futuro en anticoncepción de larga duración, manejo de endometriosis, miomatosis uterina, hemorragias uterinas secundarias a miomas y en la prevención del cáncer de seno [28].

El acetato de ulipristal es derivado de la 19-norprogesterona con especificidad mejorada para el receptor de progesterona. Los estudios indican que se une a receptores de progesterona, glucocorticoides y andrógenos aproximadamente seis veces más la afinidad de los ligandos endógenos, posee actividad antiglucocorticoide y antiandrogénica *in vivo* en dosis cincuenta veces mayores que la necesaria para tener efecto antiprogestina. Ejerce sobre el eje gonadótropico efecto antiovulatorio, sin represión de la secreción de gonadotropinas, cuando se administra continuamente en 5 y 10 mg/día. En animales el fármaco tiene rápida y casi completa absorción en el intestino, se presenta retardo en la absorción cuando se ingiere con alimentos aunque se desconoce si es relevante clínicamente. Se metaboliza en el hígado, probablemente por el CYP3A4, CYP1A2 y CYP2D6: sus dos principales metabolitos son farmacológicamente activos aunque en menor medida y se excreta en las heces [23,28,29,30,31,32].

El ulipristal como AE se administra en una sola dosis de 30 mg lo más pronto posible después de un coito sin protección o ante una falla en el uso del método regular. Si se presenta vómito en las primeras tres horas siguientes de la ingesta del medicamento, debe ingerirse otra píldora. No se recomienda amamantar durante las 36 horas posteriores a la toma del fármaco ya que no se sabe si el medicamento o sus metabolitos se excretan en la leche materna [15,33]. Los efectos adversos comunes incluyen náuseas, vómitos, dolor abdominal, alteraciones menstruales y dolor de cabeza [1,34,35].

Varios estudios [33,34,36] han demostrado que el principal mecanismo de acción del acetato de ulipristal como AE es inhibir la ovulación [15]. Cuando se administra en la fase folicular del ciclo menstrual, y están los folículos entre 14-16 mm, causa retraso dosis dependiente de la ruptura folicular [36]. Si el tamaño del folículo es igual o superior a 18 mm, falla la ruptura folicular en el 59% de los ciclos. El bloqueo o retraso de la ovulación sucede en el cien por ciento de las mujeres con niveles de LH muy bajos y en el 79% de las mujeres con niveles adecuados de LH para la fase de crecimiento folicular. Nunca ocurre bloqueo de la ovulación cuando se ha alcanzado el pico de la LH [33].

Comparado con el levonorgestrel existen significativas diferencias. Croxatto *et al.* [35], desde el 2004, demostraron que cuando el folículo tiene entre 18-20 mm, la ovulación es prevenida por el levonorgestrel en el 12%, similar a lo que ofrece el placebo que es 13%. Brache *et al.* [34] señalaron que si la oleada de LH está en ascenso se previene el 79% de la ovulación con ulipristal, 14% con levonorgestrel y 10% con placebo. Ello corrobora lo señalado por otros autores [37], quienes apuntan que el ulipristal es efectivo incluso si se administra en corto tiempo antes de la ovulación cuando está en ascenso la LH, instante en el que el levonorgestrel no es efectivo. La capacidad de inhibir la ovulación en esa etapa folicular tardía, previa a la ovulación es interesante, ya que la probabilidad de concepción es alta. El ulipristal tiene propiedades particulares: cuando los niveles de progesterona son bajos actúa como agonista, pero cuando son elevados se comporta como antagonista, bloqueando el ascenso de LH y por lo tanto el pico ovulatorio. Se considera que en la prevención de la ovulación posiblemente actúa reprimiendo la expresión de genes dependientes del receptor de progesterona, que son críticos para la ovulación [15]. También se ha indicado un posible efecto inhibidor directo sobre la rotura folicular, por lo que es eficaz incluso cuando se administra poco antes de la ovulación. Cuando la LH alcanza su pico, el folículo se hace insensible a la acción del ulipristal, por tanto, su principal acción sucede en la primera mitad del ciclo menstrual. No obstante, se han señalado efectos en otros tejidos del aparato reproductivo [1,15,38,39].

Dos recientes estudios han evaluado la acción del ulipristal en las trompas de Falopio [38,39]. En uno de ellos se señala que el ulipristal inhibe la frecuencia del movimiento de los cilios y la contracción de la musculatura de la trompa, afectando la función tubárica, sin que se presente incremento en la tasa de embarazo ectópico [15,38]. En el otro, se indica que el ulipristal regula hacia abajo la expresión del receptor de estrógeno y de progesterona en la trompa, a diferencia de lo que realiza la progesterona [39]. Se han estudiado los efectos posovulatorios del ulipristal con relación al tejido endometrial, y se han determinado mecanismos que contribuyen a explicar la elevada eficacia. Stratton *et al.* [32] y Mozzanega *et al.* [31] demostraron que se causa reducción dosis dependiente del grosor endometrial y retardo significativo en su maduración cuando se administra en la fase lútea temprana.

También son favorables los efectos sobre los espermatozoides. Se ha observado supresión de la reacción acrosómica inducida por la progesterona, de la hiperactivación y de la concentración de calcio en los espermatozoides, por tal motivo es antagonista de las funciones espermáticas que activa la progesterona; a diferencia de lo observado *in vivo* e *in vitro* con el levonorgestrel, que no afecta la función espermática en dosis de AE [15]. No se ha encontrado efecto adverso en la implantación embrionaria. Berger *et al.* [30], en el 2015, estudiaron la implantación humana en un modelo endometrial *in vitro* y señalaron que no hay diferencia significativa en la fijación de los embriones al administrar ulipristal en comparación con los controles, y tampoco cambios degenerativos. Ello sugiere que el nivel de genes de varios factores que se creen importantes para la implantación embrionaria permaneció sin alteraciones bajo la exposición al ulipristal. En el estudio de Levy *et al.* [40], que contó con más de un millón de mujeres, se observaron 376 gestaciones, en 232 de ellas se conoció la evolución del embarazo: 28 neonatos normales, 34 abortos espontáneos, 151 abortos inducidos, 4 ectópicos y 15 estaban aún en curso. La tasa de abortos y embarazos ectópicos no incrementó, fue similar a la observada en la población general.

MIFEPRISTONA (RU-486)

Además de los tres métodos hormonales ya señalados que están ampliamente disponibles en todo el mundo, la mifepristona, un cuarto compuesto hormonal, está aprobada solamente en Rusia,

China, Vietnam y Armenia, para administrar como AE, en dosis mediana/baja, usualmente de 10 mg [15,41]. Mientras el acetato de ulipristal y el levonorgestrel (anteriormente el método de Yuzpe) son la AE a referenciar en América y Europa occidental, en China y Rusia lo es la mifepristona.

Esta sustancia es un compuesto sintético esteroideo con propiedades antiprogestágenas y antiglucocorticoides, antagonista del receptor de progesterona, también conocida como RU-486 por su código de investigación. Su estructura química es el 11β-[p-(Dimethylamino)phenyl]-
17β-hydroxy-17-(1-propynyl)estra-
4,9-dien-3-one y la fórmula: C29H35NO2. Fue desarrollada en 1980 por Jean Georges Teutsch, Germain Costerousse, Daniel Philibert, Roger Deraedt y Etienne-Emile Baulieu en Francia y patentada un año después. Tiene registro en Estados Unidos (1983) y en Europa (1985) [41]. Ha sido usada en altas dosis como abortivo por su efecto antiprogestagénico. En varios países está aprobada su administración hasta la novena semana de gestación, en combinación con misoprostol para la interrupción voluntaria del embarazo. La presentación incluye tabletas con 200 mg de mifepristona o el kit con las dosis establecidas en el protocolo para interrumpir la gestación. La dosis utilizada como abortivo es hasta sesenta veces mayor que la indicada para la AE, según señala la Organización Mundial de la Salud, que la tiene incluida en su lista de medicamentos esenciales [42].

En la AE la dosis única de mifepristona es de 10 mg; administrada en fase folicular causa inhibición del crecimiento folicular y retarda la ovulación tres o cuatro días [22,43,44]. La mifepristona es tan efectiva como 1.5 mg del levonorgestrel, administrado en una o dos dosis. Alterar la madurez y receptividad endometrial y/o el funcionamiento tubárico debe contribuir a la eficacia contraceptiva de la mifepristona [43], aunque otros autores [44] señalaron que no afecta marcadores endometriales como la ciclooxigenasa (COX-1 y COX-2), el receptor de la progesterona, las integrinas α4 y β3 y tampoco los niveles de estrona y pregnandiol. Con la mifepristona se produce reducción significativa en la producción de progesterona, simulando el cuadro del folículo luteinizado no roto. No está claro en qué medida lo anterior puede modificar el proceso de implantación.

En un estudio realizado en 1359 mujeres que recibieron 10 mg de mifepristona, se produjeron 21 embarazos (1.5%) para una fracción de prevención del 81% (IC95%:69.2-87.8). Se compararon con 2712 mujeres que recibieron 1.5 mg de levonorgestrel, una o dos dosis, en las cuales se presentaron 44 embarazos (1.6%) para fracción de prevención del 80% (IC95%:71.2-85.6), RR: 1.05 (IC95%:0.63-1.76), diferencia no significativa [22], por tanto se acepta que la mifepristona y el levonorgestrel, en las dosis señaladas, no difieren en su eficacia preventiva cuando se utilizan en la AE. En un metaanálisis de doce ensayos clínicos en los cuales se utilizó mifepristona 10 mg en 10 989 mujeres, la tasa de embarazo fue 1.7% (IC95%:1.3%-2.2%), para estimación de prevención del embarazo del 83.4% [45]. La mifepristona incrementa las opciones de la AE hormonal y se puede administrar en dosis bajas con pocos efectos adversos [43].

Gemzell-Danielsson y Marions [46], quienes concuerdan con lo anterior, presentaron una amplia evaluación del mecanismo de acción de la mifepristona y levonorgestrel en cuanto a efecto en el transporte y función espermática, desarrollo folicular, maduración oocitaria y fertilización, ambiente y función tubárica, desarrollo endometrial y cuerpo lúteo. Consideran a ambos medicamentos en las dosis anunciadas como efectivos, convenientes y seguros, que actúan principalmente en la inhibición o retraso de la ovulación sin actuar después de la implantación. No obstante, en el año 2016, Boggavarapu *et al.* [47] estudiaron procesos de implantación de embriones en un modelo tridimensional *in vitro* bajo el efecto de bajas dosis de mifepristona y concluyeron que durante el periodo receptivo endometrial el medicamento evita la implantación de embriones humanos y el efecto es dosis dependiente.

Al parecer no está disponible la presentación comercial de mifepristona de 10 mg en el hemisferio occidental. No se consideraran en este capítulo aspectos referentes a su uso como abortivo, otras indicaciones obstétricas (ablandamiento y dilatación del cuello uterino antes de la dilatación cervical, terminación del embarazo entre 13-24 semanas de gestación o inducción del parto por muerte fetal) o en esquemas de tratamiento para tumores cerebrales, miomas o endometriosis [41].

La Tabla N° 1 presenta aspectos prácticos para la prescripción de los métodos hormonales de la AE. Como se ha señalado, el método de Yuzpe es menos efectivo y tiene más efectos adversos que levonorgestrel y ulipristal, es por esta razón que las Guías Canadienses de Contracepción señalan que es recomendable solamente cuando los otros métodos hormonales de la AE no están disponibles [1].

TABLA N° 1
MÉTODOS HORMONALES PARA REALIZAR ANTICONCEPCIÓN DE EMERGENCIA

COMPONENTES	MÉTODO	DOSIS	PRESENTACIÓN	PRESCRIPCIÓN
Anticonceptivos orales-combinados: etinilestradiol (EE) y levonorgestrel (LNG)	Método de Yuzpe	EE 100 µg + LNG 500 µg	Estuches con cuatro tabletas EE 50 µg + LNG 250 µg	Dos tabletas cada 12 horas
		EE 100 µg + LNG 500 µg	Tabletas de macrodosis EE 50 µg + LNG 250 µg	Dos tabletas cada 12 horas
		EE 120 µg + LNG 600 µg	Tabletas de microdosis EE 30 µg + LNG 150 µg	Cuatro tabletas cada 12 horas
		EE 100 µg + LNG 500 µg	Tabletas de bajas dosis EE 20 µg + LNG 100 µg	Cinco tabletas cada 12 horas
Solo levonorgestrel (LNG)	Levonorgestrel	LNG 1.5 mg	Estuche con dos tabletas LNG 0.75 mg	Dos tabletas dosis única
		LNG 1.5 mg		Una tableta cada 12 horas
		LNG 1.5 mg	Estuche con una tableta LNG 1.5 mg	Una tableta dosis única
Moduladores selectivos del receptor de progesterona	Acetato de ulipristal	Ulipristal 30 mg	Estuche con una tableta Ulipristal 30 mg	Una tableta dosis única
	Mifepristona	Mifepristona 10 mg	Estuche con una tableta de mifepristona 10 mg	Una tableta dosis única

DISPOSITIVO INTRAUTERINO DE COBRE

La aplicación del dispositivo intrauterino de cobre (DIU-Cu) es una estrategia no hormonal para realizar la AE. Se puede colocar en los primeros cinco días después de un coito sin protección y otorga eficacia superior al 90%; es la forma más efectiva de AE [23]. Fue una propuesta señalada desde 1976 y tiene como ventaja dejar aplicado un método regular de planificación familiar que puede continuar por diez años, por tanto ofrece anticoncepción por largo tiempo y muy bajo costo [1]. No obstante, su utilidad puede ser limitada en las siguientes situaciones: nulíparas, mujeres muy jóvenes, alto riesgo para enfermedades de transmisión sexual o con factores para enfermedad pélvica inflamatoria [3]. Actualmente el dispositivo intrauterino liberador de levonorgestrel no es recomendado ni está aprobado para utilizar como AE [1].

En una revisión sistemática de 35 años de experiencia con DIU-Cu realizada en 42 estudios en seis países, entre 1979 y 2011, utilizando ocho modelos diferentes en 7034 mujeres. Se observó que la tasa global de embarazo fue del 0.09% (IC95%:0.04%-0.19%), con intervalo entre el coito sin protección y la inserción de dos hasta diez días, pero la mayoría antes de cinco días [48]. Un análisis en solo las mujeres a las cuales se les aplicó T-380A, no se observó la presencia de embarazo, sin importar si había menos o más de cinco días entre la fecha estimada de ovulación y el día de la inserción [49]. Aún no está confirmada la efectividad del DIU-Cu si es insertado más allá de cinco días desde la fecha del coito sin protección o desde la ovulación, por ello no se recomienda [1]. Cuando se inserta el DIU-Cu dentro de la AE, la mujer debe tener sangrado menstrual dentro de los siguiente 21 días y debe ser evaluada entre cuatro y seis semanas después para observar que no ha sido expulsado.

El DIU-Cu induce una reacción inflamatoria en la cavidad uterina. Los iones de cobre y los productos de inflamación son tóxicos para los espermatozoides y oocitos, e incrementan la actividad muscular de las trompas de Falopio y del miometrio. El cobre puede alterar citoquinas e integrinas del lecho endometrial inhibiendo la implantación ante la eventual llegada del blastocisto a la cavidad uterina. En los estudios rara vez se observa elevación en los niveles de gonadotropina coriónica u otros factores tempranos del embarazo en usuarias de DIU-Cu [1,50].

CONSIDERACIONES DIVERSAS Y CRITERIOS DE ELEGIBILIDAD

La Tabla N° 2 presenta los riesgos porcentuales de embarazo de los diferentes métodos de AE de acuerdo con el número de días desde el coito sin protección. Se observa que el que método con menor tasa de falla es el DIU-Cu, seguido del ulipristal.

TABLA N° 2 RIESGO DE EMBARAZOS CON DIFERENTES MÉTODOS DE ANTICONCEPCIÓN DE EMERGENCIA							
Días desde el coito sin protección	<1	2	3	4	5	6	7
Método	Riesgo de embarazo (%)						
Yuzpe	3.2	3.2	3.2	>3.2	>3.2	NA	NA
Levonorgestrel	2.3	1.6	1.6	2.8	3.0	NA	NA
Ulipristal	0.9	2.2	2.2	0*	0*	NA	NA
DIU de Cobre (DIU-Cu)	0.01	0.01	0.01	0.01	0.01	0.01	0.01

NA: No existen estudios. (*): Tamaño de muestra muy pequeño.

En la Tabla N° 3 se compara la efectividad del ulipristal con levonorgestrel y se observa que el primero es significativamente superior al segundo en todos los intervalos de tiempo desde el coito sin protección hasta la administración. La menor tasa de embarazo con el ulipristal estaría relacionada con su capacidad para alterar la ovulación cuando la LH se encuentra en ascenso, mientras que el levonorgestrel es inefectivo cuando se ha iniciado la elevación de la LH [1,25]. El mayor conocimiento del mecanismo de acción contribuye a aumentar la aceptabilidad y, por lo tanto, la disponibilidad de diferentes productos que tienen la intensión de prevenir embarazos no deseados y el número de abortos [50]. Polis *et al.* [51] en el 2013, en una revisión Cochrane, evaluaron las posibilidades de reducir las tasas de embarazos no deseados de acuerdo con la provisión anticipada de la AE o la búsqueda al ser necesitada. Con todos los métodos encontraron OR: 0.98 [IC95%:0.76-1.25], método de Yuzpe OR: 0.90 [IC95%:0.47-1.74], levonorgestrel OR: 0.82 [IC95%:0.64-1.05] y mifepristona OR: 1.20 [IC95:0.74-1.93]. Señalan la importancia de que las mujeres tengan al alcance los métodos anticonceptivos cuando los necesitan, recuerdan que ellas tienen derecho a recibir información y fácil acceso a la AE porque es aceptado que disminuye las posibilidades de embarazo. No obstante, informan que los datos actuales indican que la provisión anticipada de AE no es capaz de reducir las tasas generales de embarazos no deseados.

TABLA N° 3 EFECTIVIDAD DEL ULIPRISTAL FRENTE AL LEVONORGESTREL				
Horas desde el coito sin protección	Ulipristal	Levonorgestrel	OR [IC95%]	p
	Embarazos, n/N (%)			
0-24 horas	5/584 (0.9)	15/600 (2.5)	0.35 [0.11-0.93]	0.035
0-72 horas	22/1617 (1.4)	35/1625 (2.2)	0.58 [0.33-0.99]	0.046
0-120 horas	22/1714 (1.3)	38/1731 (2.2)	0.55 [0.32-0.93]	0.025

Una de las preocupaciones en los últimos años ha sido la referente al impacto negativo de la obesidad en la eficacia de los métodos hormonales que se utilizan en la AE. Las publicaciones son contradictorias, aunque parecen indicar que el impacto adverso en obesas frente a mujeres de peso normal, es mayor con levonorgestrel que con ulipristal. Pese a ello, el ente regulador *European Medicines Agency* [EMEA] concluye que los datos disponibles son limitados y no hay cifras robustas para aseverar que el efecto contraceptivo se reduce con el incremento del peso corporal, por consiguiente la AE se debe continuar ofreciendo a las mujeres después de un coito sin protección o falla del contraceptivo, sin tener en cuenta su peso corporal [52]. Aunque en el consenso canadiense se señala que después de considerar la accesibilidad y costos, tal vez pueda ser más razonable ofrecer la AE con ulipristal a las mujeres con IMC > a 25 kg/m^2 por tener mejor efectividad [1]. No es recomendado ofrecer mayores dosis de levonorgestrel o ulipristal. Tomar mayor número de tabletas de las indicadas no tiene mayor eficacia y aumenta los efectos adversos.

La siguiente menstruación luego de la toma de la AE puede ser antes, a tiempo o retardada. La presencia de dicho sangrado dentro de los siete días de lo esperado sucedió en el 75% de las que recibieron ulipristal y en el 71% de las que tomaron levonorgestrel [25]. Si no se ha presentado sangrado menstrual dentro de los 21 días luego de aplicado cualquiera de los métodos de AE, se debe realizar un test de embarazo [1].

No se ha observado incremento en el riesgo de embarazo ectópico con la AE con levonorgestrel, ulipristal o mifepristona comparada con la población general [53]. No se ha observado que la AE sea peligrosa para las adolescentes, es así que no puede limitarse su uso a algunas edades [1]. La AE no incrementa la tasa de alteraciones en el crecimiento fetal, desarrollo mental o defectos al nacer en recién nacidos expuestos en el útero a los componentes hormonales [54].

El uso repetido de la AE es un llamado a la consejería por parte de profesionales, puesto que lo esperado es que al recibir prescripción de la AE la mujer adopte un método regular de planificación. No se aconsejan los usos repetidos dentro de un mismo ciclo y se ha estimado como alta la tasa de falla cuando la mujer tiene subsecuentes coitos sin protección [1].

No existen contraindicaciones absolutas para la AE, excepto el embarazo o hipersensibilidad a los ingredientes de las formulaciones [1]. Aunque el método no se debe utilizar en el embarazo evidente o sospechado, no se conoce que sea riesgoso para la gestación si es administrado accidentalmente, ya que la dosis es reducida y corto el tiempo de efecto [55]. Es posible que en casos de tromboembolismo venoso, historia previa o actual cáncer de mama y porfiria aguda intermitente, la AE ofrezca ventajas frente los riesgos teóricos o probados de administrar estrógenos a pacientes con esas entidades o al quedar en embarazo.

La Organización Mundial de la Salud en su quinta edición de los *Criterios de elegibilidad para los métodos anticonceptivos* del año 2015 ha establecido una categorización con respecto a la AE, Tabla N° 4 [21]. En ese mismo documento se considera que la AE hormonal se puede prescribir sin restricción a las mujeres que toman medicamentos que tienen interacciones farmacológicas con los estrógenos o las progestinas. No existe evidencia que demuestre la necesidad de administrar dosis superiores de AE [1].

Las instituciones de educación y las asociaciones científicas deben diseñar y ejecutar acciones de educación médica continuada, tanto formativas como de concientización acerca de los beneficios que ofrece la AE y cumplir con las metas sugeridas por el Consorcio sobre Anticoncepción de Emergencia para generar el acceso global de la población [4,56]. En la última década, en muchos países, la AE se ofrece como venta libre, over-the-counter (OTC), para mayores de edad. En el año 2011 la FDA redujo la edad para adquisición de la AE en los Estados Unidos a 17 años de edad y en el 2013 a los 15 años, conservando la venta libre.

La AE es una estrategia válida que inmersa en su verdadera y real dimensión influye favorablemente sobre las repercusiones sociodemográficas, biológicas y económicas que generan los embarazos no planeados. La sociedad debe contribuir a la disponibilidad y accesibilidad de la AE [3,4].

TABLA N° 4 CRITERIOS DE ELEGIBILIDAD PARA LA ANTICONCEPCIÓN DE EMERGENCIA				
Anticoncepción hormonal				
Condiciones	Yuzpe	LNG	Ulipristal	Comentario
Embarazo	NA	NA	NA	No se debe utilizar en embarazo evidente o sospechado por no ser eficaz. Sin riesgo para la gestación si se administra por accidente
Lactancia	1	1	2	No afecta la calidad ni la cantidad de leche materna
Historia de ectópico	1	1	1	No incrementa el riesgo de ectópico
Obesidad	1	1	1	Podrían ser menos efectivas en mujeres con IMC superior a 30 kg/m^2. No hay datos concluyentes
Antecedente de patología cardiovascular, accidente cerebrovascular u otros trastornos trombóticos o embólicos	2	2	2	No generan impacto clínico sobre ninguna de las alteraciones señaladas
Antecedente de infarto miocárdico	2	2	2	
Episodios de angina coronaria	2	2	2	
Migraña	2	2	2	Sin impacto clínico
Enfermedad hepática, incluso con cuadro de ictericia	2	2	2	No modifica el curso de la entidad
Artritis reumatoide bajo terapia inmunosupresora	1	1	1	No afecta la entidad ni medicación
Artritis reumatoide sin terapia inmunosupresora	1	1	1	No modifica el curso de la entidad

— sigue —

— continuación —

Condiciones	Yuzpe	LNG	Ulipristal	Comentario
Enfermedad inflamatoria intestinal, colitis ulcerosa o enfermedad de Crohn	1	1	1	No impacta las entidades señaladas
Portador de trasplante de órganos sólidos, sin o con complicaciones agudas o crónica (rechazo de tejido, vasculopatía)	1	1	1	El embarazo se puede asociar con eventos adversos y severos que puedan deteriorar la salud
Condición de riesgo para HIV	1	1	1	Usar condón de látex para prevención
Uso de fármacos o sustancias inductoras del CYP3A4 (ejemplos: rifampicina, fenitoína, fenobarbital, carbamazepina, efavirenz, fosfenitoína, nervirapina, primidona, rifabutina)	1	1	1	Potencialmente los inductores fuertes del CYP3A4 podrían reducir la eficacia de los anticonceptivos de emergencia. No obstante se puede administrar
Uso repetido de la anticoncepción de emergencia	1	1	1	Se debe desestimular. Sugerir consejería contraceptiva. Prescribir método regular
Abuso sexual	1	1	1	

<table>
<tr><td colspan="4">Instalación de DIU-Cu</td></tr>
<tr><td colspan="2">Embarazo</td><td>4</td><td>No colocar cuando se sospecha o demuestra embarazo. La aplicación en gestantes puede llevar a infección pélvica sérica o aborto séptico</td></tr>
<tr><td rowspan="2">Abuso sexual</td><td>Alto riesgo de enfermedad de transmisión sexual</td><td>3</td><td rowspan="2">Acompañar de la antibioticoterapia y consejería adecuada</td></tr>
<tr><td>Bajo riesgo de enfermedad de transmisión sexual</td><td>1</td></tr>
</table>

REFERENCIAS BIBLIOGRÁFICAS

1. *SOGC Clinical Practice Guideline. Canadian Contraception Consensus. J Obstet Gynaecol Can. 2015;37(10):S1-S28.*
2. *Monterrosa A. Anticonceptivos orales combinados. Tercera Edición. Editorial Impresos Calidad. Bogotá. 2003.*

3. *Trussell J, Ellertson C, Stewart F, Raymond EG, Shochet T. The role of emergency contraception. Am J Obstet Gynecol. 2004;190:S30-S38.*
4. *The American College of Obstetricians and Gynecologist. Committee on health care for underserved women. Committee opinion No 707: access to emergency contraception. Obstet Gynecol. 2017;130(1):e48-e52.*
5. *The American College of Obstetricians and Gynecologist. Practice bulletin No. 152: emergency contraception. Obstet Gynecol. 2015;126(3):e1-e11.*
6. *Organización Mundial de la Salud. Aborto sin riesgos: guía técnica y de políticas para sistemas de salud. Segunda edición. 2012. [Accedido septiembre-30-2017] Disponible: http://apps.who.int/iris/bitstream/10665/77079/1/9789243548432_spa.pdf*
7. *Langer A. El embarazo no deseado: impacto sobre la salud y la sociedad en América Latina y el Caribe. Rev Panam Salud Publica/Pan Am J Public Health. 2002;11(3):192-205.*
8. *Ministerio de Salud y Promoción Social. Profamilia. Encuesta Nacional de Demografía y Salud. Tomo II. Componente de salud sexual y salud reproductiva. ENDS-2015. Colombia. [Acceso: septiembre-16-2017], disponible en: http://profamilia.org.co/docs/TOMO%20II.pdf*
9. *Munro-Prescott H. The morning after: a history of emergency contraception in the United States. Rutgers University Press. New Brunswick, New Jersey and London. 2011.*
10. *The American College of Obstetricians and Gynecologist. Committee on adolescent health care. Counseling adolescents about contraception. Number 710: ACOG committee opinion. Obstet Gynecol. 2017;130(2):e74-e80.*
11. *Verloop J, Van-Leeuwen FE, Helmerhorst TJ, van Boven HH, Rookus MA. Cancer risk in DES daughters. Cancer Causes and Control. 2010;21(7):999-1007.*
12. *Yuzpe AA, Thurlow HJ, Ramzy I, Leushon JL. Postcoital contraception - a pilot study. Journal of Reproductive Medicine. 1974;1:53-58.*
13. *Yuzpe AA, Lancee WJ. Ethinylestradiol and dl-norgestrel as a postcoital contraceptive. Fertil Steril. 1977;28(9):932-936.*
14. *Yuzpe AA, Percival Smith R, Rademaker AW. A multicenter clinical investigation employing ethinylestradiol combined with dl-norgestrel as a postcoital contraceptive agent. Fertility and Sterility. 1982;37:508-13.*

15. *Rosato E, Farris M, Bastianelli C. Mechanism of action of ulipristal acetate for emergency contraception: A systematic review. Front Pharmacol. 2016;6(315):1-7.*
16. *U.S. Department of Health and Human Services. FDA. Preven®. Emergency contraceptive kit consisting of emergency contraceptive pills and pregnancy test. 9/1/1998. [Acceso: septiembre-16-2017], disponible en: https://www.accessdata.fda.gov/drugsatfda_docs/label/1998/20946lbl.pdf*
17. *Croxatto HB, Fuentealba B, Brache V, Salvatierra AM, Alvarez F, Massai R, Cochon L, Faundes A. Effects of the Yuzpe regimen, given during the follicular phase, on ovarian function. Contraception. 2002;65(2):121-128.*
18. *Kives S, Hahn PM, White E, Stanczyk FZ, Reid RL. Bioavailability of the Yuzpe and Levonorgestrel regimens of emergency contraception: vaginal vs. oral administration. Contraception. 2005;71(3):197-201.*
19. *Ho PC. Emergency contraception: methods and efficacy. Curr Opin Obstet Gynecol. 2000;12(3):175-179.*
20. *Croxatto HB, Devoto L, Durand M, Ezcurra E, Larrea F, Nagle C, Ortiz ME, Vantman D, Vega M, von Hertzen H. Mechanism of action of hormonal preparations used for emergency contraception: a review of the literature. Contraception. 2001;63(3):111-121.*
21. *World Health Organization. Medical eligibility criteria for contraceptive use. 5th ed. [Acceso: septiembre-16-2017], disponible en: http://apps.who.int/iris/bitstream/10665/181468/1/9789241549158_eng.pdf?ua=1*
22. *Von-Hertzen H, Piaggio G, Ding J, Chen J, Song S, Bártfai G, Ng E, Gemzell-Danielsson K, Oyunbileg A, Wu S, Cheng W, Lüdicke F, Pretnar-Darovec A, Kirkman R, Mittal S, Khomassuridze A, Apter D, Peregoudov A, for the WHO research group on post-ovulatory methods of fertility regulation. Low dose mifepristone and two regimens of levonorgestrel for emergency contraception: a WHO multicentre randomised trial. Lancet. 2002;360:1803-1810.*
23. *Sheng L, Che Y, Gulmezoglu AM. Interventions for emergency contraception (Review). Cochrane Database Syst Rev. 2012;8:CD001324.*
24. *U.S. Department of Health and Human Services. FDA-U.S. Food & Drug administration. Plan B (0.75mg levonorgestrel) and Plan B One-Step (1.5 mg levonorgestrel) Tablets Informa-*

tion. [Acceso: septiembre-16-2017], disponible en: https://www.fda.gov/Drugs/DrugSafety/PostmarketDrugSafetyInformationforPatientsandProviders/ucm109775.htm

25. *Glasier AF, Cameron ST, Fine PM, Logan SJ, Casale W, Van Horn J, Sogor L, Blithe DL, Scherrer B, Mathe H, Jaspart A, Ulmann A, Gainer E. Ulipristal acetate versus levonorgestrel for emergency contraception: a randomised non-inferiority trial and meta-analysis. Lancet. 2010;375(9714):555-562. Erratum in Lancet. 2014;384(9953):1504.*
26. *EMEA. European Medicines Agency. 2009. Ellaone. Ulipristal acetate. Procedure No. EMEA/H/C/001027. [Acceso: septiembre-16-2017], Disponible en: http://www.ema.europa.eu/docs/en_GB/document_library/EPAR_-_Public_assessment_report/human/001027/WC500023673.pdf*
27. *U.S. Department of Health and Human Services. Food and Drug Administration (US-FDA). 2010. [Acceso: septiembre-16-2017], Disponible en: http://www.fda.gov/NewsEvents/Newsroom/PressAnnouncements/ucm222428.htm*
28. *Rozenberg S, Praet J, Pazzaglia E, Gilles C, Manigart Y, Vandromme J. The use of selective progestin receptor modulators (SPRMs) and more specifically ulipristal acetate in the practice of gynaecology. Aust N Z J Obstet Gynaecol. 2017;57(4):393-399.*
29. *Gemzell-Danielsson K, Meng CX. Emergency contraception: potential role of ulipristal acetate. Int. J. Womens Health. 2010;2:53-61.*
30. *Berger C, Boggavarapu NR, Menezes J, Lalitkumar PGL, Gemzell-Danielsson K. Effects of ulipristal acetate on human embryo attachment and endometrial cell gene expression in an in vitro co-culture system. Hum Reprod. 2015;30:1-12.*
31. *Mozzanega B, Cosmi E, Battista Nardelli G. Ulipristal acetate in emergency contraception: mechanism of action. Trends Pharmacol. Sci. 2013;34:195-196.*
32. *Stratton P, Levens ED, Hartog B, Piquion J, Wei Q, Merino M, et al. Endometrial effects of a single early luteal dose of the selective progesterone receptor modulator CDB-2914. Fertil. Steril. 2010;93:2035-2041.*
33. *Brache V, Cochon L, Jesam C, Maldonado R, Salvatierra AM, Levy DP, et al. Immediate pre-ovulatory administration of 30 mg ulipristal acetate significantly delays follicular rupture. Hum Reprod. 2010;25:2256-2263.*
34. *Brache V, Cochon L, Deniaud M, Croxatto HB. Ulipristal*

acetate prevents ovulation more effectively than levonorgestrel: analysis of pooled data from three randomized trials of emergency contraception regimens. Contraception. 2013;88:611-618.

35. *Croxatto HB, Brache V, Pavez M, Cochon L, Forcelledo ML, Alvarez F, et al. Pituitary-ovarian function following the standard levonorgestrel emergency contraceptive dose or a single 0.75-mg dose given on the days preceding ovulation. Contraception. 2004;70:442-450.*
36. *Stratton P, Hartog B, Hajizadeh N, Piquion J, Sutherland D, Merino M, et al. A single mid-follicular dose of CDB-2914, a new antiprogestin, inhibits folliculogenesis and endometrial differentiation in normally cycling women. Hum. Reprod. 2000;15:1092-1099.*
37. *Jamin C. Emergency contraception: efficacy difference between levonorgestrel and ulipristal acetate depending on the follicular size at the time of an unprotected sexual Intercourse. Gynecol. Obstetr. Fert. 2015;43:242-247.*
38. *Li HW, Liao SB, Yeung WS, Ng EH, O WS, Ho PC. Ulipristal acetate resembles mifepristone in modulating human Fallopian tube function. Hum. Reprod. 2014;29:2156-2162.*
39. *Yuan J, Zhao W, Yan M, Zhu Q, Qin G, Qiu J, et al. Ulipristal Acetate antagonizes the inhibitory effect of progesterone on ciliary beat frequency and upregulates steroid expression levels in human Fallopian Tubes. Reprod. Sci. 2015;22:1516-1523.*
40. *Levy DP, Jager M, Kapp N, Abitbol JL. Ulipristal acetate for emergency contraception: postmarketing experience after use by more than 1 million women. Contraception. 2014;89:431-433.*
41. *Sun Y, Fang M, Davies H, Hu Z. Mifepristone: a potential clinical agent based on its anti-progesterone and anti-glucocorticoid properties. Gynecol Endocrinol. 2014;30(3):169-173.*
42. *World Health Organization [WHO]. Safe Abortion: technical and policy guidance for health systems. 2nd Edn. Geneva. World Health Organization. 2012.*
43. *Marions L, Hultenby K, Lindell I, Sun X, Ståbi B, Gemzell-Danielsson K. Emergency contraception with mifepristone and levonorgestrel: mechanism of action. Obstet Gynecol. 2002;100:65-71.*
44. *Marions L, Cekan SZ, Bygdeman M, Gemzell-Danielsson K. Effect of emergency contraception with levonorgestrel or mifepristone on ovarian function. Contraception. 2004;69:373-377.*
45. *Piaggio G, Heng Z, Von Hertzen H, Bilian X, Linan C. Combined estimates of effectiveness of mifepristone 10 mg in emer-*

gency contraception. Contraception. 2003;68:439-446.

46. *Gemzell-Danielsson K, Marions L. Mechanisms of action of mifepristone and levonorgestrel when used for emergency contraception. Human Reproduction Update. 2004;10(4):341-348.*
47. *Boggavarapua NR, Berger C, Von-Grothusena C, Menezes J, Gemzell-Danielssona K, Lalitkumar PJL. Effects of low doses of mifepristone on human embryo implantation process in a three-dimensional human endometrial in vitro co-culture system. Contraception. 2016;94:143-151.*
48. *Cleland K, Zhu H, Goldstuck N, Cheng L, Trussell J. The efficacy of intrauterine devices for emergency contraception: a systematic review of 35 years of experience. Hum Reprod. 2012;27:1994-2000.*
49. *Turok DK, Godfrey EM, Wojdyla D, Dermish A, Torres L, Wu SC. Copper T380 intrauterine device for emergency contraception: highly effective at any time in the menstrual cycle. Hum Reprod. 2013;28:2672-2676.*
50. *Gemzell-Danielsson K, Berger C, Lalitkumar PGL. Emergency contraception. Mechanisms of action. Contraception. 2013;87:300-308.*
51. *Polis CB, Grimes DA, Schaffer K, Blanchard K, Glasier A, Harper C. Advance provision of emergency contraception for pregnancy prevention (Review). The Cochrane Library 2013, Issue 7. [Acceso: septiembre-20-2017]. Disponible en: http://www.thecochranelibrary.com*
52. *European Medicines Agency. Levonorgestrel and ulipristal remain suitable emergency contraceptives for all women, regardless of bodyweight. EMA/440549/2014. July 24, 2014.*
53. *Cleland K, Raymond E, Trussell J, Cheng L, Zhu H. Ectopic pregnancy and emergency contraceptive pills: a systematic review. Obstet Gynecol. 2010;115:1263-1266.*
54. *Glasier A. Emergency contraception: clinical outcomes. Contraception. 2013;87:309-313.*
55. *Zhang L, Chen J, Wang Y, Ren F, Yu W, Cheng L. Pregnancy outcome after levonorgestrel-only emergency contraception failure: a prospective cohort study. Hum Reprod. 2009;24:1605-1611.*
56. *Consensus statement on emergency contraception. Contraception. 1995;52(4):211-213.*

CAPÍTULO QUINTO

CONSEJERÍA ANTICONCEPTIVA

> *El asesoramiento anticonceptivo brindado por profesionales de la salud capacitados puede reducir los índices de embarazo no planeados, al motivar a mujeres y hombres a elegir y usar un método de planificación que concuerde con sus objetivos y preferencias.*
>
> *Zapata LB, Tregear SJ, Curtis KM, et al.*
> *2015*

Desde su introducción, los anticonceptivos orales combinados revolucionaron la planificación familiar y abrieron las puertas para la anticoncepción hormonal. La disponibilidad de la píldora ha tenido impacto en varios aspectos de la vida social, entre los cuales se incluyen: la salud femenina, las tendencias en la fertilidad y reproducción, el rol familiar, la interrelación de los individuos en la política y la religión, el surgimiento del feminismo, las posiciones de género y la presencia de nuevas corrientes que generaron cambios en las prácticas sexuales, sobre todo en las mujeres [1,2]. La píldora anticonceptiva es el más importante y revolucionario método de planificación familiar, valiosa herramienta de prevención que en la década de los sesenta del siglo XX se sumó a métodos que hoy día se agrupan bajo el término de métodos tradicionales de planificación familiar [3].

La consejería y la educación son etapas importantes a cumplir cuando se recomiendan métodos de planificación familiar [4]. La meta principal de toda consejería es facilitar una decisión correcta, ya sea reduciendo la ansiedad, brindando apoyo, proporcionando información en cuanto a alternativas o ayudando a la elección del método de control natal. El profesional de la salud debe exponer todos los métodos disponibles que serían adecuados para la mujer, de tal forma que ella pueda libremente escoger de acuerdo a sus condiciones de salud, preferencias, creencias y diferentes aspectos culturales y sociales. Aunque hay muchas opciones anticonceptivas disponibles en América, estas suelen tener poco uso o moderada adherencia entre las personas que están en edad reproductiva [5].

Cuando la mujer selecciona el uso de anticoncepción oral combinada (AOC) o anticoncepción de solo progestina (MP), y no tiene condiciones de salud que hagan parte de los criterios de elegibilidad de la cuarta categoría, se le debe explicar con detenimiento varios aspectos dentro de un espacio de diálogo que se denomina consejería contraceptiva, el cual genera tranquilidad, comprensión y adherencia al uso conforme de la píldora [4].

El profesional de la salud está llamado a conocer con precisión los componentes de la presentación farmacéutica que recomienda, el régimen al cual pertenece, el número de días de pausa y el sitial que tiene en la clasificación de acuerdo al estrógeno y la progestina [1,6].

Es importante señalar que ningún tema debe ser considerado vedado y todas las dudas o preocupaciones serán discutidas con detenimiento. Es fundamental realizar el suficiente adoctrinamiento que lleve al adecuado uso de la píldora en cuanto a la toma diaria y acorde con la presentación farmacéutica prescrita, ya que es sensible variable que se relaciona con la eficacia anticonceptiva [7]. Si el apego a la toma de la píldora no es el necesario, es de esperar una mayor tasa de embarazo. En los Estados Unidos, el embarazo no deseado es un problema de salud, representa el 50% de todas las embarazos [8]. El embarazo no deseado provoca peores resultados en la salud que los embarazos planeados [9]. Para las mujeres en riesgo de embarazo no deseado, la falta de uso anticonceptivo uniforme o consistente, así como la inadecuada adherencia a los métodos, contribuyen a la alta frecuencia del embarazo no deseado. La efectividad anticonceptiva requiere adecuada adherencia [5].

Es labor del profesional de la salud abordar las opiniones y comentarios que más frecuentemente circulan entre las comunidades donde residen sus usuarias, así como los que hacen parte de las redes virtuales. Las influencias sociales siempre deben ser punto de discusión durante el asesoramiento anticonceptivo, tema que suelen presentar las mismas mujeres. Existen numerosos mitos y falsas creencias en las comunidades, que trasmitidos de generación en generación causan desconcierto, temor y ansiedad, favoreciendo el abandono de los métodos, por ello se recomienda abordarlos y discutirlos. Algunos de dichos mitos fueron creados por profesionales de la salud, por desconocimiento o incorrecta interpretación de los estudios. Contrario a lo que debe ser su razón de ser, en ocasiones los medios masivos de comunicación entregan información sesgada o poco científica y contribuyen a la génesis de falsas expectativas en las comunidades y perjudican la adherencia a los métodos [10]. En la consejería anticonceptiva es importante aportar las orientaciones correctas y tomar científicamente parte en la discusión [2,5].

El Internet y las redes sociales son recursos modernos para la difusión del conocimiento, no obstante, información no adecuadamente seleccionada o científicamente revisada está disponible. Numerosos blog y foros virtuales brindan espacio y oportunidad para opinar, pero en muchas ocasiones quienes hacen recomendaciones o sugerencias carecen de la suficiente capacitación o experticia [11]. Diversos mitos circulan por estos espacios causando desconcierto y temores, el profesional de la salud está en la obligación de despejar las dudas que surgen a la hora de interpretar dichas publicaciones. Lo ideal es que el médico, enfermera u otro profesional sanitario recomiende páginas o portales específicos de educación en anticoncepción que han sido creados científicamente y con buena fundamentación para ilustrar a la comunidad, —usualmente las asociaciones o sociedades científicas nacionales o internacionales son las encargadas—.

Hay que reconocer que en las redes sociales de mujeres, en ámbitos comunitarios como salones de belleza, spa, supermercados, etc., se crean fuertes presiones sociales que influyen en la toma de decisiones sobre el abordaje y exigencias de la vida, en esos lugares los temas del control natal están en primera línea, por ello ayudar a generar la información correcta sería de gran valía. En los programas de televisión dirigidos específicamente a mujeres, los temas referentes a planificación familiar y sexualidad suelen ser de los preferidos, si cuentan con un adecuado enfoque en el contenido pueden ser un importante espacio de formación e información sobre métodos para el control de la natalidad [10,12].

Es fundamental eliminar las barreras que con los años se han creado alrededor de la anticoncepción hormonal oral, una forma de lograrlo es dar a conocer los adelantos que se han dado no solo en lo relacionado con las características bioquímicas de los componentes, sino en las concentraciones presentes dentro de las tabletas, así como en los regímenes a utilizar. También existen barreras que están presentes desde preceptos religiosos que carecen en absoluto de fundamento y que en la realidad no deben reñir con las conceptualizaciones del mundo o de los individuos. Zapata *et al.* [13] en una revisión sistemática, identificaron componentes prometedores de consejería anticonceptiva, a pesar de la diversidad de intervenciones identificadas y la incapacidad para poder comparar adecuadamente la efectividad de un enfoque frente al otro. Además, los autores indican que es necesario fortalecer la documentación de los procedimientos de consejería y las estrategias de intervención.

El profesional a cargo de la consejería debe explicar lo concerniente al control del ciclo y los efectos secundarios de la píldora seleccionada. Las alteraciones del sangrado menstrual causan gran ansiedad, además de incomodidad a las mujeres, por lo tanto es un tema que debe tratarse en profundidad.

Es característica propia de la píldora de solo progestina el mal control del ciclo con la presencia de sangrado genital no predecible o episodios de amenorrea. Este tópico de las píldoras de solo progestina merece atención al instante de la prescripción y en las visitas posteriores se debe hacer el seguimiento adecuado y conocer cómo se mueve la comodidad y la aceptabilidad de la mujer con los patrones de sangrado que presenta. Por otro lado, los anticonceptivos orales combinados ofrecen elevada posibilidad de sangrado predecible y regular, con reducción en cantidad y duración. Si lo último no se explica suficientemente puede acarrear preocupación y conllevar el abandono de la píldora con pérdida de los beneficios propios del método y de los beneficios no contraceptivos [14]. No obstante, el control del ciclo no es igualmente eficaz con todas las píldoras disponibles. Existen variaciones de acuerdo a la dosis de estrógeno y progestina, así como el régimen administrado. A menor concentración de estrógeno en la píldora, el control del ciclo es menos eficiente, especialmente en los primeros tres o seis ciclos. Si la tolerabilidad de los episodios de sangrado/manchado no es buena, o son excesivos, la estrategia más importante es cambiar a otra píldora de mayor concentración de estrógeno o con otra progestina [2].

Los efectos secundarios pueden ser mayores o menores; tienen prevalencias diferentes de acuerdo a las condiciones mórbidas de la mujer, la dosis del estrógeno, el tipo de progestina, el régimen utilizado y al adecuado uso de la píldora. Se debe informar a la mujer sin exageraciones ni ocultamientos, esos extremos causan ansiedad, temor y desconfianza. Todas las intervenciones en salud tienen efectos adversos y la píldora no puede ser la excepción. Empero, son seguras y con el paso de los años se ha buscado cada vez mayor seguridad, lo cual se ha alcanzado. En muchas mujeres la percepción de la relación entre la píldora y algunos cánceres es mayor de lo hasta ahora establecido. Con frecuencia los riesgos de las enfermedades venosas son sobrestimados, olvidando que dichos riesgos son más elevados con eventos naturales como el embarazo [14]. La relación píldora con cáncer y con enfermedades vasculares arteriales o venosas se debe anotar con mesura y conocimiento científico, explicándo hasta que la mujer tenga claridad de lo que expresa la palabra riesgo. Esto es un enorme reto para los profesionales de la salud por las falencias en la capacidad para interpretar correctamente cifras epidemiológicas y las limitaciones en cuanto a datos propios en algunas poblaciones. En consecuencia, la información relevante debe estar basada en la mejor evidencia disponible que se pueda comunicar breve y directamente a las pacientes [5].

Es fundamental brindar información sobre los efectos benéficos de la píldora, hacer una breve enumeración de los beneficios no contraceptivos, sobre todo aquellos en los que las opiniones del común son contrarias a la realidad determinada por las investigaciones. Asimismo, enfatizar en el uso de preservativos no solo para la protección contra infecciones de transmisión sexual, sino también como método de respaldo cuando la adherencia a un anticonceptivo hormonal no sea la adecuada [1,5].

Cabe resaltar que la anticoncepción oral hormonal es una herramienta segura, efectiva y reversible para regular la fertilidad [14]. Los anticonceptivos orales han sufrido cambios importantes, las dosis de estrógeno se han reducido progresivamente y otras progestinas están disponibles, esto es, se mantiene la eficacia anticonceptiva y se reduce la incidencia de efectos adversos, de ello debe tener conciencia la mujer que recibe anticonceptivos orales combinados. La píldora que se prescribe actualmente es distinta en términos farmacológicos a las que recibieron familiares de generaciones anteriores, pero conservan las mismas intencionalidades y efectividad contraceptiva; son más seguras, mejor toleradas y cuetan con el respaldo de muchos años de investigación científica [14].

Los profesionales de la salud que adelantan programas o realizan consultas de planificación familiar deben poseer conocimiento actualizado para eliminar las barreras que impiden el uso eficaz de la anticoncepción oral [6]. Además, la información científica adecuada es la pieza central para realizar consejería anticonceptiva [2]. Nunca está de más volver a señalar la disponibilidad de los criterios de elegibilidad publica y actualiza periódicamente La Organización Mundial de la Salud [15], y los que difunde el CDC de Atlanta [16], herramientas que permiten identificar las mujeres que no deben usar la píldora por tener riegos mayores a lo aceptable y las que pueden recibirlos con precauciones o con tranquilidad. No hay razón científica suficiente para exigir antes de ordenar la píldora, la minipíldora o la anticoncepción de emergencia, la realización de pruebas de laboratorio hematológicas, renales, frotis o citología vaginal.

Aunque las tasas de efectividad de los AOC son superiores al 99% y con Índices de Pearl entre 0.0 y 0.3, la Encuesta Nacional de Demografía y Salud de Colombia (ENDS-2015) [17] informa que el 13.2% de las mujeres suspenden el uso de la píldora por haber quedado en embarazo. La toma incorrecta está muy asociada a estos eventos; y una forma de reducir su presencia es la adecuada consejería anticonceptiva [7].

Entre las usuarias, las que usualmente necesitan más consejería son las adolescentes, hayan iniciado o no la actividad sexual. La consejería anticonceptiva también debe contemplar la abstinencia sexual o el retardo del inicio de la actividad sexual, aportando herramientas para la capacidad de decisión sobre salud sexual y reproductiva dentro del proyecto personal de vida. Siempre es necesario enfatizar que la consejería anticonceptiva no es solo un espacio para prescribir métodos de planificación.

La biblioteca Cochrane de revisiones sistemáticas incluye el estudio *breves estrategias educativas para mejorar el uso de anticonceptivos en gente joven* [18], donde sostienen la necesidad de más amplios estudios y de mejor calidad para dimensionar científicamente los resultados de las distintas opciones para adelantar consejería anticonceptiva. Las adolescentes tienen derecho a recibir información e ilustración detallada sobre diferentes tipos de métodos de control de la natalidad. El profesional de la salud debe crear el suficiente espacio para una adecuada relación médico-paciente, la cual debe ser de respeto y confianza para brindar información suficiente y comprensible a la adolescente y su acompañante/acudiente, dejando el tiempo necesario para dialogar en privacidad, ya que la gran mayoría de los/las adolescentes tienen preocupación por la confidencialidad. En ese ambiente privado se debe realizar una buena anamnesis con el planteamiento de preguntas o temas referentes a la sexualidad; y definir si están enmarcados en los conceptos de la sexualidad en condiciones de riesgo. Este asesoramiento debe incluir todas las opciones anticonceptivas para que la adolescente pueda elegir libremente. Es fundamental mostrar la efectividad anticonceptiva de cada método, explicar qué hacer en caso de olvidos, cuáles son los efectos secundarios esperables, hacer un listado de la opciones viables, dejar claramente señalados cuáles son los que no se deben escoger y las razones por las que no se recomiendan. La Organización Mundial de la Salud establece que los anticonceptivos en adolescentes son tan seguros que podrían no requerir indicación médica [19].

Como se ha señalado, en la atención a las adolescentes hay una parte que es acompañada y otra que es a solas con el profesional. Una vez que los padres se hayan retirado, lo esencial es la confidencialidad, que se rige por el marco del secreto médico; la adolescente puede contarle a sus padres, pero el profesional de la salud debe guardar la información, a menos que exista riesgo vital. Dicha estructuración favorece una relación de confianza para aportar adecuada educación. Una de las razones por la que las adolescentes se resisten a la atención por profesionales de la salud es la preocupación por la confidencialidad. Más de la mitad de las adolescentes consultaría por anticonceptivos solo si sus padres no se enteraran [19].

La consejería en salud sexual y reproductiva para adolescentes se define como la relación de ayuda psicosocial personalizada, de comunicación horizontal, en la que se escucha, acoge, informa y guía a las adolescentes, solos/as o en pareja, para que puedan fortalecer sus conocimientos sobre el desarrollo de conductas informadas y responsables en el ámbito de la sexualidad. La consejería en salud sexual y reproductiva para adolescentes está orientada a la prevención y fomento de la salud, evita riesgos del embarazo no planeado, previene del contagio de enfermedad de transmisión sexual y otros riesgos asociados a las conductas sexuales, que son influenciadas por ambientes socioculturales [3,20].

Adicionalmente, este tipo de asesoría debe enmarcar los métodos de planificación en los patrones de comportamiento sexual de las personas [7]. Es posible que el método a sugerir se vea influenciado por la actividad sexual que se realiza: impredecible, intermitente, predecible o continua. En ese contexto los métodos son diversos y varios se pueden ajustar a cada condición sexual. Además, el profesional de la salud debe enseñar a la usuaria que potencialmente los métodos anticonceptivos pueden influir en la función sexual, desde la liberación de preocupación por el embarazo, la mejoría o deterioro con el condón y los cambios en la libido que puede generar la anticoncepción hormonal [5,6].

La Tabla N° 1 ofrece un listado sencillo de recomendaciones que pueden seguir los médicos generales, los ginecólogos y los demás profesionales de la salud que brindan cuidados de promoción y prevención en programas de planificación familiar como parte de los servicios de salud sexual y reproductiva [6]. Los anticonceptivos orales combinados y los de solo progestina tienen un importante y privilegiado sitial dentro de la medicina preventiva que es deber ejercer [1].

TABLA N°1 PAUTAS PARA DESARROLLAR CONSEJERÍA DE BUENA CALIDAD SOBRE LA ANTICONCEPCIÓN ORAL	
1	Realice una explicación de cómo actúan los anticonceptivos orales
2	Explique en detalle cómo se utilizan los anticonceptivos orales
3	Enfatice el instante en que se deben iniciar los anticonceptivos orales
4	Verifique que se haga conciencia de la importancia de la toma diaria
5	Sugiera crear una rutina que ayude a evitar el olvido de píldoras
6	Presente las alternativas para cuando se olvida la toma de la píldora
7	Enumere los efectos colaterales más frecuentes
8	Señale los efectos benéficos no contraceptivos
9	Coloque los riesgos en la perspectiva adecuada e individualizada
10	Subraye que los anticonceptivos orales son seguros y eficaces
11	Pregunte por dudas en la futura usuaria y tal vez en el compañero
12	Confirme que su información ha sido adecuadamente interpretada
13	Ofrezca una línea de comunicación para dudas o temores
14	Solicite que sea informado si le prescriben otros medicamentos
15	Informe sobre modificaciones en los patrones de sangrado mensual
16	Recomiende fuentes confiables de información: revistas, portales, etc.
17	Enfrente los mitos con explicaciones sencillas y comprensibles
18	Puntualice que existe anticoncepción de emergencia
19	Anote que la anticoncepción de emergencia no es un método regular
20	Explique sobre la disponibilidad de la anticoncepción emergencia
21	Indique con claridad el sitial de la anticoncepción de emergencia
22	Coloque en perspectiva la realidad de las enfermedades de transmisión sexual
23	Incentive la prevención de las enfermedades de transmisión sexual y sida
24	Dimensione el uso del preservativo (condón) más allá de la planificación familiar
25	Presente información sobre hepatitis B y papilomavirus (condilomas)
26	Utilice un lenguaje comprensible y tranquilizador

Por otro lado, la consejería es el ambiente adecuado momento para comentar sobre las enfermedades de transmisión sexual, abordar la prevención y valorar las posibilidades de ser portador. En grupos poblacionales específicos es necesario orientar u ordenar tamizajes o vacunación contra la hepatitis B y el virus del papiloma humano. Es válido interrogar las características de la secreción genital, el comportamiento de los ciclos menstruales, presencia de dolor pélvico o dolor coital, manifestaciones y secreción mamaria, así como la realización e interpretación de la citología vaginal [5]. No es una utopía que en la consejería anticonceptiva se pueda examinar, discutir y administrar recomendaciones sobre diferentes problemas de salud de la mujer, como obesidad, hipertensión arterial, hábito de fumar y violencia de pareja o intrafamiliar.

Es importante determinar en cada comunidad las barreras de acceso a los métodos de planificación, los cuales tienen diferencias geográficas, culturales y socioeconómicas. Gómez-Inclán y Durán-Arenas [21], por medio de un estudio cualitativo con la técnica de grupos focales las establecen para adolescentes mexicanos y proponen acciones a desarrollar. Los resultados e intervenciones pueden ser de valor para poblaciones latinoamericanas y ofrecen importantes elementos que son útiles durante la consejería contraceptiva.

El prestador de atención en salud sexual y reproductiva es llamado a ser el máximo orientador de los programas de planificación familiar, es quien debe velar por el uso racional, adecuado y acorde de la anticoncepción oral, recordando que la píldora y la minipíldora son eficaces y seguras en mujeres sanas, aunque algunos hábitos de estilo de vida de la mujer no sean seguros [3]. Su responsabilidad no se limita a prescribir o proscribir el uso de la píldora o de la minipildora, su accionar debe generar impacto positivo en esos hábitos y contribuir a crear conciencia de la necesidad de mantener estilos de vida saludable [1]. El asesoramiento en planificación familiar ofrece la oportunidad de resolver inquietudes acerca de la función sexual. Las personas bien informadas y motivadas que han desarrollado habilidades para practicar comportamientos sexuales seguros son más propensas a usar métodos anticonceptivos seguros de manera efectiva y consistente. Los servicios de consejería anticonceptiva deben ser confidenciales, un espacio donde prime el respeto por la privacidad y los contextos culturales de las personas [5].

El mejor método de anticoncepción para un individuo o pareja requiere efectividad, seguridad y que sea usado de manera correcta y consistente. La buena selección de un método contempla las necesidades, actitudes, creencias personales y circunstancias tanto sociales como culturales [5].

El Consenso Canadiense de Contracepción [5] señala la importancia de tener presente que existen determinantes individuales (información anticonceptiva, motivación anticonceptiva, habilidades conductuales anticonceptivas) y ambientales, que influyen en la elección y en el adecuado cumplimiento del uso de la anticoncepción. En estos escenarios se debe mover adecuadamente el profesional de la salud que realiza la consejería anticonceptiva.

Moreno y Sepulveda [22] consideran que la anticoncepción se ha constituido como uno de los pilares de la atención en salud e indicador del bienestar de los pueblos, lo cual lleva a la necesidad de que los programas de anticoncepción se desarrollen con personal adecuadamente capacitado. No obstante, varios investigadores han observado que entre estudiantes de pregrado de varias facultades de medicina y enfermería de Colombia, existe insuficiente nivel de conocimientos y prácticas en aspectos referentes a anticoncepción, lo cual se debe ver como una inmensa barrera para la adecuada atención en salud sexual y reproductiva [4,6].

En resumen, la consejería anticonceptiva no es solo la prescripción de un método de planificación familiar o una píldora anticonceptiva, hace parte del concepto moderno de los servicios contraceptivos o de los servicios de control de la natalidad [1,7]. Es un importante y no comprendido acto médico-clínico, que de ser bien implementado puede aportar muchos elementos de prevención en cuanto al embarazo no deseado, aborto bajo condiciones de riesgo y todos los aspectos ya señalados [13]. Pese a lo anterior, dentro de los programas de atención en salud no suele tener la suficiente presencia y se convierte en una deficiencia más que se suma a la larga lista de barreras de acceso que hacen que los métodos en general, y en especial la anticoncepción hormonal y la píldora, estén distantes o alejadas de grupos de parejas sexuales en distintos escenarios geográficos. La carencia de modernos servicios de planificación familiar puede en algo explicar las altas tasas globales de embarazo no planeado y aborto entre mujeres jóvenes [18].

REFERENCIAS BIBLIOGRÁFICAS

1. *Zapata LB, Steenland MW, Brahmi D, Marchbanks PA, Curtis KM. Patient understanding of oral contraceptive pill instructions related to missed pills: a systematic review. Contraception. 2012;87(5):674-684.*
2. *Wysocki S. The state of hormonal contraception today: enhancing clinician/patient communications. Am J Obstet Gynecol. 2011;205:S18-S20.*
3. *Monterrosa A. Anticonceptivos orales combinados. Tercera edición. Editorial Impresos Calidad. Bogotá. 2003.*
4. *Yeshaya A, Ver A, Seidman DS, Oddens BJ. Influence of structured counseling on women's selection of hormonal contraception in Israel: results of the CHOICE study. International J of Women's Health. 2014:6 799-808.*
5. *SOGC Clinical Practice Guideline. Canadian Contraception Consensus. J Obstet Gynaecol Can 2015;37(10):S1-S28.*
6. *Cappiello J, Levi A, Nothnagle M. Core competencies in sexual and reproductive health for the interprofessional primary care health care team. Contraception. 2016;93:438-445.*
7. *Bitzer J, Gemzell-Danielsson K, Roumen F, Marintcheva-Petrova M, van Bakel B, Oddens BJ. The CHOICE study: effect of counselling on the selection of combined hormonal contraceptive methods in 11 countries. Eur J Contracept Reprod Health Care. 2012;17:65-78.*
8. *Finer LB, Zolna MR. Unintended pregnancy in the United States: incidence and disparities, 2006. Contraception. 2011;84(5):478-485.*
9. *Cheng D, Schwarz EB, Douglas E, Horon I. Unintended pregnancy and associated maternal preconception, prenatal and postpartum behaviors. Contraception. 2009;79(3):194-198.*
10. *Levy K, Minnis AM, Lahiff M, Schmittdiel J, Dehlendorf C. Bringing patients' social context into the examination room: An investigation of the discussion of social influen-*

ce during contraceptive counseling. Women's Health Issues. 2015;25(1):13-21.

11. *Ali MM, Amialchuk A. Dwyer DS. Social network effects in contraceptive behavior among adolescents. Journal of Developmental and Behavioral Pediatrics. 2011;32(8):563-571.*
12. *Kofinas J, Varrey A, Sapra K, Kanj RV, Chervenak FA, Asfaw T. Randomized controlled trial of adjunctive social media for more effective contraceptive counseling. Obstet Gynecol. 2014;123(Suppl-1):107S.*
13. *Zapata LB, Tregear SJ, Curtis KM, Tiller M, Pazol K, Mautone-Smith N, Gavin LE. Impact of contraceptive counseling in clinical settings. A systematic review. Am J Prev Med. 2015;49(2-S1):S31-S45.*
14. *American Society for Reproductive Medicine. The practice committee of the American Society for Reproductive Medicine. Hormonal contraceptive: recent advances and controversies. Fertil Steril. 2004;82(2):520-526.*
15. *World Health Organization. Medical eligibility criteria for contraceptive use. 5th ed. [Acceso: septiembre-16-2017], disponible en: http://apps.who.int/iris/bitstream/10665/181468/1/9789241549158_eng.pdf?ua=1*
16. *Centers for disease control and prevention (CDC). National center for chronic disease prevention and health promotions. Tabla resumida de los criterios médicos de elegibilidad para el uso de anticonceptivos. [Accedido octubre 13-2017]. Disponible en: https://www.cdc.gov/reproductivehealth/contraception/pdf/summary-chart_spanish-web-508_tagged.pdf*
17. *Ministerio de Salud y Promoción Social. Profamilia. Encuesta Nacional de Demografía y Salud. Tomo II. Componente de salud sexual y salud reproductiva. ENDS-2015. Colombia. [Acceso: septiembre-16-2017], disponible en: http://profamilia.org.co/docs/TOMO%20II.pdf*
18. *Lopez LM, Grey TW, Tolley EE, Chen M. Brief educational strategies for improving contraception use in young people (Review). Cochrane Database of Systematic Reviews 2016, Issue 3. Art. No.: CD012025.*
19. *Huneeus A. Consejería reproductiva para la adolescente. Contacto científico. Pediatría del siglo XXI: mirando al futuro. [Accedido octubre 13-2017] disponible en: contactocientifico.alemana.cl/ojs/index.php/cc/article/download/425/397/*
20. *Ministerio de Salud. Gobierno de Chile. Guía Práctica. Con-*

sejería en salud sexual y reproductiva para adolescentes. Orientaciones para los equipos de atención primaria. 2016. [Accedido octubre-13-2017] Disponible en: http://web.minsal.cl/wp-content/uploads/2015/09/CONSEJERIA-EN-SALUD-SEXUAL-Y-REPRODUCTIVA-PARA-ADOLESCENTES-2016.pdf

21. *Gómez-Inclán S, Durán-Arenas L. El acceso a métodos anticonceptivos en adolescentes de la Ciudad de México. Salud Pública de México. 2017;59(3):236-247.*
22. *Moreno CL, Sepúlveda LE. Conocimientos y prácticas en anticoncepción de los estudiantes de medicina y enfermería de Manizales, Colombia. 2015. Rev Chil Obstet Ginecol. 2017;82(3):259-264.*

Made in United States
North Haven, CT
29 July 2022

21959930R00150